增訂三版

啟動活化細胞密碼，從飯水分離開始

——羽田氏 瑜伽師 推薦

# 陰陽飲食法

## 飯水分離

打破營養學說的侷限，
超越醫學理論的視野，
解開生命法則、創造生命奇蹟，
21世紀全新的飲食修煉

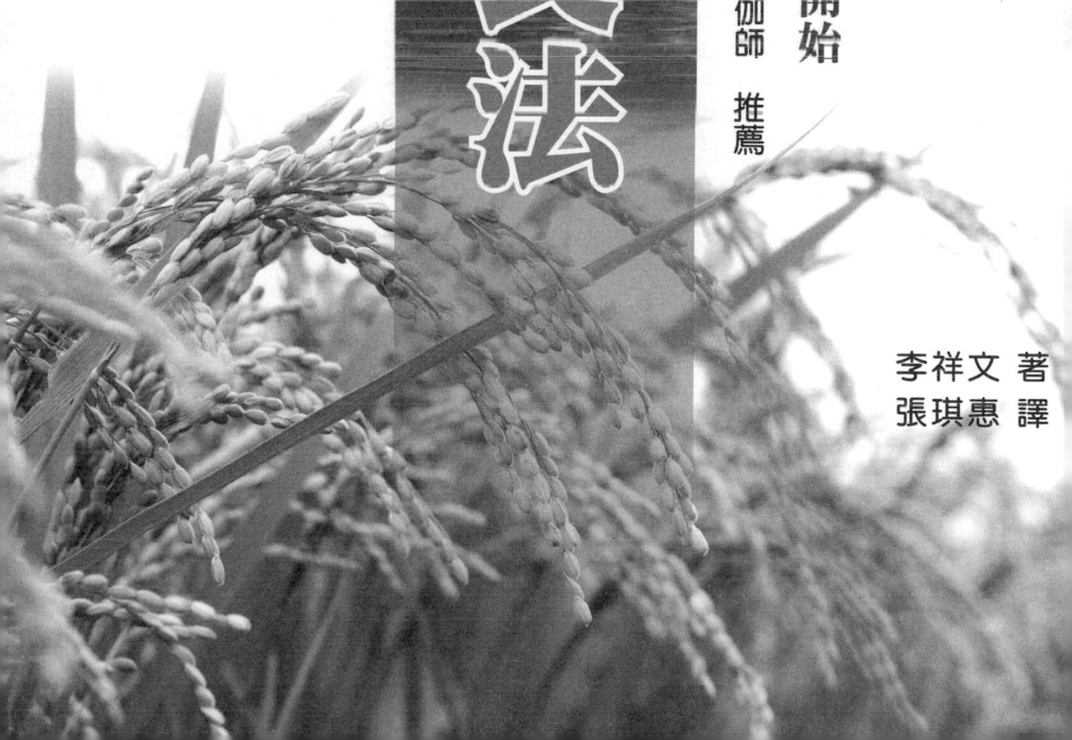

李祥文 著
張琪惠 譯

此書內容僅供日常保健之參考，不能做為疾病診斷或治療之依據，亦無法取代醫師的診斷或治療。

# 飯水分離陰陽飲食法的基本要領

1. 飯桌上不要擺水等各種飲料，湯和燉菜也只吃料。
2. 用餐後兩個小時到下一餐前兩小時，這段時間可以隨意飲水。
3. 如果用餐後兩小時不想飲水，請不用刻意飲水。
4. 如果用餐後兩小時飲水出現無力症狀，請改為餐後一小時飲水。
5. 如果用餐後兩小時飲水出現便秘症狀，請改為餐後一小時飲水。
6. 實施用餐後兩小時飲水，或者調整為一日只吃早晚兩餐時，可能出現疲倦的現象。尤其是在進行到兩個半月的時候，這種疲倦現象會特別嚴重，此時要注意保持充足的睡眠。疲倦現象是為了使一直都處於疲勞狀態的細胞得以恢復而呈現出來的。
7. 在進行飯水分離幾個月後，有人會出現胃酸過多或消化不良的現象，此時只要回到一日三餐的飲食節奏，就能恢復正常。

## The Dietary Principles of Food Liquid Separation Method

1. Do not place drinks or other beverages on the table. When having soup, only eat the solid foods. Same goes for stews.
2. Two hours after your meal and two hours before your next meal, you may freely drink liquids.
3. If you do not feel thirsty or do not feel the need to drink liquids, please refrain from taking any liquids.
4. If you feel dizzy from not having taken liquids 2 hours after a meal, you can shorten the timeframe to an hour.
5. If you detect symptoms of constipation 2 hours after a meal, please shorten the timeframe to taking water an hour after your meal.
6. The Dietary Principles of Food Liquid Separation Method The Philosophy of Food Liquid Separation Method. The signs of fatigue are likely to be more visible 2 months after the diet routine switch.

   Please bare in mind, it is not the new routine that has caused the symptoms of fatigue. But rather your body has always been in a state of fatigue and you are now realising. Rest more to reduce fatigue symptoms.
7. If you incur acid reflux, during the time you have adopted either of the two diet routines, simply increase to eating three times a day. This will reduce the acid reflux symptoms.

# 增訂三版序

在這個資訊大爆炸的時代裡，出版社的最低訴求是希望大家至少能夠養成良好的飲食習慣，至於專業人士如何看待這個看似土法煉鋼的養生法，我們則希望勿過度使用理論來苛求，原因是如果沒有真正煉過，再多的理論也不見得是身體真正的需求。

舉例而言，北台灣有一座極具挑戰性的登山路線——劍龍稜，大多數的人如果有意去登此山或想了解一下這座山的難度，通常會先大量google網路上的影音與部落格的資訊，而可能會看到有人提醒此處曾發生意外死亡的案例，這時的你要去還是不去，要繼續猶豫還是真正走一回，就完全在於是否要透過實踐以確認資訊。如果沒有真正爬過，就是紙上談兵。我們終將面對生命的挑戰，亦即生命這座山就是要自己走出來印證真理。

滋陰養陽之中道觀運用在飲食養生這個範疇中，是非常核心的觀念。自己在一日的飲食中應折中來面對一日幾餐、要斷水，還是要斷食。至於書中所提到的斷水也好、吃乾的食物也好，就像八萬四千法門中都有它本身對應的需求，修煉中有所獲益就會懂得何謂「病從口入」、「溼氣是萬病之源」，全因為傷了胃氣，就傷了血氣，也逐漸傷了元氣，如此就會陰陽不協調。

就吃吃喝喝的學問而言，從飯水分離陰陽飲食中修煉斷水也好，斷食也好，或吃乾的食物，大家都會心知肚明，從中了解自己。最怕的是拿著專家說或別人說，來指指點點他人。

脾胃濕氣血氣之升降逆行，甚至上熱下冷，導致腎陽虛引起水行滯留體內，濕氣氾濫、鼻病、疹子、水腫，延伸出腹冷體濕百病叢生，這些只有自己在修煉中才能清楚明白是怎麼一回事。五臟六腑機能障礙，適當的斷食或斷水或吃乾的食物，反而是很有智慧的做法。陽亢者需要滋陰，就可運用白天養陽，晚上滋陰的概念，走出符合自己的法則。

任何方法都有如刀之兩刃，熬出頭就是一片天，過度偏執而傷身或危害生命都應該及時踩煞車。換言之，無論任何一種養生理論都只是參考，而需要妥為活用。

初期是由離固食與吃烤餅的概念引導飯水分離陰陽飲食修煉者，因為這些都是作者提倡飯水分離陰陽飲食法的精髓，所以希望能夠藉此切入修煉核心，讓大家很快能了解與運用飯水分離陰陽飲食法。

十年來已經見證無數的健康奇蹟，如本人自身的鼻竇炎根治、香港腳根治，從中印證病從濕氣來，甚至在斷食中觀照自己的脾氣個性，從中獲得明白與領悟，都是很貼身，而不用去盲目追隨大師與營養學概念，究竟要吃飯、吃粥還是吃餅，這反而不是很重要，重要的是了解自身體質與環境之間的流動而能觀自在。同時我也運用飯水分離的陽氣韻概念引導飯友把十多年的牛皮癬治好，這樣的醫學難症中透露出錯誤飲食導致很多的慢性病都是不當飲食所造成。

在飯水分離的概念中可以看到，吃吃喝喝與胃的消化吸收之間具有不言而喻的奧妙，這都是要在嚴格斷水或斷食中才能體會出來，如果沒自信者可能就會被營養學、營養品或大師言論牽著鼻子走，永遠不了解自己的需求與體質。

因此任何人都無法真正解讀出飯水分離的精隨，除非你親自走過春夏秋冬、走過三年、五年、十年，而了知如何逍遙自在地活在自身的一片淨土藍天，天真快樂的過著美好時光，這才是生命的願景，進而推己及人，給別人健康，自己也健康地活出生命的光彩。

陳立明

撰序於台灣・台北

二〇二二年二月

# 無比幸福，遇見至簡妙法——飯水分離

李炎芳／香港

四年前在好朋友介紹後，我毫不猶豫就馬上實踐了「飯水分離」，這是一個何等美妙的「功法」！簡單清晰的大原則～乾濕分開，少飲少食，不需補充品，沒有副作用，而且人人必須自治！這樣真正合我的心意！

其實以前家庭裡都會有「食飯不混湯」的講法，可是大家在經濟好轉後就樂於奉行「民以食為天」，每天高高興興的飲飲食食，沒有章法，不論冷熱，多少不拘，不理會陰陽！

回首在醫療界服務的幾十年，每天都看到護理同工們辛勞流汗地為病者服務，但是他們都重獲了健康嗎？沒有！就從學護時期常見疾病如高血壓、糖尿病、中風和少見的癌症到今天，同樣的疾病依舊沒有消失，反而嚴重！可見西方醫療一直救急沒有治病，而病者食藥身更弱！所以我一直不斷在專業以外找尋真正的養生健康之道～氣功、瑜珈、呼吸、拍打，有機食物，果汁，酵素等等。然而，近年在這條道路上感覺到了一個瓶頸，究竟有沒有一個較為簡單純粹的養生之道呢？

遇上了飯分，飲食有度，我完全沒有壓力，反而感到份外輕鬆自在，每日生活變得簡單有節奏，我更容易跟身體緊密聯繫著。所謂「病從口入」，飯分讓我明白如何將入口把好關，令我身口意更成為一體，感到自己很幸福，「貪婪」慢慢離我遠去，已無法左右我對健康飲食的選擇了。

可是，我們飯友總難避免有這樣一個考驗，就是如何去跟親友解說這個飯分？因為飯分的「口渴才飲」簡直顛覆了「每日水八杯」這個金科玉律，但是我認為這正是在終止一個似是而非的神話「～醫生說你是健康就是健康」的好時機！幾十年來現代人使用降壓藥物去壓抑血壓，溶血藥物預防中風，通便藥物去排便，身體出現的問題似乎消失了，然而這是否就是我們夢寐以求的健康呢？「八杯水」仍然是不少現代人奉行的健康原則，然而這是否真的會帶來健康呢？想一想每個人都有不同的飯量，但真的都需要相同的水量嗎？究竟應是誰去決定自己飲水量呢？抑或只是機械化聽從「每天要喝八杯水」的說法呢？誰才是真正主宰自己健康的人？誰應對你的健康瞭若指掌？是廣告商？醫生？保險仲介人？你爸媽？還是你自己？

我認為飯分不僅是一種養生方法，更是一項身心的自我檢查，而且是隨時隨地的檢查，身心完完全全的活在每一個當下！我現在一般的節奏是一日二餐和晚上八點後才飲水。這樣的節奏讓我感到自在，身心常常在一個健康的狀況，口常濕潤，身體輕盈，心情愉快，對入口的飲食有強大的連繫感，日常生活更產生了完全的控制力！早上起床和下午五時左右，身體就會有強烈的飢餓感，這是在飯分後一直都有的情況，我很相信這是身體健康的指標，因為這表示消化能力良好，同時吸收能力也提高了，放進身體的所有食物都剛好，不會多更少不了（強烈的飢餓感）！

飯分是讓乾濕食物分隔而提高身體消化吸收能力和增強陽氣韻，各個組織和每個細胞因此得以活化，身體自體免疫力自然會提升。

以前當我進食後下腹位置常有一種脹痛的感覺，由於這個痛感不會持續，只是一二個小時就會消失，所以都不會特別的留意。飯分後有一次於進食後飲用了大杯奶茶，隨後這種痛楚再次出現，對我而言，那是既陌生又熟悉的感覺，因為飯分幾年來都沒有發作過，所以差不多都忘記了！因此我愛用「濕水麵包」來形容飯水混食後的「沈重而腫脹」的感覺，可以想像一下混食後，身體裡的組織和細胞就是這個狀況，想一想：會有什麼後果……

在這裡很感謝李祥文老師多年來不畏艱險地將「飯分」與大家分享，這種雖千萬人而吾亦往的強烈使命感，真教人佩服。同時，我的啟蒙老師羽田氏夫婦更是令我感到身在天堂，持續的微笑和細語教人，令人如沐春風，當然得益匪淺的還有他倆深厚的健康養生功夫和高超的瑜伽修養！

謝謝飯分，我們真的很幸福！

願天下人都踏實地走上這條飯水分離的健康大道上。

實踐者分享2

# 「你」（飯分），是我的奇恩異典！遇見「你」不是偶然，那是「我」的宿命

古依玄／法國

如果要真正寫出這份奇異的飯分恩典，那麼我想我會用一輩子去寫下整本書。可是今天的我欲言又止……卻只能代用一首蕭邦鋼琴協奏曲 No.1 跟大家分享這三年來的飯分生命樂章，請大家一起來「聆聽」。

第一樂章 2013（愛你一生）：當時邀姐妹一起來大溪地開餐廳，悲哀的是成功之後我們各自付出了相當大的代價，我失去曾經互相扶持的姐妹，也毀了一向以我為

榮的父母對我的信任，同時更惹來先生對台灣複雜娘家關係的摒棄，再加上員工的誣告……痛苦無助地獨自在異鄉身心煎熬著，夜夜從惡夢中驚醒、發熱盜汗、全身濕疹、病痛，我失掉了寶貴的健康：子宮三顆六至七公分的肌瘤，連續出血了兩三年；食道因胃痛逆流，初期癌症病發導致吞食困難，醫生已經警告如果不開刀處理，兩年的存活率只有百分之五。就在我生命最低潮時期，一位家鄉朋友發來一個飯水分離的連結，叫我試試看。於是開始學習使用 FB 進入社團和大家交流……然後第一個奇蹟出現了！竟然在遙遠地球的另一端，一群不相干的陌生人熱情地鼓勵、無私地教導，不離不棄地默默陪伴著我度過每個難關，對於極度恐懼悲傷、孤獨無助的我來說，除了感恩、感動之外，無法言語……就像曲子的第一樂章的情境，我

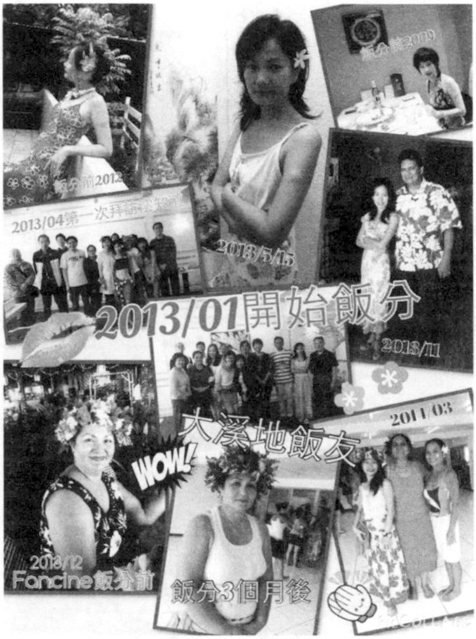

與飯水分離以莊嚴快板的速度不斷地進行對話，身體變化如同樂曲般美妙、驚訝！停掉所有的西藥，不正常出血也停了；吃飯時不再疼痛地梗著；體力變好，情緒漸漸穩定下來。

第二樂章 2014（愛你一世）：經過一年堅持飯水分離的體驗，身體和心靈不斷的試探交談著，在甚緩板的夜曲般風格中「分分合合」，蕭邦形容：「……以浪漫、平靜含憂鬱的心情寫下樂曲，讓人想起曾經擁有的美好回憶，如同美麗溫柔的春夜……」常常想著：如果當年沒有遇到「你」，今天的我還在嗎？

第三樂章 2015：飯分進入第二年度，以甚快板的迴旋曲方式一日兩餐、三餐甚至於一日一餐的趣味探索，飯分節奏活潑開朗，但旋律優雅地繼續觀察身體的變化與陽氣的提昇，希望跟著樂曲的主題尋求生命的本質，樂曲將在華麗中昇華再昇華……

千言萬語……最後還是無限感動、驚喜！

這個寶貴的恩典一定要謝謝溫暖可愛的飯分社團和八正文化的努力，更要感謝羽田氏老師用智慧不離不棄地帶領著，還要感恩默默在背後推動搖籃的美藍老師。

如果今生沒有遇見你們，我的生命樂章早已劃上休止符！

實踐者分享3

# 飯水分離讓我重拾健康與好人緣

黃建中／台灣

當八正文化出版社請我寫勉勵的話給新飯友時，心中那份被認同感，油然而生。但是回首自己的飯分路，是真的很標準嗎？我可以分享給同學嗎？不禁猶豫了起來。

從我妹黃曉玲口中得知飯分後，我馬上買書並讀完它，緊接著便從一日三餐開始半年，一日二餐半年，到一日一餐半年，身體陽氣提昇，使我的身體健康情況日漸好轉。同時，在工作上，與同事的相處，更加緊密，更加合群。在知識上，吸收得更加迅速確實，我妹妹黃曉玲也是如此，她還因此在一〇四年考中高雄地方特考，當公務人員了。

「陽氣」自古以來，是眾大家研究的重點，我自然也看過一、二篇文章，但是會有無法連結、融會貫通的感覺；但是因飯分而陽氣升起時，那種連接天地、貫通宇宙的感覺是不一樣的，不僅身體，連工作、家人也跟著改變，所以養陽氣就對了。

養陽氣基本功：一、飯水分離（乾濕分開就對了）；二、離固食的運用，烤餅、蒸飯、穀粉乾吃；三、注意身體內陰陽五行的變化（配合時辰、日出日落、節氣、四季而調整）。

飯分注重的是身體內陰陽五行的能量，而不是熱量。運用少食的觀念，甚至斷食斷水，而不要侷限於現代營養學與養生學上。要有飢餓感。

飯分是最公平、公正的，不會因你的身分、地位、金錢而有所不同。只要老實的飯分，身體的回饋不會因人不同而有所不同。

同學，加油！共同勉勵。

實踐者分享4

# 飯水分離打破侷限，開啟身體的智慧、心靈的自由、靈性的覺知

陳璻㚢／馬來西亞

最近，去友人家拜訪，離開時友人的父親送我們一人一包自家種的芒果，這親切感在繁忙的都會裡還存在實屬可貴！回到家吃芒果的時候，我除了感覺到芒果香甜多汁外，還有一種說不出來的感覺。直到第二天早上，我可以說出這感覺了，於是打電話給我朋友，我說：「我就是你家的芒果樹。」說完我們便大笑起來。意思是說：「我與芒果樹連接上了，沒有距離（形式上我在這裡，芒果樹在友人家，我們的距離

相差二、三十公里）。」這刻我感受到我是芒果樹（飯分修煉者），然後開花結果（分享飯分），果實成熟分給人吃（感染人來修煉飯分），甚至有人吃了後把種子種在他那裡（有人修煉飯分可以到處去分享給有緣人）。這樣的不斷開枝散葉分享出去，川流不息，四處充滿飯分的氣息，大家都胸懷坦蕩修煉飯分使世界進步、美好！

在這一年多的飯分修煉，我觀察到路邊的野貓野狗，牠們都在修煉飯分。因為牠們吃東西的時候，只專注的吃，吃了之後並沒有馬上去找水喝，隔了一段時間才喝水，有時也沒喝。當牠們的身體出現狀況，就會找些野草來吃，讓身體恢復健康，所以牠們不但身體健康還有健美的身形，而且敏銳度也高，這讓牠們生活得到安逸。

我發現在十二月至一月裡，把心靜下來靜坐時，洞察力高，六根也開了竅，擁有了好遼闊的空間及時間；再說每日子時小休或靜坐，都可感覺到身體的血液從頭到腳流動順暢，頭腦也很清醒，整個人有飽滿的能量！這兩者都是在宇宙陰陽交替的時段，在這段時間裡把自己整個人沉澱下來，就可以達到這麼好的效果！

我本身是位心靈工作者，現在和個案進行諮商前會和個案分享宇宙的陰陽論，對方也實踐飯分。在過去進行一場諮商大約是兩小時左右，現在我們雙方實踐了飯分，專注力提高，進行一場諮商可以高達五小時，輕而易舉便能把個案過去累積的負能量及創傷釋放得更多，個案也可以感覺到整個身心修復得更快！

飯分就是那麼簡單，自己會不斷開啟身體的智慧，心靈上的自由，靈性的覺知，活在喜悅的狀態，這就是生活在真理當中！

如果此刻的你還沒開始修煉飯分，只要做個決定來親身體驗，堅持修煉飯分，你就是你自己宇宙的創造者，得以重新打造自己的生活，你就是你，是多麼的美好！

實踐者分享 5

# 在人生末段，終於找到了珍貴的「生命之法」

洪鵬程／台灣

我拜讀了《飯水分離陰陽飲食法》及《無上命令：實踐飯水分離陰陽飲食法》兩本書之後，感覺非常震撼！我一口氣詳讀了三遍，我將這兩本書的精華，全部融會貫通之後才發現，這不是我長久以來夢寐以求的真理與抱負嗎？只是畢生苦於無機緣接觸到它，深感遺憾！從小至今，追求過無數宗教、派別，到最後總是「希望」落空。如今看到這兩本書之後，真的是如獲至寶！它已打破了多少年來，我們的慣例與常理，我們的營養觀念與喝水習慣！而且，不用拋妻別子、出家當和尚就能夠實行，這太方便了，您說是嗎？只要稍稍改變飲食習慣就可以實踐，是人人可行，且易於實踐的好方法。因此，我已迫不及待的想去嘗試，於是心動不如行動，終於在上個月（八月）十二日起開始實施，我和內人就選擇實踐「早餐－晚餐的一日兩餐飲食法」。

剛開始前十二天，我每天都口乾舌燥，整日都口苦難耐，好不容易等到喝水時間，常常一口氣就喝了近一千CC的溫水，有時候尚覺得意猶未盡，但是到了第十三天，情況已悄悄改變，感覺已經不那麼口渴了，於是我改變了喝水的方式，基於「白天盡量不喝水的原則之下，以保持熱氣韻不被水熄滅」，因此在喝水的時間內，能不喝就不喝，當口渴難耐時，只喝一小口解渴，整天不喝水，不吃點心，不吃水果，當晚上六點吃完晚餐之後，到了八至十點就可盡情喝水了。自從實施「飯水分離」之後，每天都有一股熱氣環繞全身，上下流竄，剛開始會覺得很疲倦，很想睡覺，反正已經退休了，想睡就睡，以補補眠；但到了第十三天之後，慢慢感覺身體有了變化，全身輕盈舒暢，精神很好，長久以來飯後的胃部不適，消化不良，已經看了「胃腸科」將近一年的時間，尚未康復的「胃病」，在實施「飯水分離」之後，竟然不藥而癒，太神奇了！由於年紀大，原本睡眠品質就不是很好，現在總是一覺到天亮，睡眠品質提升不少，甚至午睡亦能夠睡上一兩個小時。我每天都自己量血壓，現在雖然尚未痊癒，但已經好很多，白天偶爾口渴難耐時，常口含一顆梅乾，目的在生津解渴，或含一口開水漱漱口，大部分吐掉，只吞下少許水份以解解渴。

在尚未實施「飯水分離」之前，我已自行實施只吃早、午兩餐，晚餐不吃，大約經過兩個月時間，體重已從七十八公斤，減到剩下七十三公斤，自從八月十二日開始實施「飯水分離」約一週之後，體重又減輕到剩下七十公斤，至今再也瘦不下去了！體脂肪率（BMI）從超過百分之二十五，降到百分之二十三．九，現已在標準範圍之下，效果驚人。

在人生末段，終於找到了畢生追尋的目標，對我來說，這太可貴了！因此，我和內人已下定決心，終生實踐「飯水分離陰陽飲食法」，雖然已年近古稀，但只要加倍努力，終生奉行，必定能夠達到理想的目標，最後，非常感謝李祥文老師提供這麼珍貴的「生命之法」，以及「你飯水分離了嗎？」這些前輩們，在 facebook 提供一個平台，費盡心思、苦口婆心的回答諸多問題，解決同好不少疑難雜症，真的非常感恩！謝謝！

實踐者分享6

# 一試見效！兩天內消除腹部手術後嚴重脹氣

林映君／台灣

三年前為了治療右腿的先天性淋巴水腫（俗稱「象皮病」），我接受了一項「腹大網膜移植手術」。手術的原理是將有吸收體液功能的腹大網膜移植到右大腿，期望它能幫助回收右腿內過多的淋巴液，達到消腫的功效。

不料手術不但沒有達到預期的效果，而且少了腹大網膜支撐的腹部變得非常脆弱，一受冷腸子就會劇烈蠕動、拉肚子和嚴重脹氣。最令我不解的是，原本冬日天寒才會發作的脹氣，在今夏炎熱的天氣裡竟也開始發作！每每吃過午飯，肚子就像吹氣球般慢慢脹起來，脹到橫隔膜下方，有時甚至因為壓迫到胃，而產生想吐的感覺。

「難道我就要這樣過一輩子嗎？」捧著青蛙肚的我幽幽地想著，心情近乎絕望。也許是上帝聽見了困苦人的呼求，就在此時，好友寫信告訴我飯水分離飲食法的事，要我上網搜尋相關資訊。抱著「死馬當活馬醫」的心態，我當下便決定一試，而且一開始就選擇了較嚴格的一日兩餐操練。

沒想到一兩天之內，腹部的脹氣便快速地消除了！接下來的一周，吃完早餐後，白天之內也會慢慢地把氣排出來。一周後，除非吃了容易脹氣的食物或吃得過飽，否則也不再需要排氣了。

原本我猜想脹氣的消除是不是只是因為「少食」的緣故，但身體的感覺又告訴我，「飯水分離」確實能讓食物的消化工作變得更容易，器官的消化能力變得更強！

## 新造的人：二十天內的奇妙轉變

除了脹氣之外，在實行的二十天中我還陸續經歷了許多奇妙的變化，諸如：

一、過了四、五天後，口渴的感覺漸漸減輕，口腔開始生出津液來。

二、體重減輕四、五公斤，體脂肪下降百分之一，腰圍減少七公分。

三、小腿多年前因植皮留下的慢性傷口（約三公分乘三公分大小），開始往內長出新肉來，且明顯變淺。

四、原本容易出油的頭皮，變得較少出油。身體的廢物似乎變少了，換下來的衣物也感覺不怎麼髒。

五、月經來時沒有以前那麼痛，血塊比以前少。平日清鼻涕般的白帶也消失了。

六、因為飲食時間規律，連帶作息也變得規律，更能早睡早起。

七、從前開刀過變得比較冰涼的部位，恢復成和身體其他地方一樣的溫度。

這些變化似乎都指向一個事實：體內的「陽氣韻」正在增加當中。對我自小久病、寒濕甚重的身體來說，這真是最好的消息了！

盼望繼續修行飯水分離，能使我的身體完全得著更新，成為一個「新造的人」，充滿活力與喜樂地度過每一天。即或不然，也感謝上主賜給我這樣的因緣，在幾乎絕望的時候得著拯救。

祈願神祝福與使用這波飲食革命，使人們的肉體與心靈從病痛中得著釋放與自由！

# 增訂二版序

八正文化的飯分推廣列車，在過去的五年多來，從基隆走到屏東，從宜蘭到花蓮，曾在飯友們邀約下舉辦過百餘場的講座，由八正文化主動舉辦過數十場講座，並且受邀至香港、馬來西亞為海外的飯分之友們講演。除了讓飯分的朋友們在講座中了解飯分的基本原則、概念與藉由經驗分享讓大家更有興趣與信心實行飯分之外，後來我們還定期舉辦「飯分同學會」，以下午茶的方式讓大家輕輕鬆鬆、面對面談飯分與提出任何實行時的問題，透過彼此的交流，讓飯分走得更清楚與踏實。除此之外，也有些飯友無論實行的時間長或短都曾經參加過在澐知道舉辦的「飯水分離一日修煉營」、在香港舉辦的「飯水分離一日修煉營」，透過這一～二天的課程，我們讓大家在飯分的基礎上，更了解如何飯分才能身心輕鬆、愉快與健康，從而了解整體的養生概念，更懂得善待自己與愛惜自己。

這麼多年來，我們經常被問到：『以出版者而言，通常會著力在新書的推廣，極少數在出版之後還一直努力地拼動書籍的概念，你們為甚麼還持續推廣飯分這麼多年？』以往被問到這個問題時，我們都會簡單地回答，因為飯分真的能幫助很多為病所苦的人，所以我們覺得值得這麼做。其實質的內涵是，我們知道沒有健康的身體，就沒有穩定的情緒；沒有穩定的情緒，對健康更是雪上加霜。每一個人都應該懂得照顧自己的健康，讓自己好好生活，有自信、有光彩地過好每一天，行有餘力能以最自然、喜悅的心——「把健康傳出去」，這是我們的期許，而多年來，這份心意如片片花絮般，輕輕地飄落在世界各地，飯分早已不是八正文化在推動，而是所有從飯分一路走來的飯友們，不計金錢的花費，買書送親友還會被質疑；不計時間的花費，逢人就推薦卻常被當作怪咖。這份發自內心最純淨、良善的心意，才是讓飯分在世界各地開花結果的原因。

在推廣飯分的過程中，有幾位重要的推手，是我們在此特別要表達謝意的。首先是羽田氏，他是「你，飯水分離了嗎？」的守護者，因為他花費極大的心力在此社團，總是無比熱忱地回答社團飯友的問題，並不辭辛勞於海內外舉辦演講，讓大家接觸飯分、了解正確的養生方法。毛小毛小姐，第一位訪問我們《飯水分離陰陽飲食法》的廣播朋友，至今這段訪談仍保存在社團中，讓初入飯分者先透過這份切中重點的訪談突破既往多喝水，甚至清晨多喝水有益健康的觀念；黃建中先生，始終在飯分領域分享經驗，並且在閒暇之餘主動舉辦，或熱心參與飯分同學會；李炎芳小姐，是第一位與我們接觸的香港飯友，其於香港致力推廣飯分，讓飯分在香港廣為人知，影響了許多人的飲食習慣；更感謝所有自發性主動籌辦講座的飯友們不但提供場地，還邀請親友們參加講座，讓更多人知道飯分，走近飯分與實行飯分。

第一次與《飯水分離陰陽飲食法》相遇在簡體版書店，它十分輕薄不起眼，社長發掘了它，並且身體力行，這麼簡單的相遇，單純的實行與推廣，開啟了許多人走入不可思議的養生之道，如果沒有人告訴你，吃飯與喝水分開具有養生的核心價值，勵行飯水分離可以改善所有健康問題，許多人還迷失在多喝水的營養學概念下，不會將吃飯喝水的順序與間隔大大影響健康聯想在一起。

正因為飯分突破傳統、顛覆主流，所以需要更多的愛心、恆心去推廣，過去的五年是第一階段的里程碑，讓我們一起繼續「散播飯分，散播愛」，把健康傳出去，讓更多人飯分，讓更多人擁有健康的身心與美好的生活！

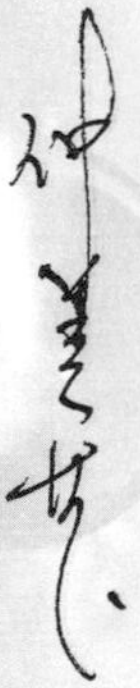

撰序於台灣．台北

二〇一六年四月

# 增訂版序

因為許多讀者真正進入飯水分離的實踐過程，才有《飯水分離陰陽飲食法》增訂版的誕生。

談起《飯水分離陰陽飲食法》在台問世，就要話說三年前，一向有研究精神的社長在簡體書店發現簡體版的《飯水分離陰陽飲食法》，書中提到諸多飯水分離的神奇效力，便開始親身實踐，在實施數月後深有所獲，即立刻決定引進本書以享台灣的讀者。在編輯過程中，我們發現簡體版刪減掉許多韓文版的內容，為了忠於原著的整體精神呈現，我們一字不漏、全文翻譯。

當這本書問世時，我們馬上面臨許多的質疑，最常被問到的就是，不是應該多喝水嗎？早晨起床不是要先喝水嗎？少喝水不是會引起便秘嗎？吃飯不喝湯，那怎麼吃得下飯呢？吃完飯不能立刻吃水果，那水果該甚麼時候吃呢？書中提到的「離固食」是甚麼？老人家適合飯水分離嗎？等等問題，於是我們便決定將讀者問的問題直接請教作者李祥文先生，而與多位飯水分離之友一同飛往韓國。獲得李祥文先生詳細的解說之後，我們回到台灣便將此行所獲分享於臉書上，讓大家更清楚飯水分離與身心健康間的密切關係。

兩年來，這個顛覆傳統的飲食法已由原本不太為人所接受，到慢慢有一些人嘗試看看，至今已有許多人進入實踐，並將實踐後身體已有諸多改善之喜悅分享出去，讓身邊的親朋好友知道此一養生方法，並不厭其煩地一再鼓勵大家試看看，就是這樣一份無私、真誠地分享之心，幫助了許多長期受病痛所苦，不知如何脫離宿疾的人，有了無比的動力，自己看書，而且是非常認真的看書，看清楚作者在書本裡寫的飯水分離之原理、實踐方法、在實踐過程中會面臨的適應過程如何面對、各種疾病在飯水分離中應注意的事項等等，然後自己開始實踐。

飯水分離的朋友都有一項特質，那就是勇於放掉頭腦裡已被建置許久的健康概念，而由這本書的一字一句開始，為自己的健康重新展開與眾不同的飲食方法。這是來自內在最渴望的呼喚吧！不要放棄做自己身體的主人，當我們為自己的身體多用心、多去體會它，如此，身體所回饋給我們的便是意想不到的轉變。

在增訂版出版前夕，我們於臉書上邀請飯水分離的朋友寫下自己飯水分離的過程以提供更多讀者參考，在此要特別感謝所有撰文的朋友，以及這兩年多來默默在臉書上熱忱地回覆剛接觸飯水分離、飯水分離過程中不斷提問的朋友各種問題的前輩們，沒有大家的協助，飯水分離的推廣將會是一條艱難而且孤單的道路。

親愛的朋友們，「你，飯水分離了嗎？」，歡迎您一同加入飯水分離的健康行列！

撰序於台灣・台北

二〇一一年九月

# 出版序

從小就是藥罐子的我，在成長過程中，大小病痛不斷，像是鼻竇炎、異位性皮膚炎、汗斑、玫瑰斑疹、香港腳；氣虛、手腳冰冷、常暈車，尤其是冬天時候，膝蓋以下冰冷，氣血不通暢，而且脾氣扭捏、暴躁。這些病痛幾乎已經詮釋了我的一生，因為病痛造成一種性格的特質，使我對任何事都感到納悶！為什麼可以？又為什麼不可以？自己製造了許多問題，也製造許多為什麼？後來才發現有些問題是自己創造出來的，這些事情在別人身上就沒有問題。

我不斷地尋訪各種調理與治療方法，甚至期待著能有活神仙一瞬間把我的病痛帶走，在這段過程中，我深刻體會到許多醫學理論並不見得適用於所有人，其中亦不乏人云亦云的傳說，卻已被奉為圭臬，而成為大家心目中正確的養生方法。如果細問大家為何要這樣做，許多人只能回答大家都這樣說，或本來就這樣等等，而缺乏根源性地了解。

醒醒吧！

當自己的主人。

本來要把這本書取名為《窮人的醫生》，後來想想取做《飯水分離陰陽飲食法》最為直接。在本書中，作者把他親自試煉的過程一五一十的紀錄下來，由於是一個實證的過程，所以，在我閱讀本書時，能夠由衷地接受書中所述的種種觀點。所謂「陰陽飲食」，正能表達出生命與天地之間的良性互動關係。

造物者造人，原本就給予了一切本能。而這個秘密至今有多少人了解，人類的科學為何不能解開許多生命秘密，反而都在做亡羊補牢的浪費工程。真正的神醫，是在醫病未發之前，而陰陽飲食療法正好在陳述這天地間極為簡單的道理。

記得幾年前，買了一盆蘭花，老闆說花期大概二~三個月。結果，一週後花漸漸凋落，不到十天，全部掉光。什麼原因呢？水澆太多了！原來這微妙關係早就在天地之間旋繞著，而人們卻渾然不知。

人類並不是不聰明，而是要的太多。任何東西只要人類想要的幾乎都可以提煉出來，太多的營養食品，太多的營養理論，反而迷失了生命的本能。

當兵的那年，在金門新塘受訓。有一天晚上站哨時，士官長交代有一隻野狗會襲擊其他小狗，這隻野狗曾經咬死許多小狗，所以士官長希望站哨的士兵多留意。之後聽說，這隻野狗受了重傷而被放生到很遠的地方。結果一週後，牠又回來了。這讓大家十分驚訝！牠的醫生是誰！是誰救了牠？

道理十分簡單，找個好地理窩著，大地靈氣自然就會修補了。這就是生命的本能。所有知識理論用在生命上永遠都少了這一點——認清生命的本來性與自主性，而不是讓生命如傀儡一般受制於大腦思維，變得呆板不堪。任何元素之間均相互存在著微妙關係，層出不窮的健康問題，幾乎都是水平衡與整體平衡的概念。關於健康的所有答案，都應該由自己印證後產生，而這個印證就是生命的光彩。換言之，自己就是生命的畫家，這是任何人所無法取代的。

撰序於台灣・台北

二〇一〇年九月

# 作者序

飯水分離陰陽飲食法不僅僅是為了預防疾病，維持健康。能夠一生無病、健康生活確實是一件值得慶幸的事，但是真正的健康只有在身心一致時才能達到。

現在我們把身體的健康託付給醫生或藥劑師，把心理的健康交託給宗教和修行。其實兩者是密不可分的。許多進行精神修行的人都因為沒有調理好身體，因此得不到預期的效果，所以我主張「身」「心」不可分。

雖然人類為了擺脫身體和心理疾病的困擾遍尋良方，但是卻忽視了最基本的飲食，沒有飲食做基礎，保健、修行只是空談。

但是現在我們完全沒有意識到飲食的重要，暴飲暴食，三餐無序。結果是我們在自豪尖端醫學、先進醫療設備出現的同時，各種新的疾病也不斷產生。疾病泛濫當前，「文明與疾病齊頭並進」、「疾病跟隨文明的步伐」等說法隨之增多。這使我感到很惋惜。

更讓我覺得惋惜的是，人類明明有自我治癒能力卻不知如何使用。健康不只是依靠醫生才能得到。其實只要能遵循身體的法則就可以脫離疾病的困擾，疾病就是因為我們違反自然法則所引起的。

也就是說只要人體的各種活動按照自然的法則進行，就可以不斷新生，永遠不滅。現在科學家和醫學家都已經承認細胞是一直在進行新陳代謝，舊細胞衰竭消失由新細胞代替，因此可以推斷我們的生命應該可以一直維持，但是我們卻無法逃脫衰老和疾病的魔爪，這是為什麼呢?就是因為我們沒有把宇宙的法則應用於我們的實際生活中。

從現在起應該拋棄錯誤的飲食觀念，開始使用正確的陰陽飲食法，只有這樣才能達成身心一致，才能取得最好的效果。

希望那些正在受著身體和心理疾病折磨的人，可以透過本書找到新生的希望。

李祥文

二〇一〇年九月

# 目次 Contents

## Part 2 圖解篇——了解生命之法

## Part 3 體驗篇——奇蹟的陰陽飲食法來到這世界 101

Part 4 運用篇——運用飯水分離於各病症與生活中

## 附錄——實作法

# 自然治療和生命之路

我因為氣喘受了很多苦，偶然間聽到關於飲食調整的故事，因而將身體當作工具進行各種刻苦的實驗，轉眼已過了四十多個年頭。

將自己的身體當作工具進行實驗，無疑是拿生命當作賭注。沒有節制的重複斷食和暴飲暴食，虐待身體，在這個過程中可能會導致五臟六腑遭受致命性的傷害。然而這些痛苦的時間累積下來的結果，我學習到了陰陽飲食法這種既神秘又驚人的生命之法。可帶給失去健康、在生命絕望中呻吟的許多人一線生機。

實際上「我」這個個體的生命，如果去除掉社會的意義，那麼就什麼都不剩了。大家都認為如果治療了這麼多疾病，當然賺了很多錢，然而我的口袋從來都是空空蕩蕩的。我出生在貧困的家庭，從小就經常餓肚子。長大之後就到異鄉，到處顛沛流離，自己照顧自己。從二十多歲就開始鑽研陰陽飲食法。

陰陽飲食法正式大眾化是在一九九〇年代初期。當時並沒有想過要治療別人的疾病賺錢。倘若有這樣的念頭，我想就不會公開陰陽飲食法了，應該會一年挑兩三位有錢的癌症病人治療，致富賺大錢。然而我認為陰陽飲食法是生命之法。因為是生命之法，所以不能為了個人的物慾和生計墮落，反而要為了全人類的生命和幸福奉獻。

陰陽飲食法是以飯水分離法的原理為基礎，這本身就和個人的榮華富貴沒有任何關係。因為這不是販售藥物，也不是注射什麼特效藥。不過是喚醒大眾以符合自然的道理生活，是理所當然的平凡真理。

許多人並不了解這一點。他們認為將取得富貴和名譽視為最棒課題的社會潮流是必然的結果。有很多人前來治病，然而卻懷疑我，甚至有人檢舉我沒有執照，還因此進了監獄。可是我不怪他們。在監獄蹲苦窯的日子，反而讓拚命往前跑的生活踩下剎車，將身體實驗的結果，用有系統的理論恢復時間和精神上的餘裕。

我對於妻子和兩名子女內心深感抱歉。我內心牽掛著無法在經濟上給予最大的支持。然而已經長大成人的子女，成為比任何人都信任我的支持者。我是將生命傳達給許多人，延續生命希望的使者，這樣的角色逐漸受到肯定。因此我花更多的精力和熱情在推廣陰陽飲食法。我確信這都是為了我的家族和全人類。

我想透過本書表達人類應該遵守的法則和秩序。法則和秩序經常讓我們連想到壓抑和控制人們的一種「強制」手段。然而我要說的法則和秩序卻具有保障人類和平安定生活的特性。因為這和維持健康的秘訣相同。

請你好好想一想。不管知識多麼淵博，有權有勢也有錢，然而卻失去健康，那有什麼用處呢？倘若無法對自己的健康和生命負責，就算擁有全世界，那還算是幸福嗎？

根據生命的法則，人的肉體就像一個國家。倘若精神是總統，心就是副總統，五臟六腑是各部會的長官，細胞則是國民。可以將現代人喜愛的飲食生活比喻成擾民的腐敗政治。人們被西洋引進的營養學說的固定觀念困住，不論何時都恣意的大吃大喝。所以才會造成經營肉體之國的生命法則和秩序崩壞，國民細胞在嚴重的混亂中漸漸死去，或是被疾病這個敵軍所苦，最後走向死亡。

倘若要讓腐敗毀壞的肉體之國重新建立，就有必要建立正確的生命之法。建立生命之法也就意味著要改善吃吃喝喝的飲食習慣。然而這不是為了一個人的健康。

國家雖然是比個人還龐大的存在，但卻是以個人的力量為基礎建立的組織。不僅僅個人，全宇宙也都源自於人體。人體是由小小的細胞組成。換句話說真正的愛國家，愛宇宙和人類的人，首先要懂得如何愛護人體的每個小細胞。懂得小愛，才懂得大愛。

我將這些內容製作成錄影帶。錄影帶公開之後，前來健康諮詢的人突然變多了。當時我才了解在世界上為疾病所苦的人有多麼的多。在我眼中世界就像是個大病房。當他們吐露出絕望和悲傷時，我也感到心痛不已。然而和這些人接觸後，我才了解為什麼我要出生在這個世界，還有應該在這個世上做些什麼。

在這些病人的熱情後援之下，我在禿山洞魚市場對面的大樓開設了指導院。辦公室的名稱取名為「陰陽社」。下列這首詩正好能描寫當時創立陰陽社的心情。

地球村的兄弟姊妹
在晴空下生活的地球村的兄弟姊妹
全部都聚集吧
超越宗教
超越國境
超越思想和人種
全部都聚集吧
我們都是兄弟姊妹 我們是一家人

人類至今身為疾病的奴隸
延續死亡
經歷考驗和痛苦的生活
現在在生命之法下
永遠得到生命之光
剪斷死亡的鎖鏈
奔向長生之路
來吧　來吧　全部都聚集吧
人類的兄弟姊妹
萬眾一心
學習神祕的生命之法並加以實踐
建立無病長壽國

陰陽飲食法獲得好評後新聞媒體爭相前來訪問，介紹了這個理論。前來的病患變多了，從長久的痼疾中解放的人在報紙上刊登了感謝函。辦公室變得愈來愈忙碌。電話諮詢、個人諮詢，忙得不可開交，一天二十四小時根本不夠用。

然而我並沒有給予什麼偉大的治療恩賜。先前也曾提過，我想傳達的東西非常單純平凡。若想治療疾病就要看原因而不是看症狀，不管什麼疾病，原因都是起於氣血循環不順暢，氣血循環不順暢也就是陰陽失調，陰陽失調最大原因就是錯誤的飲食習慣。

改善錯誤飲食習慣的核心就是飯水分離法。因為飯是陽，水是陰。攝取飲食則是我們人體結合陰陽的過程。然而人體屬於宇宙，人體的陰陽也要配合宇宙通用的陰陽之氣。在陰的時間從事陰的活動，在陽的時間從事陽的活動，人體才不會生病。簡而言之，結論就是水是陰，因此要在陰的時間服用，飯是陽，因此要在陽的時間攝取。

如果無視陰陽規律飲食，將飯和水共同服用，就會造成水和火混合的結果。水和火混合的話，火就無法發揮力量最後將會熄滅。在氣韻要開始增加的「陽」所對應的時段，飲用屬於「陰」性的水的話，陽氣韻會被水減弱而導致陰陽失調，罹患疾病。

以上只是最簡單的解釋，實際上陰陽飲食法包括很多原理和內容，而且階段不同，實踐方法也不同。不過，在這當中最重要的還是以陰陽原理為基礎來進行飯水分離的飲食法。我為了得到簡單平凡的真理，數十年來在漫長辛苦的生活之中和自己戰

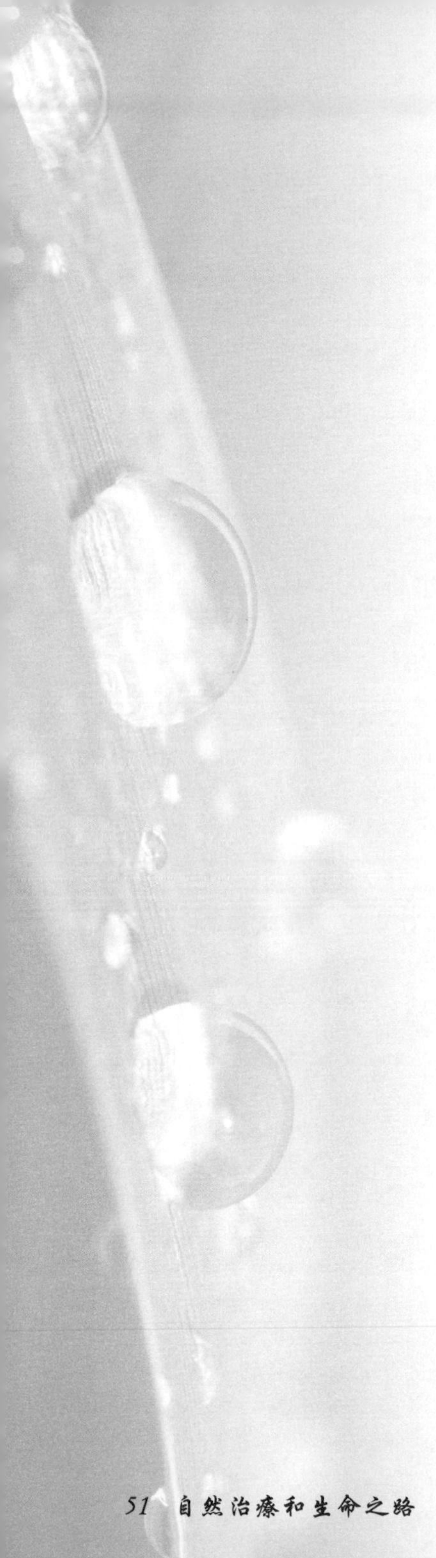

鬥，忍耐痛苦。

然而過去的痛苦已成了無可取代的喜悅包圍著我。這是為了人類幸福犧牲自我的人才能感受到的最大感動。我唯一的願望是和我共同感動和喜悅的人能愈來愈多。為了實現這個小小的心願，我公開了過去的體驗和無數的臨床實例。希望這能成為讀者照亮黑暗的一盞明燈，成為趕走黑暗的驚人力量。

# Part 1 原理篇

## 陰陽飲食法的原理和實踐

為什麼要進行陰陽飲食？人體透過陰陽調和維持平衡，達到精神和物質合而為一的境界，就能獲得健康和諧，最後修煉成超越時空的身體。所謂陰陽飲食是脫離物質的一種修煉法。

# 1 陰陽飲食法的原理

## 生命的法則

何謂生命的法則？簡單地說就是關於人體生命的規則。

就如同國家有憲法、交通法等之法規一樣，人的生命也存在著嚴格的規則。

生命依照宇宙的規則誕生與滅亡，所以生命的規則也和宇宙的規則一樣。

根據生命的法則，人的肉體就如同一個國家。精神是總統，心靈是副總統，五臟六腑是各部會官員，細胞是人民。現代人的生活習慣就如同折磨百姓的腐敗政策。人們偏激地使用西洋的飲食營養法，不分時間地點暴飲暴食，使身體王國的秩序被嚴重打亂。導致細胞死亡，產生疾病。

一個國家與一個人相比是強大的，但是國家也是以個人的力量為基礎所建立，而人體是從一個細胞開始的。換句話說，真正熱愛國家、關懷宇宙的人都是先從照顧人體的一個個細胞開始。切記，重小事者才能成大事。

世界上有很多人飽受病痛的折磨，其實當人們想要治癒疾病時，就必須先知道病因，所有疾病的起因都是氣血不調，而氣血不調是由陰陽失調所引起，陰陽失調則是由不正當飲食習慣造成。

改正不良飲食習慣的核心就是要將吃飯與喝水分開進行。如果說飯是陽，那麼水就是陰。所以我們攝取食物的過程就是陰陽調和的過程。正由於人體從屬於宇宙，所以必須遵循宇宙的陰陽規律，即陰陽各自依時間運行。簡單地說就是，因為水是「陰」，所以就要在「陰」相應的時間飲用；飯是「陽」，就要在「陽」相應的時間食用。

如果無視陰陽規律飲食，身體將會失去它們的作用。在氣韻要開始增加的「陽」所對應的時段，飲用屬於「陰」性的水的話，陽氣韻會被水減弱而導致陰陽失調，罹患疾病。以上只是最簡單的解釋，實際上陰陽飲食法包括很多原理和內容，而且階段不同，其實踐方法也不同。不過，在這當中最重要的還是以陰陽原理為基礎來進行飯水分離的飲食法。

## 細胞的奧秘

生命是由細胞所組成，細胞健康就是生命健康。曾獲頒兩次諾貝爾獎的美國萊納斯・卡爾・鮑林教授（Linus Carl Pauling）曾說過：「死亡其實是違反自然的。理論上，生命是永恆不滅的，肉體是可以自我再生的。」

簡單地說就是，衰老的細胞一定會有新細胞代替，因此人體應該是永遠充滿青春活力的。既然生命的法則直指細胞老化的原因是氣血不調，為了調順氣血人們應採取陰陽飲食法；陰陽飲食法是遵循細胞的存在規則，是可以治癒人體疾病，讓人健康的飲食法。

## 宇宙的奧秘

人體的細胞有無窮的再生力。這種再生力不是人為的，而是從誕生起就與生俱來的，所以人體可以說就是宇宙的縮影。想要解開生命的奧秘就要先了解宇宙的奧秘，並將其實際應用在生活中，使生命力在人體發揮到極致。如同宇宙由時間和空間法則構成一樣，人體也是在時空法則中運行，人們最先發現的也是飲食的「時間公式」。

人們之所以會生病，是因為在日常生活中違背了時空法則。如果能明確劃分陰陽時間段，並相應進行飲水和吃飯，就可以脫離疾病的困擾。

## 四階段體質論

生命的法則把人的身體成長分為四個階段。

### 第一階段

為形成階段，是指在母體中的胎兒階段。

### 第二階段

為發育階段，從斷奶期到十歲左右的階段。這一階段主要是以進食牛奶等液體食物為主。

## 第三階段

為生長階段，從發育期到成人的階段，即完全可以進食固體食物。這一時期是以一〇〇年為一期。

## 第四階段

為靈長階段，二十三歲以前細胞生長旺盛，二十三歲之後停止生長。所以要想脫離生長階段就不能以液體食物或固體食物為主，要以氣體食物為主。這種以氣體食物為主的階段叫做靈長階段。靈長階段以一千年為一期，如果可以進入靈長階段就可以脫離物質的束縛，享受真正的自由。

為了達到身體完全健康，就必須養成用餐、飲水分開進行的飲食習慣。從一日三餐到一日兩餐，再到一日一餐，以此方式用餐，用餐後兩小時到下一餐兩小時前這段時間飲水。

# 2 完全健康的陰陽飲食法（前期飲食法）

陰陽飲食法本來的目的是將人類的體質調整為靈長體質，然而許多人面臨的課題並不是變化成為靈長體質，而是尋找脫離疾病的方法。然而若有想超越健康的活著，找回神賦予人類的本性和本質，關心內在世界的人，希望能更有系統的熟悉陰陽飲食法的修煉法。

當然這個過程並不容易。從很久以前就已經養成毫無節制吃喝的習慣，再加上在社會上生活，要配合他人的事情相當多，很難嚴格的遵守吃吃喝喝的時間。然而可以確定的是不管做什麼事，若不能戰勝自我，那只能在目前的原點原地踏步，很難向前邁進。

陰陽飲食修煉法區分為完全健康的前期飲食法，和後期修煉為靈長體質法。希望有更多人能夠在實踐前期和後期的過程中超越目前的自我，過著有更一步發展的生活。

前面說明人的體質可區分為四人階段體質，人類本來超過二十四歲後就要修煉以氣體食物為主。許多人不了解這樣的原理，在死前都以適合成長期的固體食物為主一直到生命的終點。然而若能透過前期修煉，成功變化成可以承受後期修煉的體質，之後就可以過著完全不同的生活。陰陽飲食法區分為前期修煉（七年的過程）和後期修煉（七年的過程）就是因為這個緣故，從這個角度來看，前期修煉可說是後期修煉的準備過程。

完全健康的前期修煉內容是過著飯水分離的生活。從任何時刻或是下定決心時，用一日三餐、一日兩餐、一口一餐的方式，水在飯後兩小時後或是下一餐的兩小時前飲用。先從一日三餐改為一日兩餐，之後再改為一日一餐，然後可再轉為兩餐或三餐，這稱之為交換修煉。舉例來說，一日兩餐和一日三餐的交換修煉期間內，延長兩餐和三餐之間的間隔，就會養成一日兩餐的習慣，到了這個階段就算一日兩餐，在社會上生活也不會有太大的阻礙。假如沒有自信的話，首先努力養成一餐兩個小時後再喝水的習慣。

**交換修煉的順序**

①一日兩餐一個月，然後一日三餐一個月。
②一日兩餐兩個月，然後一日三餐兩個月。
③一日兩餐三個月，然後一日三餐三個月。
④一日兩餐四個月，然後一日三餐四個月。
⑤一日兩餐六個月，然後一日三餐六個月。

## 何謂離固食

不管在前期或是後期，修煉飯水分離法的人最好吃離固食。離固食的字面含意就是「脫離固體的食物」。在母親的懷抱內喝母乳的孩子，想從發育體質改善成為成長體質，一定要吃的東西稱之為離乳食品，相同的由成長體質改善成為靈長體質的過度期，也有一定要吃的正式食物，這就是離固食。離固食是「陰陽離固食」的縮寫。

只靠氣體食物就能活下去，取得可自由超越時空的神靈身體的過程之中，必須的食物正是離固食。就算目的不是為了改善成為靈體，純粹想取得健康的人也需要離固食。服用六個月到一年的離固食，並且同時實踐飯水分離法，就會有事半功倍的效果。

## 一日三餐飲食法

一日三餐修練法是陰陽飲食法的第一階段，也是整個修煉的開始。保持平日一日三餐的飲食習慣，在用餐時不要同時喝湯飲水。在用餐時間以外不可吃其他食物，並且按飲水時間飲水。

用餐時不飲水只吃乾的食物，餐後兩小時再飲水，這樣的陰陽飲食法相當於緩解細胞緊張，給細胞注入新活力的催化劑。由於陰陽飲食法與平時人們使用的飲食法不同，所以剛開始使用飯水分離食法，會覺得難以下嚥、消化不良、胸悶、心情抑鬱等。

## 全世界的人都這樣吃飯

用餐時不要和湯湯水水一起吃，餐後也不要立刻喝水。一定要二個小時後再喝水。東方人一定要改掉吃東西前先喝水的習慣。喝湯或燉菜時可以用湯匙將菜舀出來吃，絕對不要在用餐時喝湯。

## 只吃乾的食物時取得的效果

- 在強大的唾液腺的作用下提升消化能力。
- 促進胃液的分泌，讓攝取食物的養份完全吸收、消化。
- 因為節制不會暴食，就算吃得過多，因為胃酸變強，也不會有消化不良或是體重的困擾。進行陰陽飲食法呼吸自然會變得深沉，就算不採丹田呼吸也能得到很好的效果。
- 就算吃有些許變質的食物，口中分泌的唾液殺菌力和胃分泌的強力胃酸的滅菌力就能輕鬆處理。因此可以轉變為強健的體質，就算攝取了不好的食物，也不會生病。

- 不管是誰只要持續二至三週，胃臟機能強化後，新陳代謝也會跟著變好，消化、吸收力提升，身體舒暢，精神好。就能過著充滿活力的生活。倘若一日三餐，餐後兩個小時之後喝水，有便秘的情形，那就將喝水的時間調整為餐後一個小時。
- 餐後兩小時喝水，就不會停滯在胃中並且快速吸收。
- 強化身體內的自然治癒能力。因此無論任何疾病都能在五至十五天內治癒。
- 併行離固食可得到更好的效果。

西方人吃麵包之前先喝湯，這也是要改掉的習慣。先吃麵包，兩小時後再喝水或湯。像這樣兩小時後才喝水，可預防百病。

百病的根源是過飲和過食，還有無節制的飲食生活，然而用餐時水和食物一起吃則是最根本的原因，這就是陰陽理論。舉例來說，食物是火，水是陰。人類生存時水和火雖然是必須條件，然而火就應該要旺盛的燃燒，水則要順行流動才有價值。然而水和火混合，就會變成自相殘殺。

錯誤的飲食文化導致體內的自然治癒能力逐漸喪失，或是沒有治病的時間，因此才會引發諸多疾病。

今天大部分的人在吃東西之前都會喝水，或是認為一邊吃東西一邊喝水很好。陰陽理論中認為水和食物一起吃所以招來百病，這無法讓人快速了解或是被認為這是胡說八道。

數千年前就這樣流傳下來，八十至九十歲時就一定會有老人的樣子。然而陰陽理論，也就是生命之法當中，八十至九十歲不僅不會有老人的樣貌，一百歲時才會有知識、肉體、財富的完成，從此時開始才能真正擁有實踐性的生命。

## 飯水分離可預防百病

吃乾的食物不同時攝取水份會有直接的效果，前面也曾提及，唾液腺的作用和促進胃酸分泌，強化殺菌力，可以清掃食物中各種不潔的細菌，且不會產生過食現象，還能讓呼吸調整得更順暢。大家都可立刻體驗看看。

吃飯時和湯湯水水的東西一起吃，雖然會很快就吃飽了，閉上嘴巴深呼吸，感覺肚臍上方為實，有飽足感，呼吸似乎很順暢；然而肚臍下方（丹田）則為虛，呼吸不太順暢，無法順利調整呼吸。因此心臟跳動無法休息，就會逐漸偏離節奏，最後身體上下無法暢通，就會引起氣血循環不足的現象。

再試試只吃乾的食物，在不喝水的狀態下閉上嘴巴深呼吸。相反的肚臍上方有虛的感覺，然而肚臍下方卻有實的感覺，呼吸也較順暢。

我們人體攝取飲食後，呼吸調整順暢氣血循環才會好，廢物才不會累積在體內，也才不會產生百病。

因為這個原因，吃乾的食物後兩小時喝水，自律神經可盡全力攝取食物，完成自己的任務後，再以舒服的姿勢充分的容納供給的水份，就不會引起失調現象。這種方式，根據不同的體質有人一開始會覺得消化不順暢，還覺得胸口悶、或不像在吃飯，也有人會肚子痛、或飽足感，還有人會覺得心煩意亂等等。

然而這種現象和小孩子吃離乳食的過程很相似，過了二至三週所有的不適感都會消失，身體變得更舒暢，體質也會變好。這段期間任意吃喝的飲食生活習慣當中，處理過度供給的水量已經精疲力盡，換句話說人體細胞就像鬆脫的螺絲再次栓緊，只要把這個過程當作調整的過程中壓經的不適感即可。

另外，體質上腸胃負擔較重的人會覺得肚子痛，然而就算有多麼不舒服，只要幾天細嚼慢嚥就會自然而然的恢復正常。如果疼痛的症狀加劇到難以忍受的地步，可以在喝水的時間服用幾天的藥。如果不吃藥也沒關係，只要盡可能忍耐即可度過。

偶爾兩個小時後喝水會感到悶，也會有飽足感，此時只要持續配合喝水的時間喝水就會比較舒服，請不用過度擔心。

## 食物是陽的能量，水是陰的能量

世上所有的人若能將飯水分離攝取，就能預防百病，一般的病人也能恢復健康，這就是陰陽的理論。食物是陽的能量，水是陰的能量。因此可將食物比喻為男人，水比喻為女人。

男人有迎接女人的精力時，迎接女人時才會有尊敬和和諧。吃乾的食物，忍耐兩個小時後身體就會產生渴望水的強大力量，也就產生陽的氣韻。此時喝水，水進入體內不會停留在腸胃內，在需要的內臟被適當的吸收，氣血循環順暢，也能排出積藏的廢物。

一般而言，吃飯後要喝水等這些現今根深蒂固的飲食習慣和觀念，都是因為不了解人體內的陰陽循環的道理。這些觀念造成了動脈硬化等各種疾病和老化現象。

飯後兩小時後，可在喝水的時間安心的喝飲料、咖啡或其他液體。但是健康有問題的人要避免喝含糖飲料。兩個小時後喝水，一開始會喝很多，然而過了一個月左右一整天都不會想喝水，之後兩三天才喝一次水。

此時不用擔心水是否喝得太少。食物中的水份就能充分進行陰陽循環。因此若能將不喝水的習慣體質化，就能發揮唾液腺的作用，胃酸會有強大的殺菌能力，就算霍亂病菌侵入體內也會用殺菌作用擊退病菌，並且維持健康。

身邊喜歡乾的食物，不喝水或湯的人，身體健壯，有活力並且健康的生活著。家畜中山羊和兔子也不是喜歡水的類型，牠們可說是不容易得到傳染病的代表性動物。

進行調整水的飲食生活期間，腹瀉時一整天都不要喝水，採用斷食法就能恢復，腹瀉時腸子的功能會比之前還要強大。

要記住的是就算餓了一整天，要開始進食，也絕對不要從水開始喝，要先吃乾的食物，兩個小時後再喝水。

## 一日兩餐飲食法

一日兩餐可以和一日三餐一起進行修煉。根據自己的體質一個月或兩個月進行交替修煉，並逐漸增加一日兩餐在整個修煉中的比例。一日兩餐一般是早晚兩餐，但是社交活動多的人可以根據自己的情況，選擇中午、晚上兩餐。

### 午餐－晚餐飲食法

午餐－晚餐修煉法是一日兩餐修煉法的一種，在進行這種修煉法時，從早上到中午這段時間，不能進食任何食物，包括水、牛奶、雞蛋等。中午十二點以後吃午餐，在吃午餐時不能飲水，只吃乾的食物。吃完午餐二小時後再飲水。

從早上到中午不吃任何食物也不飲水，午飯時如果吃乾的食物，同時喝湯或吃水份過多的配菜，飯後會引發食睏症（即吃飯後想睡），胃下垂，而且會破壞人體的陰陽平衡。

這種陰陽平衡失調是由於從早上到中午都沒有進食，體內「陽」的力量增加，再加上在白天本來人體就處於「陽」的體質，所以如果此時飲水就會引起陰陽失調。

如果午餐只吃乾的食物而不攝取任何水份，胃的功能將會增強，同時可以避免飯後引起食睏症，身體將會有輕快，充滿活力的感覺。

雖然在社會活動以及人際交往中有很多不可避免的因素，但在一日兩餐修煉法的修煉過程中，從早上到中午只要能抵擋飲料誘惑，修煉就算成功一半了。而且這修煉還可以避免因飲酒造成的各種疾病。

在進行午—晚餐修煉法時，吃晚餐時可以喝湯，喝酒也可以。如果自身有其他疾病，請在吃完飯兩小時後再飲水。因為晚上六點以後人體處於「陰」的狀態下，所以吃飯時喝水、喝湯都可以。如果可以最好還是按照規定吃完飯兩小時後再喝湯或飲水，但是如果為情況所迫需要飲水、飲酒、喝湯等也無大礙。如果覺得修煉陰陽飲食法很吃力，可以採用午餐—晚餐法慢慢進行修煉。在修煉的同時吃離固食效果更佳。

## 早餐—晚餐飲食法

早餐—晚餐修煉法是前七年的準備修煉過程中最重要的部分，其能為日後的七年修煉打下堅實的基礎。

在進行早餐—晚餐修煉時最重要的是吃飯喝水要分開進行。切記！勿飲用放在冰箱裡的冷水。

在修煉期間一定要嚴格遵守飲水時間，按照陰陽變化進行飲食，人體的細胞才能最大限度地吸收養分。

如果吃早餐時飲水，或吃完早餐馬上飲水，白天將感到很飢餓，體力會急遽下降，身體沉重，難以堅持到晚餐時間。

**早飯—晚飯飲食法實行規則：**

- 早上六—八點吃早餐。
- 吃早餐時不飲水或喝湯。
- 早餐後到飲水時間之前不能喝水。
- 早餐到晚餐之間不能吃任何食物。
- 不能吃蜂蜜、糖以及任何糖分的食物飲料。絕對不可吃豬肉。
- 下午五—七點吃晚餐。
- 吃完晚餐時不要飲水或喝湯。

■吃完晚餐兩小時後到晚上十點前，這段時間可以隨意飲水。

■在飲水時間以外不可飲水。

■在餐後和用餐時可以適當吃水果，但是不可以吃西瓜。

■在進行一日兩餐飲食法時，如果出現乏力現象，可以改為一日三餐。

■在進行一日兩餐飲食法時去醫院進行健康檢查，檢查結果大部分是營養不良，各種指數顯示危險狀態。如果本人覺得身體不適，但精神狀態良好，對檢查結果不必過於擔心。出現這種狀況的原因是因為體內大量消耗，細胞正在為補充能量進行自我再生。血糖血壓不正常是因為身體自身正在對體內疾病進行自我治療。

用完餐六小時以後胃部將完全變成空腹狀態，體內將會產生熱能。換句話說就是晚上十二點過後體內「陽」氣韻就會開始運作。如果在吃早餐或吃完早餐後喝水，就會阻止熱氣運的運作。

如果按照陰陽飲食法在吃早餐時不喝湯不飲水，在飯後到飲水時間之前都不飲水的話，就可以保障熱氣韻的正常運作，到午餐時間為止雖然會覺得餓但是不會出現空腹狀態，反而感到身體輕快，精力充沛。

在吃晚餐時和吃早餐時一樣不可喝湯或飲水。因為從早餐後沒有攝取水份，體內的熱氣韻就會不斷上升，如果晚餐時喝湯或飲水就會阻礙熱氣運行，導致陰陽運行混亂，身體會覺得沉重無力，飯後想睡，並且會引起胃下垂等疾病。

因此在吃晚餐時即使覺得口渴難忍也只能吃乾的食物，且必須細嚼慢嚥、用口腔分泌的唾液、胃裡分泌的胃液以及體內積存的熱氣韻，使食物充分消化吸收。

在吃飯後兩小時飲水不會給胃帶來負擔，反而可以使身體陰陽調和，漸漸把人體調節為靈長體質。

■ 透過早晚兩餐飲食法，會出現一週或兩週排便一次的現象，這時候請不要想排便就去排便，而是覺得要排出來時再去排便。養成不經常排便的習慣後，有的人會認為如果不灌腸就不能排便。其實，出現便秘情況多是由於心理作用，要克服這種心理作用。我曾經有過三十八天才排便的經歷，還有人三十天才排便，所以不用過於擔心。

## 一日兩餐飲食法出現的症狀

與進行一日三餐飲食法時有所不同，在進行一日兩餐飲食法時會出現很多身體變化，對於這些變化不必過於擔憂。

以下列舉可能會出現的變化：

(1) 由於進食量減少，一般二十天左右體重會下降一～五公斤，依體質之不同，有時也會出現體重減輕十公斤的情況。

(2) 尿液顏色深且混濁，有時帶有紅色。

(3) 依體質之不同，有時會出現貧血、暈眩等症狀，身體的患部會覺得針刺一樣疼痛。

(4) 有的人會覺得很口渴，但有的人不會。

如上所述，雖然在進行一日兩餐時身體會出現各種變化，但是這是身體改善過程中的正常現象，不用過於擔憂。只要稍微忍耐，再堅持十天左右，各種變化所帶來的痛苦就會消失。

二十天後各種痛苦將完全消失，並且會覺得精力充沛。

由於每天只進餐兩次便不再吃其他食物，體內會缺乏營養成分，所以可以適當補充必須的營養。

現代醫學是被動地對人體進行治療，而飯水分離飲食法則是主動地預防和治療人體的疾病，從根本上改善體質。

## 一日兩餐飲食法實例

有一位肝炎患者在進行一日兩餐飲食法兩個月後，到醫院做身體檢查時顯示營養嚴重不良。GOP、GOT 指數升高到一二〇〇～一四〇〇，醫生說必須馬上住院，如果不馬上接受治療會有生命危險，家人們知道是因為進行一日兩餐飲食法引起的營養不良，就讓患者馬上停止修煉。患者不知如何是好，向我求助。我問他：「身體狀況如何？」他說「很不錯，沒有任何異常。」患者的氣色確實比其他人差一些，但是患者本人並不覺得有任何異常。於是我說：「那樣就沒必要擔心了。如果真如檢查結果所示，營養嚴重不足，身體狀況也應該會很差，血色不好，身體無力。為什麼反而身體狀況很好，精神煥發呢？這正是身體狀況變好的表現。所以不用過度擔心。等過一段時再檢查一次。」結果患者四十天後再次做檢查，各項檢查均正常，令醫生感到十分困惑。

## 一日一餐飲食法

與午餐晚餐或早餐晚餐的一日兩餐飲食法相比，一日一餐飲食法更容易做到。對忙碌的職場人員來說一日一餐飲食法可能有些困難，但是由於之前階段性修煉已為陰陽飲食法紮下基礎，所以一日一餐修煉起來會比想像中還要容易。

帶著輕鬆的心情，每天只吃一餐，利用兩餐節省下的時間來思考、活動，會感到前所未有的歡喜。

在修煉時一定要克服的難關就是美食的誘惑，要時刻銘記「美食比刀更可怕」，在修煉時需要堅毅的忍耐力。

這樣修煉二～三週之後，由於身體的陰陽調和使得細胞再生，增強了自然營養的代替再生功能，因此雖然每天只吃一餐卻比以前一日三餐時更有活力。而且人體自身的自我疾病治癒能力不斷增強，可以保護身體不受疾病侵襲。

如上所述，透過陰陽飲食法前半期修煉，可以使身體更容易地進入靈長體質。堅信陰陽修煉法是人體進入靈長體質必經的階段，修煉雖艱苦也要以堅忍的毅力一直修煉下去。修煉的同時不要忘記進食離固食。

## 一日一餐飲食法實例

大概是二〇〇四年二月有一位在美國的教師打電話給我，說他勵行一日一餐飲食法已經一年多了，最近去醫院檢查時得知膽固醇指數過高，心裡很擔憂。我告訴他如果身體狀況良好就不必過於擔心。

三個月後他又打來電話，說他以為完全吃素食膽固醇指數就會完全正常，不過因為他只吃泡菜和蘿蔔塊，所以膽固醇指數不減反增，實在是無法理解為什麼會出現這種現象。我告訴他說：「我們人體內存在一定的膽固醇，如果過度不進食膽固醇食物，體內就會自己產生膽固醇，導致膽固醇指數過高。不用過於擔心膽固醇指數，只要自己覺得身體狀況好就可以了。」三個月後他又打來電話說膽固醇指數已經恢復正常。

如上文所說，根據現代醫學的營養學說進行飲食反而會招來一些副作用。我跟患者說，如果可能的話只吃一種菜餚，從現代醫學角度來看這樣做是完全不可以的。但堅持三個月只吃一種菜餚身體將發生很多現代醫學無法解釋的變化。那是因為如果三個月只吃一種菜餚，身體就會適應這種菜餚。實際上，如果有人只吃拉麵可以過活的話，那麼也會有人只喝可樂啤酒也可以過活。

## 一日一餐飲食法應遵守的事項

- 一定要堅信一日一餐飲食法，堅持不懈地進行。
- 每天只吃晚餐。
- 在晚上五點到七點之間吃晚餐，並且每次都在同一時間吃。如果覺得堅持到晚上五點吃晚餐飢餓難當，在三四點之間吃也可以。
- 從早上起床開始到已經制定的晚餐時間為止不可以吃任何東西。
- 吃晚飯時不可以喝湯或飲水。
- 晚飯時只吃乾的食物，並細嚼慢嚥。
- 在吃完晚餐兩小時後到晚上十點前可以隨意喝水。

- 吃晚餐時不可以吃含蜂蜜、糖、豬肉的食物，尤其不可吃西瓜。
- 跟一日兩餐飲食法相似，會出現一些身體變化，但不必過於擔心。
- 如果因社交需要而必須在晚餐時喝酒的話，在晚餐前一～二小時就先稍微吃一些食物，這樣在晚餐中喝湯也可以。

## 減少進食與攝取氣體食物

大多數人覺得減少進食，或是一兩頓飯不吃是很嚴重的事情，心理十分擔憂。但是在陰陽飲食法實踐者中每天只吃一頓飯的人不在少數，兩三天吃一頓飯的人也有。有人會說這樣生活沒有樂趣。

但是我要說的是這樣每天減少進食，只吃一頓，或者兩三天只吃一頓，是治療身體百病的良藥，是長生藥。事實上真正供養身體的營養是空氣。食物其實就是空氣中的生命因子進入土壤而產生的。因此人們攝取食物其實是間接攝取了空氣中的養分。

如果我們減少進食量，一頓或兩頓不吃飯，就可以直接攝取空氣中的養分。我們把空氣中的養分稱為「氣」時，即氣體食物。土壤裡長出來的食物很多已經受到汙染，因此我們吃了容易生病。

患者減少進食，可以治療好自身的疾病；健康的人減少進食，就相當吃了長生藥。患者最初從一日三餐開始，漸漸變成一日兩餐，一日一餐，隨著進食的減少，自身疾病的痊癒速度也隨之加快。

享受美食也是人生的一大樂趣，所以有人問減少進食，生活的樂趣不就大大減少了嗎？其實不然，雖然減少了固體食物的攝取，但是增加了氣體食物的攝取，並從中得到了更大的能量。

最近丹田呼吸法、冥想法等重視呼吸的修煉法受到人們很大的關注。這些也可以說是直接吸取大氣中養分的一種方法。現在還有很多在深山裡修煉的隱士，但是我認為修煉也是要和生活結合在一起，如果完全脫離世俗，修煉也無法達到最高境界。

如果只修心不修身，如何能達到修煉的最高境界？換言之，只在深山修煉，一旦進入俗世必定無法應對，這樣的修煉算不上是真正的修煉。

如果可以直接從空氣中攝取能量，細胞就可以一直處於平穩狀態，細胞自身可以隨時處於冥想狀態。如果細胞處於平穩狀態，我們即使身處鬧市，也可以進入冥想狀態。如果在深山中跟平時一樣飲食，細胞無法進入平穩狀態，那樣的冥想狀態稱不上真正的冥想狀態。

所以如果想要透過丹田呼吸法、氣功、禪修、冥想等方法來修煉，首先必須施行飯水分離陰陽飲食法，才能達到最佳效果。

## 治療疾病的陰陽飲食法

與完全健康的人進行的飯水分離飲食法相比，身患疾病或體質較弱的人使用飯水分離飲食法會被要求得更為嚴格。下列為實行要領：

1. 如果沒有特殊情況，最好使用一日早晚兩餐飲食法。患有輕微疾病的患者可以使用中餐晚餐飲食法。晚餐時偶爾喝湯飲水也可以。如癌症等嚴重疾病患者，無論在任何情況下，吃飯時都不可以喝湯飲水。
2. 癌症等嚴重疾病患者禁止吃下列食物：一切油類、肉類、豆腐、醋以及醋醃製的任何食物，生菜等各種生的蔬菜，糖以及糖醃製的任何食物，加工過的飲料，水果、紅豆、海鮮等。

3. 餐與餐之間禁止任何零食。

4. 禁止空腹喝水，禁止早上洗澡、游泳、洗頭等。吃完晚餐兩小時後再洗澡、洗頭、游泳比較好。

5. 早上六～八點吃早餐，晚上五～七點吃晚餐。

6. 用餐時先從熱飯開始吃，飯後再吃菜餚。禁止吃涼的飯菜。

7. 在吃完晚餐兩小時後到晚上十點之前飲水。禁止喝冷水，飲水量自己調整。

8. 不得過度勞神生氣。對癌症患者來說積食最危險，過度勞神、生氣以及吃涼的食物都可能導致積食。如果發生積食現象，請馬上進行搶救。

9. 適當地做輕微運動，如散步。

10. 如果覺得口乾，沒胃口，渾身無力，應先吃離固食，其能使得身體好轉。

11. 在實踐陰陽飲食法時盡可能多進行諮詢和多接受指導。

## 陰陽飲食法的注意事項

1. 即使在應該飲水的時間，如果不想喝水就不要刻意喝水。沒有必要把喝水當成任務來完成。

2. 如果用餐後兩小時飲水出現無力症狀，請改為餐後一小時飲水。
3. 如果用餐後兩小時飲水出現便秘症狀，請改為餐後一小時飲水。
4. 用完餐兩小時過後飲水或者調整為早晚兩次進食時可能會想睡午覺。尤其是在兩三個月的時候特別想睡，這個時候要睡眠充足。疲倦現象是為了使一直都處於疲勞的細胞得以恢復所產生的。
5. 在進行陰陽飲食法的過程中，得到一些好效果，但是過了幾個月會出現胃酸過多或積食現象，這時候只要和以前一樣採取一日三餐飲食法，症狀就會消失。
6. 禁止把陰陽飲食法和健康常識結合而任意修煉。如果不小心可能導致嚴重後果。
7. 如果在使用一日兩餐飲食法時出現乏力現象，請換成一日三餐進行。減少進食雖然是有益的，但是根據個人情況不同也可能導致危險。身體進行修補機制時，飲食睡眠要正常。
8. 最好戒菸戒酒。如果是健康的人，偶爾過度飲酒對身體傷害不大，但是吸煙最好戒掉。

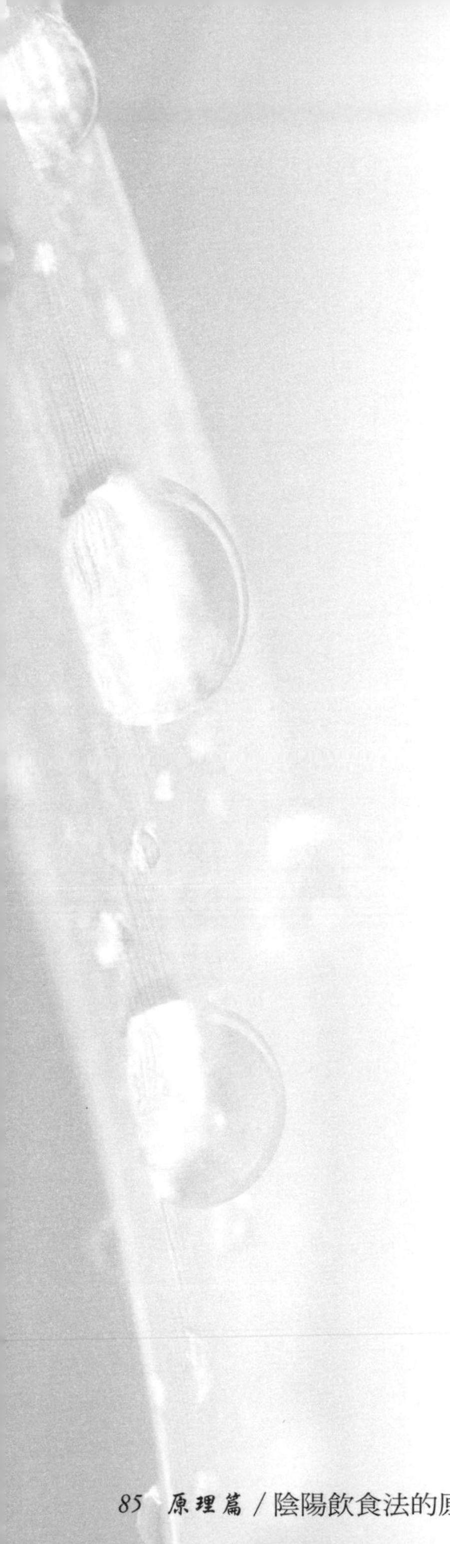

9. 在實踐陰陽飲食法時可能會持續出現胃部絞痛現象。這是身體處理以前由於不良飲食習慣而堆積在體內的過多營養，細胞逐漸自我調節而引起的現象。這種情況下可以適當吃藥，但一定要在飲水時間內吃藥。

# 3 靈長體質修練法（後期飲食法）

能夠堅持七年使用飯水分離法，就可以進入後期飲食法。前期修煉是為了得到強健的體魄，而後期修煉是為了達到並維持靈長體質，也就是所謂的如神仙般長生的體質。後半期七年又分為兩個階段，即前四十二個月和後四十二個月。同樣是在固定時間吃固定份量的固定食物，這是很特別的飲食方法，施行方法具體如下：

## 第一期六個月

第一期六個月是把老化虛弱的細胞變成活力充沛的細胞的初級階段。這一階段有約五十％的細胞會新老更替以阻止整體細胞老化。在這一階段需於固定時間吃固定份量的固定食物，體重會減輕。

如果堅持六個月，體內的細胞將達到統一狀態，統一進行運作，同時形成營養自生功能，會補充身體不足的養分，這時體重自動恢復，皮膚潤澤，精神煥發。

## 第二期六個月

第二期六個月是細胞發生質變的階段。這一階段大約九八％的細胞會進行新老更替，完全阻止細胞老化，讓人保持年輕狀態。由於第一期六個月的修煉細胞自身已經營養過多，在這一時期營養自生能力會變慢，所以第二期六個月要減少食物攝取量。減少食物攝取量後，開始時體重會下降，過一段時間會自行恢復，同時精力更加充沛。

## 第三期六個月

第三期六個月是細胞一〇〇％新老更替的過程，細胞經過新舊更替變得更有活力，再次把細胞變成生長細胞的過程。這一過程中有五〇％的細胞會變成生長細胞。

由於第二期六個月的修煉細胞自身已經營養過多，所以營養自生能力變慢，為了改善這種情況第三期六個月要再次減少食物攝取量。減少食物攝取量後，開始時體重會下降，過一段時間會自行恢復，體力充沛，精神清爽。

## 第四期六個月

第四期六個月有九八%的細胞會變成生長細胞。由於第三期六個月的修煉細胞自身已經營養充足，營養自生能力變慢，所以要再次減少食物攝取量。

## 第五期三個月

第五期三個月是一〇〇%的細胞都變成生長細胞，細胞再次轉換成生產細胞的過程。如果用人生的階段來比喻，相當於年輕人開始進入社會開闢自己天地的階段。這一階段雖只有三個月，但可得到修煉六個月的效果。

## 第六期五個月

第六期五個月是一〇〇%的生長細胞都變成生產細胞，並且使細胞進行規律活動過程。這五個月分為前七十五天和後七十五天兩部分，每個時段吃的食物都不同。在這一時期不是節食而是少食。

身體將變得前所未有得平靜、柔軟。體內的廢棄物都被清除，同時不斷產生新生細胞。白血球的疾病抵抗能力增強，即使被疾病侵襲也可以治癒。由於體內各個組織變得具有強大的滅菌力，破壞力再強大的病毒也會被消滅。

身體將恢復年輕時的模樣，皮膚將恢復少兒時的光滑、彈性。通過從第一期到第六期三十二個月的修煉，身體細胞完全達到統一狀態，身輕體健，精神煥發。

## 第七期十個月

第七期十個月是身體細胞完全轉換成生產細胞後，培養細胞自我產生能量的階段。換句話說，第七期十個月的過程就像精蟲和卵子相遇後需要十個月形成人類的孩子，只要視為肉體遇見神聖的卵子形成靈體的期間即可。

雖然有人會反問該如何置信？就像我們無法想像精蟲和卵子相遇後形成人類孩子的過程，肉體遇見神聖的卵子形成靈體的變化過程，僅憑藉著人類的知識、科學、哲學和神學也無法理解。然而有一件確定的事，身體到了這個階段，不管什麼力量都不會傷害身體，死亡的權勢也要在它面前下跪。

人體的每一個細胞處於擁有可自行呼吸再生能力的狀態，用鼻子呼吸也就沒有什麼意義。人體的生長細胞取得自行散發能量的能力，會將該氣韻傳達給他人。這就是按手可治病的原理。

取得靈體後還不算結束。在這個階段僅僅是到達剛來到世上的初生兒的水準。也就是說，要通過剩下的後半期四十二個月的修煉過程，才能成為完全的聖靈體，這個過程很難用筆墨來形容。

前面提到的後半期修煉七年當中，要通過前半期四十二個月的過程，才能進入剩下的四十二個月的過程。

後半期修煉統稱「後七年」，然而這只是開始，意味著肉體誕生為靈體。也就是說通過前半期七年修練使人變成不死之身，但這只是靈體的誕生。然而靈體的誕生就像是母親的體內誕生的新生兒。

因此就猶如剛出生的嬰兒，還要通過後七年的修煉使他生長。所以後半期修煉七年的過程很重要，而其中後四十二個月的過程，是形成完全靈體的階段，因此稱之為「後三年半」。

後三年半的修煉為期十二期。每一期由四十七天所組成，在四十天內吃一種固定的食物，剩下七天吃另一種固定食物。第二期五十四天，一樣前四十天吃固定的食物，剩下的十四天吃另一種固定食物。第三期六十一天，前四十天吃的食物和後二十一天吃的食物不同。第四期一樣前四十天吃固定的食物，剩下的二十八天吃另一種固定食物。第五期前部份四十天，後部份三十五天，第六期前部份四十天，後部份四十二天，第七期前部份四十天，後部份四十九天，第八期前部份四十天，後部份五十六天，第九期前部份四十天，後部份六十三天，第十期前部分四十天，後部分七十天。第十一期區分為前四十天和後三九〇天，吃不同的食物。最後第十二期四十五天吃固定的食物，這樣就算告一段落。

當然後七年修煉期間吃的食物，內容和品質和前七年是不同的。因為前七年修煉是使人體轉換成靈長體質，後七年修煉是使靈長體質得到生長完善。全部修煉完，轉換成靈長體質之後，身體就可以自由變化，也就是達到了所謂的神仙般的境界。

# *Part 2* 圖解篇

## 了解生命之法

失去財富只不過失去了一部分
失去名譽就等於失去了許多
失去健康就等於失去一切

# 之　法

## 靈長體質改善修煉表

煉過程＜後期修煉 42 個月

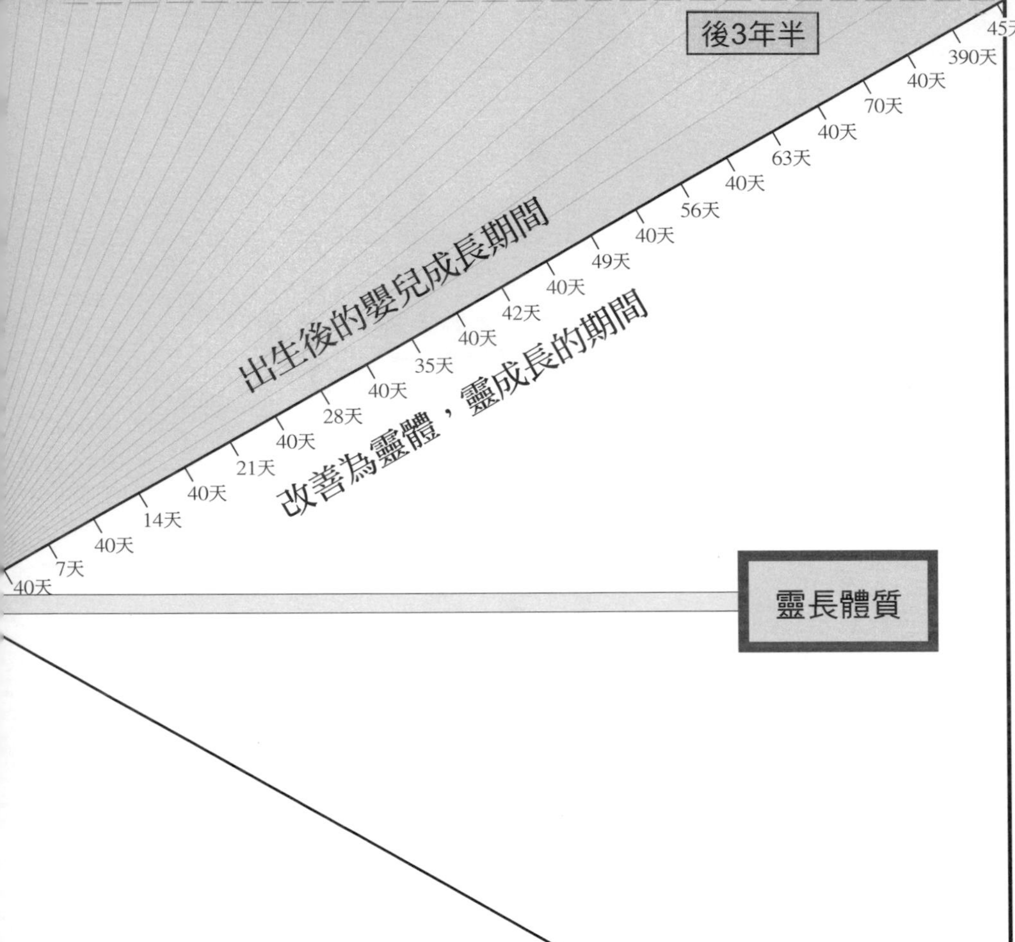


※參考本文 86-91 頁（靈長體質修煉法）

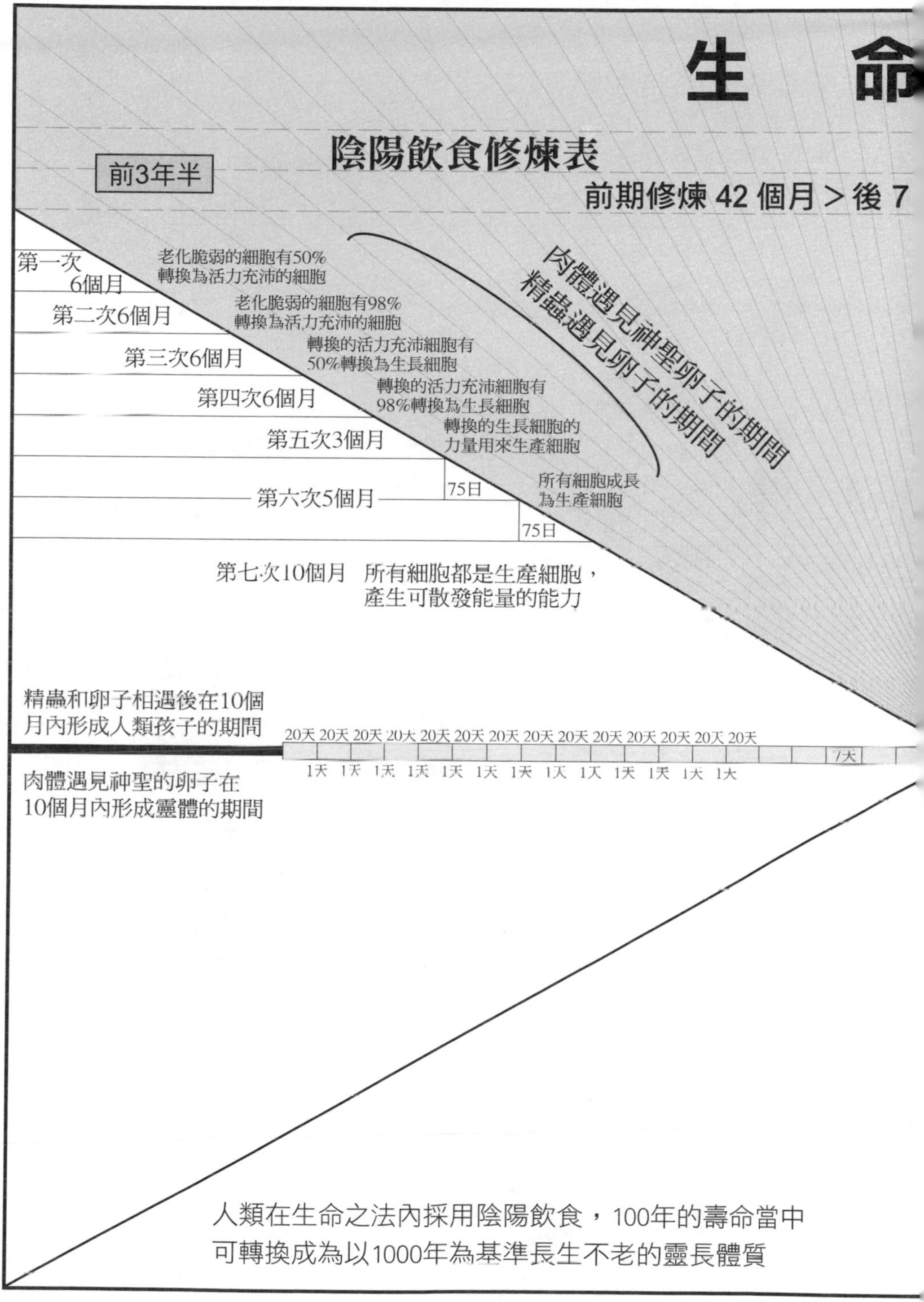
生命
陰陽飲食修煉表
前3年半
前期修煉 42 個月＞後 7
肉體遇見神聖卵子的期間
精蟲遇見卵子的期間
第一次6個月
老化脆弱的細胞有50%轉換為活力充沛的細胞
第二次6個月
老化脆弱的細胞有98%轉換為活力充沛的細胞
第三次6個月
轉換的活力充沛細胞有50%轉換為生長細胞
第四次6個月
轉換的活力充沛細胞有98%轉換為生長細胞
第五次3個月
轉換的生長細胞的力量用來生產細胞
第六次5個月
75日
75日
所有細胞成長為生產細胞
第七次10個月
所有細胞都是生產細胞，產生可散發能量的能力
精蟲和卵子相遇後在10個月內形成人類孩子的期間
20天 20天 20天 20天 20天 20天 20天 20天 20天 20天 20天 20天 20天 20天
7天
1天 1天 1天 1天 1天 1天 1天 1天 1天 1天 1天 1天 1天
肉體遇見神聖的卵子在10個月內形成靈體的期間
人類在生命之法內採用陰陽飲食，100年的壽命當中可轉換成為以1000年為基準長生不老的靈長體質

## 這就是人生的全部嗎？

生老病死，
難道這就是人生的全部嗎？

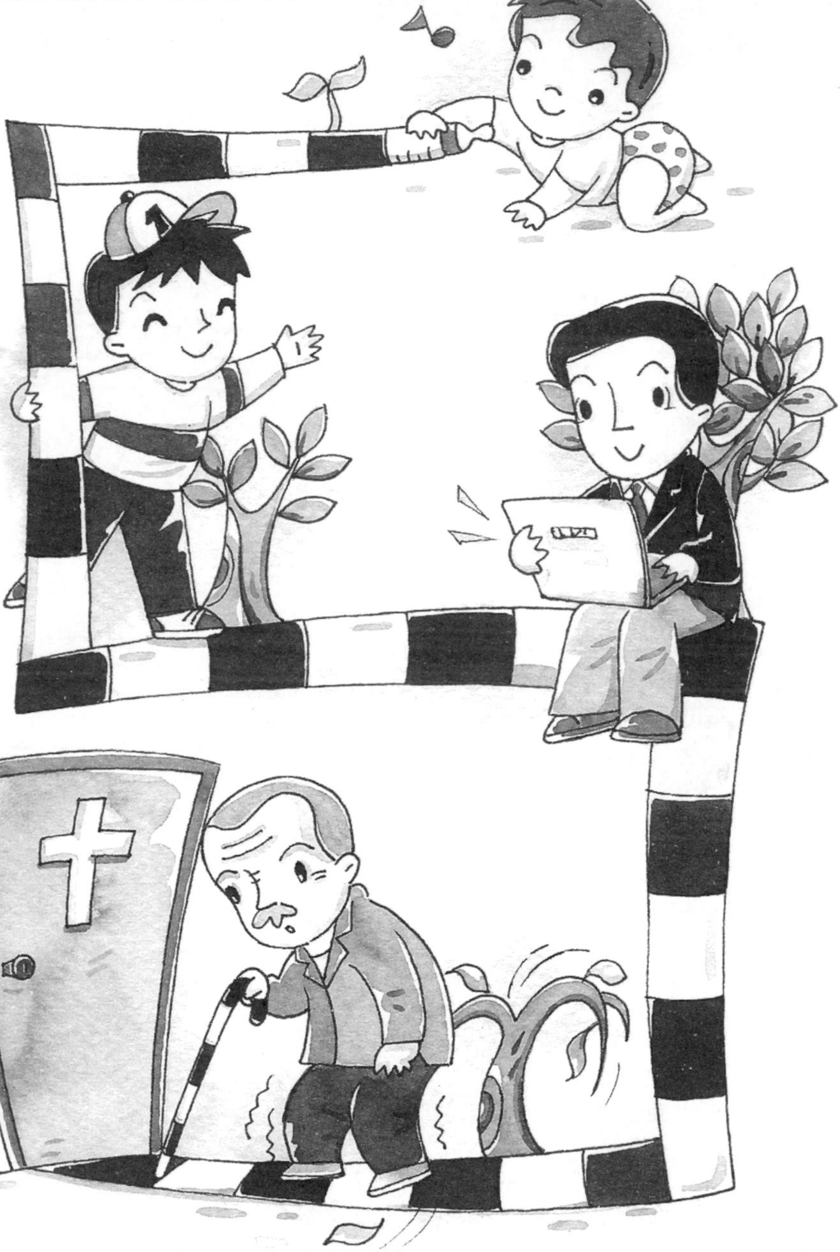

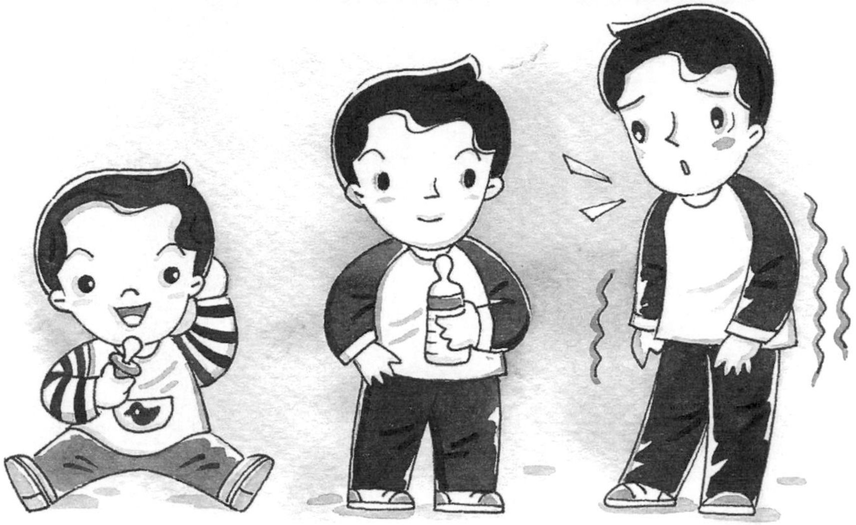

**＊繼續喝奶的話**

第二階段體質喝奶的嬰兒，6 個月後不會改善成為第三階段體質，繼續喝奶的話，身體會變虛弱。

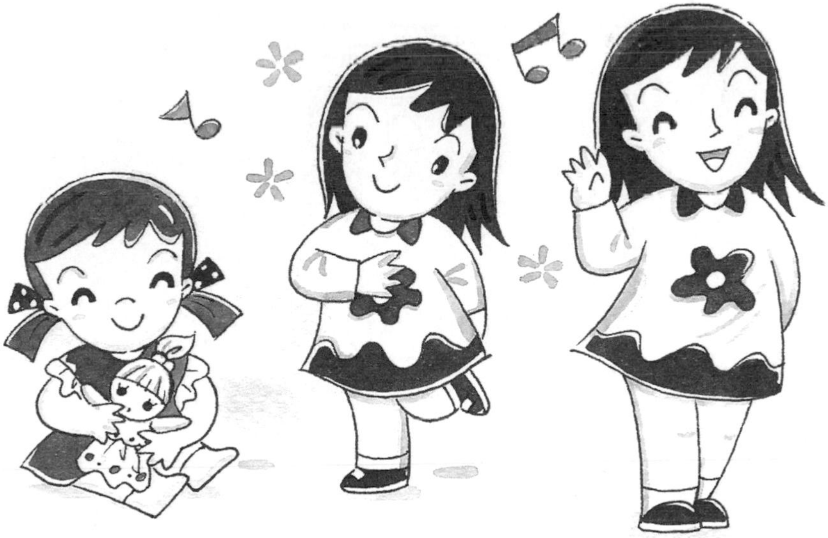

**＊脫離奶開始吃離乳食的話**

第二階段體質喝奶的嬰兒離乳後，將飲食調整為離乳食，就會成長，發育為第三階段體質。

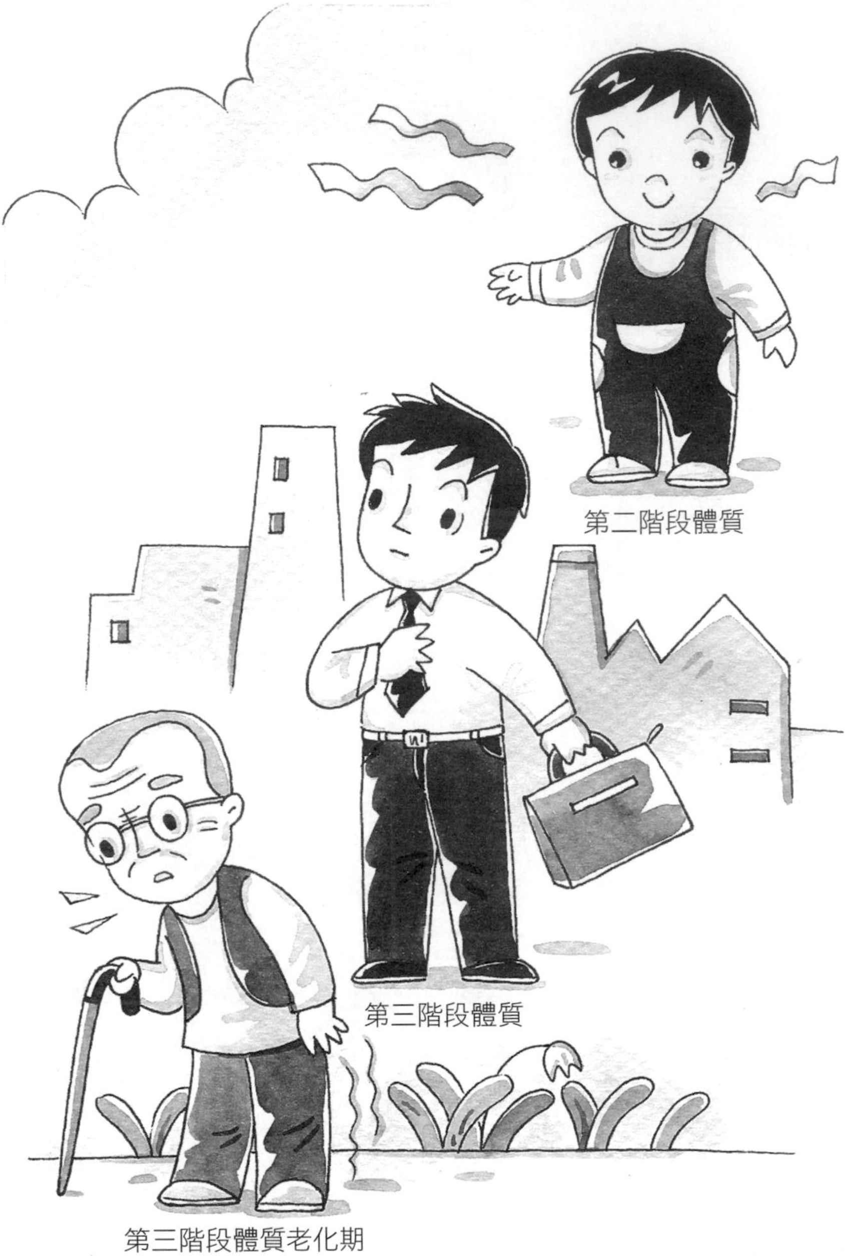
第二階段體質
第三階段體質
第三階段體質老化期

### ＊如果不採行陰陽飲食的話

第二階段體質喝奶的嬰兒透過飲食調整改善為第三階段體質後，倘若不透過生命之法採行陰陽飲食法，就無法活超過100年。

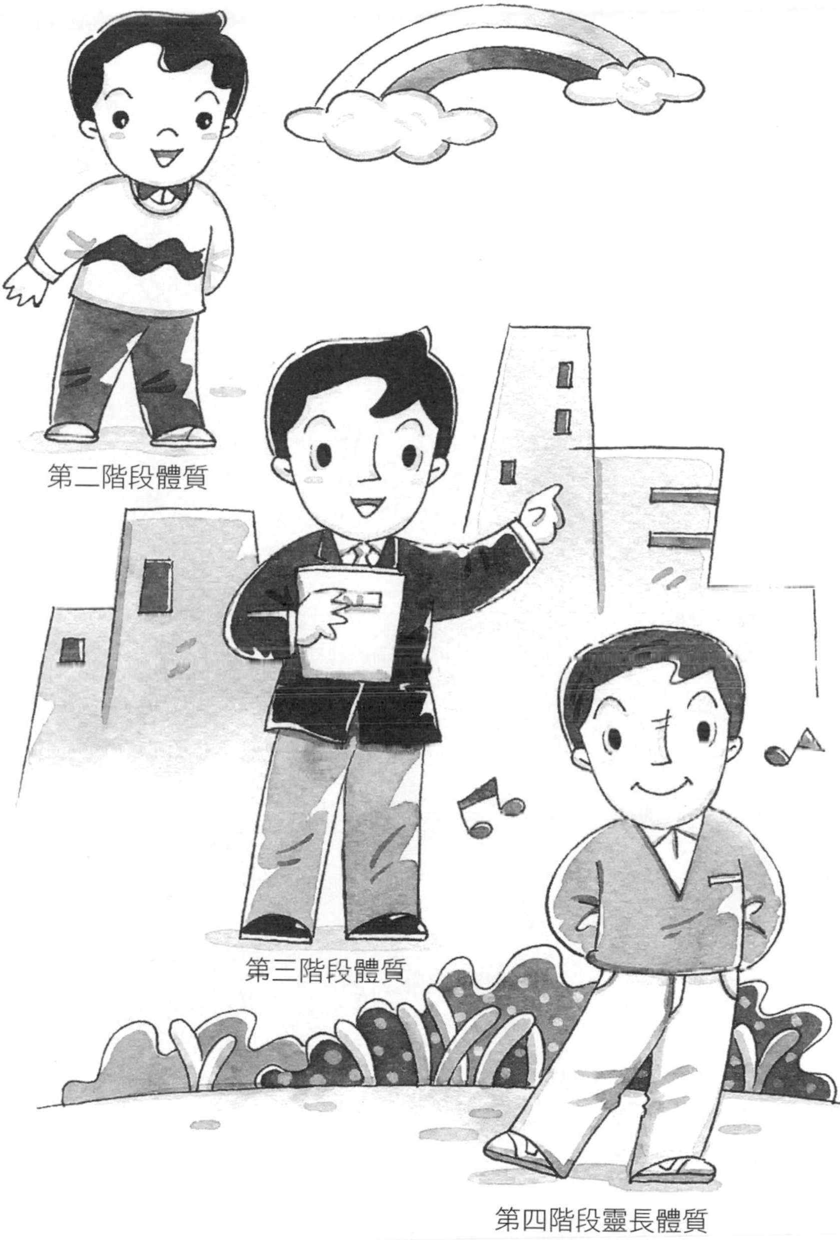
第二階段體質
第三階段體質
第四階段靈長體質

**＊第二階段體質喝奶的嬰兒透過飲食調整改善為第三階段體質後**

透過生命之法採行陰陽飲食法，
就能改善成基本上可活1000年的長生不老的靈長體質。

**你看！**

在生命之法當中實踐陰陽飲食法，
就能重新恢復青年期且能永生。

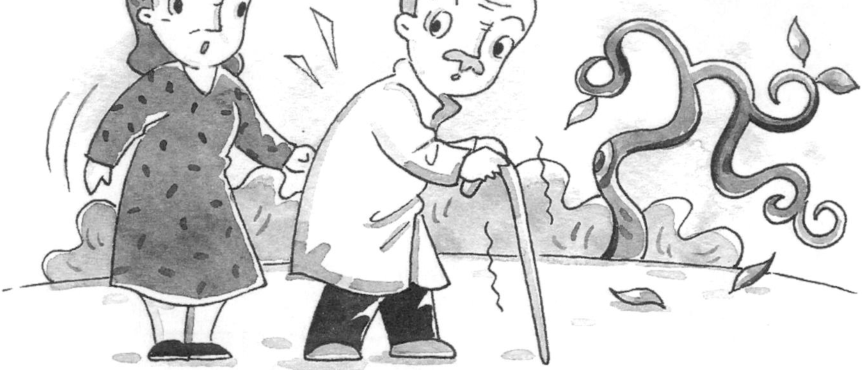

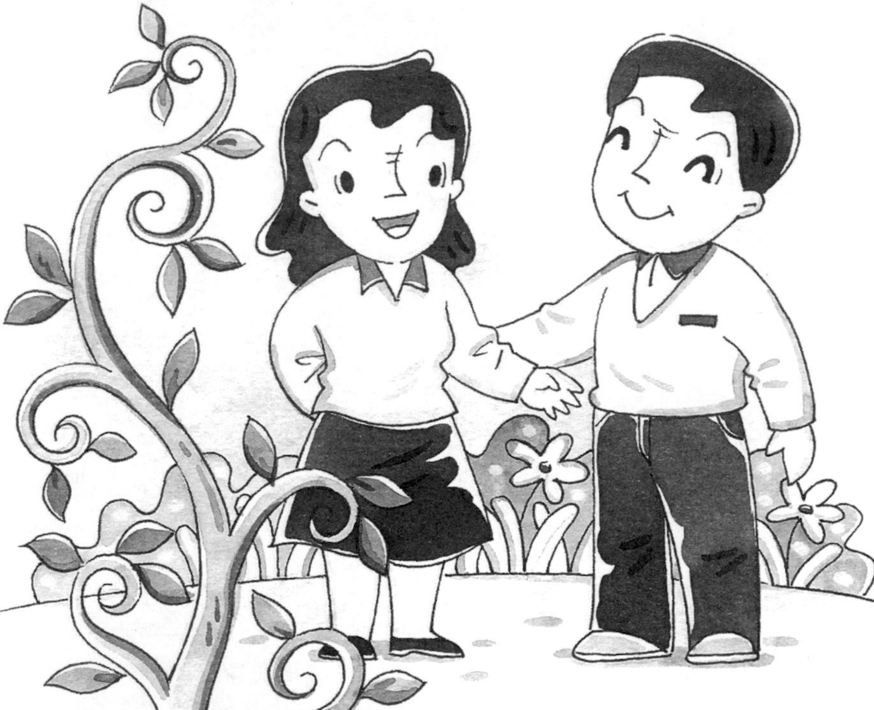

失去財富只不過失去了一部分
失去名譽就等於失去了許多
失去健康就等於失去一切

# Part 3 體驗篇

# 奇蹟的陰陽飲食法來到這世界

所謂疾病是為了拯救我們，而由身體發出的一種信號。是讓我們快點領悟生命真理的一種無言的信號。因此，倘若發現疾病，首先要懂得喜悅和感謝。因為藉此可以讓我們體會到是自己沒做好主人的本分，才會讓可憐的身體和細胞受苦。

# 1 飯水分離法的奇蹟

一九九四年，那一年的夏天格外的炎熱。連續好幾天接近三十五度高溫，白天的柏油路面散發出炙熱的氣息，到了晚上，尚未冷卻的熱氣飄蕩在空中，造成悶熱的熱帶夜晚。在高溫下人類和所有生命體都顯得精疲力盡。街道上的狗躲在陰涼處喘氣，果園裡的蘋果也開始發黑。三家電視台都播放了地球暖化現象的特別節目，人們對於地球變得愈來愈炎熱，有著不安的想像。

當時我的辦公室比現在還要窄。雖然有個小窗戶，但是反而吹進來的都是熱風。因此炎熱的夏天不可能把門鎖上。我和職員把大門打開，只靠電風扇溫熱的風度日。

然而有一天，有名陌生的客人來到辦公室。

「請問這裡是李祥文老師的辦公室嗎？」

是個蒼老的穿著白衣的老人。不曉得是不是因為匆忙前來，站在門口的他滿頭大汗。

「我就是李祥文……」

當我正想從椅子上起身時。他突然跪了下來，在辦公室的水泥地上磕頭，並且朝著我行了個大禮。當時我和辦公室的員工都被他突如其來的舉動嚇了一大跳。我趕緊跑到門邊將他扶了起來。我沒有理由接受他的跪拜，而且就算有必要行大禮，他怎麼看都是個比我還要年長的老人家。

「怎麼了？到底有什麼事呢？這麼熱的天氣怎麼會跑來這裡呢？來，請坐。」

在我的引導下他坐到椅子上，等汗水擦乾了才慢慢開口。

「我今年就超過六十歲了。我出生於江原道的小山谷內，現在也住在山上，打算一輩子在那裏度過餘生。我雖然不富有，但是吃得飽穿得暖，也沒什麼好抱怨的。如果要說有什麼不如意的事，就是沒有子女。我的身體有點虛弱，無法和妻子行房……。

沒有子女是多麼大的痛苦和遺憾，不是有人說年紀大了看子女成長是一大樂事嗎？可是我們夫妻卻沒有子女，過得很孤單。最後連妻子都在幾年前撒手人寰了。」

他嘆了一口氣。

「妻子死後我為了留下後代，懷著焦急的心情再婚。是個很年輕的女子。可是女人年輕有什麼用？我都已經年過六十了，再加上年輕時精力虛弱。想要生孩子卻怪罪於年輕的妻子，我的內心也很不安。實際上我服用了許多壯陽的精力丸，也花了不少錢。吃蛇肉、人蔘、鹿茸、補身湯，幾乎什麼都吃過了。之後有人勸我看李祥文老師的錄影帶，於是我就買來看了。

懷著抓住最後一根稻草的心情，我從那天開始就養成飯水分離的飲食習慣。一開始覺得飯好像卡在喉嚨裡面，很不舒服，然而持續實踐之後就慢慢適應了。啊！不曉得你記不記得大概五個月前我曾經打電話來向李祥文老師詢問增強精力的方法。

當時老師說只要持續實踐陰陽飲食法，精力就會變好。我相信了那句話，認真的實踐飯水分離的陰陽飲食法。啊！我的精力真的不知不覺變好了。」

剛開始他實踐的僅僅是每天吃飯，在固定的時間另外喝水。

「我這樣說雖然有點不好意思，然而近二十年來，我第一次有了可以正常進行夫婦關係的自信。我們夫妻的喜悅真是無法用言語形容。在此之前，我雖然很想讓妻子幸福，卻沒有自信能夠做得到。上個月妻子懷孕了。李祥文老師真的很感謝你。晚年得到的幸福都是託您的福。所以我才一口氣跑到這裡來見老師。我想當面向您說聲謝謝。」

他鞠躬表示感謝。當時我才知道為什麼他一衝進辦公室就對我行大禮。我握著他的手真心的祝福他們夫妻的喜事，並且叮嚀他孩子出生後全家都要實踐陰陽飲食法，並且祝福他永遠健康幸福。

一九九四年當時發生這樣的事並不算特別。在那之前即已看過許多採用陰陽飲食法恢復精力生下孩子的實例。尤其是女性，若能持續的實踐陰陽飲食法，就能治療不孕或是生下兒子。具有代表性的實例如慶南昌原市金道善女士的例子。

金女士雖然是個平凡的家庭主婦，然而在一九九二年時還是個在生死之間徘徊的病人。

金女士得到的病是乳癌。當時醫院說若不接受手術活不過三年。因此只好接受手術，手術後要十個月持續的接受抗癌治療，可是她卻連一天都無法忍受最後就放棄了。

抗癌治療不僅會掉頭髮，肚子也會很不舒服，這都是因為藥性相當毒的緣故。就算接受抗癌治療，也還是有復發的可能性，因此金女士決定要採用民間療法治療疾病。

金女士剛開始採行的方法是蘋果療法。聽說早上吃一顆蘋果比任何補藥都有效，因此她開始每天早上吃一顆蘋果。可是卻沒有任何效果。身體不僅沒變好，病情還加重了。

她改變方法選擇有益身體的健康食品，還嘗試了游泳等運動。可是卻沒有任何起色。

有一天（正確的來說應該是一九九三年十一月十五日）金道善女士在偶然之間看電視，看到了住在大田的金玉禮病癒的案例。在那一瞬間，她耳朵都豎起來了。因為痊癒案例的主角金玉禮女士和她一樣罹患了乳癌。

金玉禮女士是醫院宣告放棄的乳癌患者，僅僅靠著飲食調整法就治癒，因此她公開了自己的食譜。丈夫也出現在節目上，說為了治療妻子的病一起經歷了許多辛苦的日子。

金道善女士懷著驚訝又感動的心情打電話給電視台，想要打聽金玉禮女士的地址和電話。可是要和金玉禮女士聯絡並不是件容易的事。和自己有相同心情的人不僅只有一兩位，他們也想和金玉禮女士通電話。金道善女士一整天抱著話筒不放，終於和金玉禮女士聯絡上了。

透過當時的對話得知了「李祥文的陰陽飲食法」。

金道善女士來到釜山分部決定立刻實踐陰陽飲食法。癌症病人只能吃早晚兩餐，而且務必要進行飯水分離飲食法，金女士在這樣的指導下開始改變飲食生活。

然而令人吃驚的是才不到三天就已經見效。左邊乳房手術後，左手幾乎無法舉起至肩膀的高度，然而現在卻已經可以自由自在的活動。黑色的大便已經變成金黃色的大便，體重也降低了五公斤。因為藥和毒素的緣故變得粗糙的皮膚有了光澤。

可是之後過了幾天尿液突然變得混濁，全身發熱。商談結果金女士才了解這種症狀正是癌細胞和正常細胞展開激烈戰鬥的過程中，身體的自我淨化能力被強化的證明。實際上過了幾天燒也退了，小便也變得和之前一樣澄淨。

所有狀況都急速的好轉，讓金女士驚訝不已。然而讓金女士更吃驚的是她居然懷孕了。金女士確認懷孕的時期正好是實踐陰陽飲食法後三個月。

醫院知道這件事後告訴她乳癌比其他癌症更容易轉移，會影響胎兒，因此勸她流產。金女士懷著不安的心情。因為不曉得採取飲食療法前服用的各種藥物會對胎兒產生什麼影響，雖然自己的身體已經慢慢好轉了，然而乳癌也尚未完全治癒。

另一方面她也不想放棄孩子。雖然還是個未成形的胎兒，但仍然是個生命體，而且是繼承了她的血脈的孩子，愈是這麼想她的意志就愈堅定。

當時金道善女士對於孩子的生命非常煩惱，我告訴她不用擔心好好準備生產。在飯水分離飲食法的過程當中懷孕，反而能夠順利供給胎兒氧氣，會生下健康聰明的孩子。當時我有預感金女士會生兒子。

根據東洋飲食思想，女子是陰冷，男子是陽，乾燥溫暖。女子的子宮寒冷時，陰氣旺盛，溫暖時陽氣旺盛，精子也有會變成兒子的陽精子，還有會變成女兒的陰精子。

子宮寒冷時，陰精子會更活躍；子宮溫暖時，陽精子就會較活躍。讓子宮內保持乾燥溫暖，陽氣就會比較旺盛，因此陽氣強的精子就會搶先和卵子結合。

結論是飯水分離的飲食療法和以此為基礎的陰陽飲食法，是讓身體的陽氣變得旺盛的治療法，實踐此法的女性生下兒子的機率會變高。

聽完上述說明後，金女士接受了我的意見，懷著喜悅的心情開始準備生產。有一天還夢到了在婆婆家的田地裡挖地瓜，地瓜是指兒子，也就是生兒子的徵兆。

生產前在醫院接受超音波檢查，診斷結果胎兒和母親都很健康。金女士也在預產期順利的生下健康的孩子。

和之前預期的一樣，是個兒子，而且非常健康。金女士不僅將乳癌治好了，還得到兒子，現在應該過著幸福快樂的日子。

上述的兩個案例都證明了陰陽飲食法對於治療成年男女的不孕和精力減退有著驚人的成效。我們常說的精力就是澄淨的氣韻。也就是說精力旺盛是澄淨的氣韻循環良好。

然而氣韻不澄淨，反而變混濁的話，無法順利在人體內循環，就會產生問題。就像血液變混濁，循環變差，循環差就無法順利供給養分和氧氣。

血液會隨著氣流動。就像風吹拂過草木才會搖動一樣。因此精力出問題時，首要之務不是要吃營養的食物，而是先要讓氣血暢通。

氣暢通時血才會順暢的流動，血液循環好人體才能活動。先天體弱，或是年紀大的男子，都不易勃起，或是勃起後也很無力。原因是充分的血液和新鮮的氧氣無法順利供應至性器。

然而若實踐陰陽飲食法，首先呼吸會變深。呼吸變深後，就意味著可以將完全的氧氣供應給身體。就像頭腦沉重時到深山休息，頭腦就會變清晰，心情也變得更愉快。這證明了新鮮的氧氣供給至腦內。相同的我們體內的血液若能供給新鮮清澈的氧氣，就能增加體內的氣韻。

同樣的原理不僅只適用在精力減退和不孕症患者。前面提過的金道善女士，當初的目的是為了治療乳癌，她成功的做到了。只是沒想到會在治療過程中讓生殖能力恢復正常，最後還生下孩子。

除了金女士以外，我也見過許多病人，建議他們採用陰陽飲食法，不要吃有營養的食物，而是在固定的時間吃飯喝水。並沒有採用花錢的運動或治療。

然而他們也都恢復了體內的生命力，治癒了疾病，享受新生命，得到了「奇蹟的禮物」。

現在我要介紹的案例是張淑熙女士的個案。張女士是居住在釜山的家庭主婦，在一九九二年，也就是三十六歲那一年罹患了乳癌。

當時張女士在醫院接受了六個月的抗癌治療，治療結束後不到一周就發現乳房又有小硬塊。懷著不安的心情來到首爾，前往原子力醫院。醫院說只是單純的發炎，六個月後再接受檢查即可。

根據醫生指示六個月後重新接受檢查，發現腫瘤已經擴散到肝臟了。肝出現腫瘤的話，好好治療也只剩下兩三個月的壽命，這是病人之間眾所皆知的事，張女士頓時眼前一片漆黑。她很擔心快上小學的兒子，為了兒子她說什麼也要活下去。張女士雖然決定要在原子力醫院住院，然而病床都滿，所以她決定在有病床之前在附近找地方住。

她住的地方也有很多像她一樣等待病床的病人。大家都會聚集在一起談論疾病或是治療法。和他們聊天後張女士才自覺她的生命就像掉落的花瓣一樣，隨風飄散不知會飄向何方，處於非常危險的狀態。然而她不想放棄生命，她的決心愈來愈強烈。

張女士在預約等待病房的期間也曾用生食、蔬菜汁等治病。然而過了一個月，張女士的身體產生了膿瘡。除了臉和腳底外，全身都泛紅奇癢無比。這是因為肝功能虛弱，無法分解蔬菜汁內含有的毒素。也就是說蔬菜汁的毒素排出體外才產生膿瘡。

然而不了解這個原理的張女士又聽信別人的話，買了可治療膿瘡的藥，和榆樹和大麥飯混在一起塗在皮膚上。卻因為毒素太強，皮膚都破皮了疼痛不已。如果無法忍受而去抓的話，膿瘡會變得更嚴重，甚至流出膿血，更是痛苦不堪。在身邊的人的建議下，張女士接受了O環測試和體質鑑定。稍微恢復了卻又再度復發，無法徹底的治療。

過了幾個月，某天張女士在電視上收看張玉禮女士的體驗案例。和金道善女士一樣，像在黑暗之中發現了一道曙光，她懷抱著一線希望打聽到張玉禮女士的電話號碼，試著和她聯絡，之後到了陰陽社釜山分部開始實踐陰陽飲食法。

張女士最喜歡陰陽飲食法中不用吃藥的部分。沒有經濟的負擔，又能在家中自由自在的實踐。結果張女士恢復了健康，目前在陰陽飲食修煉會的釜山分部擔任總務，幫助那些為疾病所苦的病人。

關於治療疾病，令我印象最深刻的是集體採行飯水分離陰陽飲食法的某個修道院的案例。

有一天有個叫做朴愛蜜莉的修女打電話來，問我是否可以前往她所屬的修道院。朴修女之前也曾打電話過來詢問飯水分離陰陽飲食法。她說當時通話後和一起活動的修女實踐團體飲食療法，得到了許多驚人的成效，因此想請我前去確認。

我了解神職人員實行飲食療法，會對一般信徒產生連鎖效應的絕佳效果，因此立刻答應她的請求。當時剛好有釜山陰陽家族會的聚會，因此約好時間後就掛了電話。

我在約定的日期前往釜山。修道院的道路讓我印象深刻。修道院位於遠離市區的偏僻地方，一眼望去就有種神職人員聚集在此地修道的虔誠感，有著安靜整潔的氛圍。

迎接我的院長修女和其他修女都非常親切和藹。她們說此地初次有非神職人員的男子進入，並帶我參觀修道院。參觀完修道院後，我在二十五位修女面前演講，當然內容就是和飯水分離陰陽飲食法有關。聽我說話的修女都非常典雅開朗，果然是長時間實踐飲食療法的人。

在問答和自由討論時，許多修女積極的發表自己的故事。有一位修女說，她只擦乳液和化妝水，然而肌膚還是有問題，在採行飯水分離飲食法後，就痊癒了。因為身體很純淨，受到外來的小影響，身體會有抗拒反應，調整了飲食後，抗拒反應就消失了。

宇宙和人體的運行根據某種肉眼看不到的法則運行，為了維持健康，生活需要適當的節制，尤其是吃和喝時要節制並且維持均衡。

院長也說了實踐陰陽飲食法的經歷。有一次平時修女們經常光顧的藥局老闆帶著禮物籃來訪。還問「為什麼最近很少來我們藥局呢？」「是不是去別家藥局買藥了？」

又過了幾天，供應修道院的暖氣和煮飯用的瓦斯廠商來拜訪修道院。代表廠商前來的人也問「最近修道院使用的瓦斯量減少了，是不是在別的地方買瓦斯呢？」並且拜託「請和我們公司繼續交易」。

聽完這些話，我不知不覺笑了起來。修女們不去藥局的原因代表她們變得更健康了。修道院使用的瓦斯量減少，這是因為她們不再煮湯和火鍋，因此做菜的瓦斯量減少了。聽到陰陽飲食法的效果反應在這麼具體的實例上，我當然很開心！

對院長而言這雖然是非常有趣的故事，然而我透過這些實例再次感受到陰陽飲食法的偉大力量。因為我能確信陰陽飲食法不僅能帶來身體健康，也對環境有幫助。

倘若是關心世界大事的人就會知道，目前全地球最重要的課題就是解決環境問題。過度的垃圾造成地球汙染，能源的使用量增加了，然而資源卻是有限的，因而產生資源問題。在這樣的情況下，全世界的人若能採用飯水分離陰陽飲食法，會得到什麼成效呢？水質汙染的代表性原因是生活中的廢水，若能將湯和火鍋從餐桌上撤掉，就能大幅的減少水質汙染。如此一來其他能源的使用量也會急速的減少，更能解決能源不足和能源飆漲等問題。

## 2 烤餅小販的健康秘訣

每個人出生時都背負了自己的使命。這使命有多麼沉重，多麼曲折，需要經歷幾次艱苦的難關，若不曾經歷過具體的情況，根本無從得知。因此人們在遇到大大小小的選擇時，經常會苦惱「這真的是我未來的道路嗎？」。

然而在重要的抉擇時刻，不一定都會處於覺醒的狀態。有時就像宿命般，所有事都已經在一瞬間決定好了，有時會在偶然的契機下來臨，就像輕拂過的一陣微風般擦身而過。

重要的並非決定我人生的那一刻是必然的，還是偶然來臨的。因為那本身已經和個人的意義無關，早已和命運交織在一起。當然，要領悟到這一點需要長久的歲月。

當我面臨了人生的轉捩點，在那一刻我並不了解那是命中注定。只不過在非常偶然的機會下認識了一個人，了解了新的事實罷了，並無任何特別之處。然而現在回想起來「朴度先」這名男子會永遠停留在我的記憶之中，是我人生中重要的人物。

遇見他是在一九六二年，大約是四十多年前的事了。

當時我在惠化洞的小巷子裡經營一個炸魷魚的小攤子。我主要的工作就是將一隻三塊多的魷魚切開，裹上麵粉攪拌成的麵衣後，炸得香香脆脆的叫賣。

雖然現在也沒有很大的改變，然而路邊攤的小販不算是穩定的職業。每天一大早起床搬東西的工作雖然辛苦，但是，整天聞到油煙味，體內的五臟六腑像翻絞般噁心反胃，非常不舒服。

一無所有，也沒學過什麼知識的二十出頭的貧困男子，這個社會並沒有給予任何工作機會。因此不管喜歡不喜歡，為了餬口就要工作。然而我不會屈就於現實，放棄燦爛的未來。二十三歲的我還是相當年輕，胸口也燃燒著炙熱的火焰。

懷抱著成功的野心，在屈就的現實之中每天咬緊牙關度過，當時李昌勳選手是我崇拜的對象。原本默默無名的他在亞洲馬拉松大賽中得獎，一夕之間成為得到全國國民歡呼聲的名人。這個過程就像醜陋的毛毛蟲蛻變成美麗的蝴蝶，讓人感到神奇不已。

我看著在媒體前接受掌聲的李昌勳，產生了對馬拉松的幻想。我曾學過跆拳道，因此對運動有一定的自信，再加上就算只有國小三年級休學的學歷也能成功成為馬拉松選手的例子。剛好兩年後會舉行奧林匹克大會。這是讓我下定決心的關鍵，因此我以參加奧林匹克大會為目標，開始練習馬拉松。

「好，我要成為馬拉松選手。如果能像李昌勳一樣在奧林匹克大會上得獎，我就能成為大明星。這樣一來不僅能名利雙收，還能讓艱苦的父母和兄弟姊妹們過好日子……」

我的個性是只要下定決心就會立刻採取行動，因此我從隔天就開始練習。因為也沒辦法接受系統性的指導。沒有教練，也沒有人監督。只是清晨一大早爬起來在洗劍亭附近跑一圈再跑到三角山。

然而發生了意料之外的事。有個人說要當我的同伴，跟我一起同行。宣稱要和我一起參加馬拉松，早上一起晨跑的男子，名叫朴度先。他在我的炸魷魚攤旁賣烤餅。朴先生和我不算很熟。只是在相同的地點作著類似工作，偶然之間認識的人罷了。因此除了他的年紀比我還大外，我對他一無所知。他也是一樣。但無論如何，有了同伴是件值得開心的事。

我們跑步的路線大約有五十里。跑完之後來到三角山底下已經是筋疲力盡氣喘吁吁了。急促的呼吸後，經常會感到口渴不已，每次我都會大口大口的飲用三角山河谷的清澈泉水。從岩石縫隙湧出的水沁心冰涼，好舒服。舀了一瓢喝下，冰涼的寒氣沁涼到肚子裡面，我喜歡這種清涼潔淨的感覺，因此連續喝了好幾瓢水。

可是有一天。和平常一樣跑了五十里後，拖著疲憊的身軀急著找泉水。痛快的喝完水後才發現烤餅小販朴先生不曉得什麼時候就到了，坐在樹蔭下乘涼休息。我不禁納悶了起來，朴先生好像很會跑步。他的年紀比我還大，不僅沒跑輸我，還遙遙領先，而且看起來臉不紅氣不喘的。令年輕的我羨慕的是他的身上總是充滿著活力。

我走到他身邊坐下。山上吹來的微風輕拂過紅潤的臉頰。當時正是初夏。拱木和不知名的草木交錯在一起散發出新鮮的氣息，周圍一片翠綠盎然。我靜靜的欣賞這片風景，內心也感到平靜。可是不知怎麼搞的，突然覺得肺部很不舒服，開始不停的咳嗽。

不曉得過了多久。好不容易才不咳了，但我已經咳得疲憊不堪。從小時候我就有氣喘的毛病，經常讓我痛苦不堪。雖然是很久的病了，然而突如其來的咳嗽卻讓我無法適應。再加上讓朴先生看見我狼狽不堪的樣子，我像秘密被揭穿一樣，感到非常丟臉難堪。

「你咳嗽的好厲害！你的身體有哪裡不舒服嗎？」

「我從小就有氣喘……」

「是嗎？那要好好治療！現在為什麼不快點治療呢？」

「這哪是能隨心所欲的事啊？我去看過醫生也吃過藥，可是卻沒什麼起色。稍微好了又復發……我只希望症狀不要再惡化。」

朴先生用同情的眼光望著我。

「你這個人！憑這副身體要怎麼參加馬拉松？你也知道呼吸對馬拉松有多重要。你的支氣管這麼弱，要怎麼跑步啊？把病治好前乾脆連練習都不要練習了！這樣惡搞下去，病情有可能會惡化。」

雖然這樣說很傷我的心，然而我不得不承認朴先生說得沒錯。我從出生起支氣管就很脆弱，小的時候我還以為大家都跟我一樣經常會咳嗽。當我知道同年紀的朋友很少感冒，只有冬天時才偶爾會生病時，我覺得好神奇。可是等到長大以後，才了解我和其他孩子不一樣。

我不管在冬天還是炎熱的夏天都會不停的咳嗽。喝冰水或是吃冰的食物，症狀就會加劇。而且只要一開始咳嗽就停不下來，若是拼命想忍耐，會更痛苦。

因此不管我到哪裡都覺得很不安，還要看別人的臉色。在我幼小的心靈中只要在人多的地方不停的咳嗽，就會感到很不好意思也覺得很丟臉。因此在學校上課時為了忍住突如其來的咳嗽，我經常用手掩住嘴巴和脖子，小心翼翼的不讓別人察覺。

想起那段不願回想的的古老回憶，我的心情不知不覺抑鬱了起來。我的喉嚨像要燃燒一樣，覺得好渴。我起身走到泉水湧出的岩石上，盡情的喝水。就像浪花拍打般，肚子內充滿著水。我為了轉換尷尬的氣氛，舀了一瓢水拿去給坐在樹下的朴先生。

「大叔，這裡的水很好喝。來，你喝喝看吧！」

然而他連看也不看一眼，就放聲笑了起來。當時他的口袋裡有東西掉出來。我反射性的彎腰撿起來看，剛好是朴先生的身分證。我看了一眼，嚇了一大跳。因為他的年紀比我想像中還要大。他看起來不過三十出頭，可是身分證上的年齡居然已經四十二歲了。

「大叔，從外表真的看不出來你的年紀已經那麼大了。我還以為你只不過是大我幾歲的哥哥。真的好令人羨慕喔！你有什麼保持年輕的祕訣嗎？」

實際上我這樣問並沒有期待會得到答案。因為每個人為了保持年輕都有自己獨特的秘訣。

「有啊！當然有。我有變年輕的獨特秘訣。」

聲音充滿著自信。他充滿自信的臉孔上堆滿了笑容。

「變年輕的秘訣？真的有嗎？大叔，請你仔細的說明。」

我可以感覺到我的內心焦急。可是他卻遲遲不肯開口。他露出淡淡的微笑看著我。然後從口袋裡拿出一個烤餅給我這樣說道。

「這就是我年輕的秘密。你相信我一天只吃兩個烤餅就度日嗎？」

我仔細的檢視他拿給我的烤餅。跟一般的烤餅沒什麼兩樣。我突然覺得很不愉快。我想起小時候家裡沒有米的時候，要吃烤餅度日的回憶。然而對於吃兩塊餅就能過一天的話，還是留下很大的問號。為了解開疑問，我繼續問道。

「只靠這個怎麼可能撐一天？哎呀！怎麼可能會有這種事？這又不是什麼營養食品。如果大叔說的是真的話，大叔的身體怎麼會那麼健康呢？」

他還是面帶微笑。繼續說一些讓我愈聽愈糊塗的話。

「這是真的。我為什麼要對你說謊啊？如果說有什麼跟別人不同之處，就是吃烤餅時我不會喝水。啊！也不是完全不喝……。我只在晚上才喝水。你也試試看吧！這樣做的話，既不會生病也能變年輕。我的身體就是最好的證據。你和我比較看看。我的年紀比你大，練習馬拉松時也不覺得你比較厲害。你這個人，問題不在於馬拉松。只要照這個方法做，也能將困擾你的氣喘徹底根治。」

我聽到可以根治氣喘這句話，耳朵就豎了起來。

「可以將氣喘根治嗎？這是真的嗎？」

「當然，不只是氣喘。」

我這時才想起朴先生在馬拉松練習後連一滴水都沒喝。可是卻不能相信氣喘可以根治。既然已經提到這件事，還想知道繼續追問下去，可以問出些什麼，於是我繼續說。

「看起來大叔好像不怎麼喝水。可是早上跑步跑這麼久，都不覺得口渴嗎？」

「是啊！就算覺得口渴也要忍耐不能喝水。」

「真是的。好奇怪的習慣喔！人怎麼會不覺得口渴呢？」

「我剛剛不是說了嗎？晚上喝水就好了。白天喝水只要稍微運動一下就會氣喘吁吁，上氣不接下氣，而且覺得口很渴，如果能養成等到晚上再喝水的習慣，就不會喘不過氣也不覺得口渴了。」

「怎麼會有這種事……。」

我真的覺得很不可思議。雖然很難以置信，可是又好像不是完全瞎掰的故事，其中似乎隱藏了什麼神奇的力量。他似乎能了解這樣的心情，用平靜的語氣繼續說下去。

「我也不太清楚為什麼會這樣。可是事實就是如此。你也不用想太多，就試試看吧！這樣做的話體內會變得很舒服，身體也會變輕盈。搞不好你可以在馬拉松大會上締造世界新記錄。」

「你說只要在晚上喝水就能締造世界新記錄嗎？如果大叔說的是事實，那麼大叔自己也能做得到吧！」

「那是理所當然的。怎麼？你以為我做不到嗎？」

在那一瞬間，我遲疑了。雖然朴先生很健康，也有跑步的資質，可是再怎麼說超過四十歲要締造世界記錄，還是很令人難以置信。實際上我覺得他練習馬拉松這件事本來就有點可笑。根據我的常識，運動選手最必要的條件就是年輕。

「大叔已經年紀一大把了，還想締造世界記錄，這樣會不會太癡心妄想呢？這把年紀參加馬拉松比賽已經很吃力了，不是嗎？」

我不知不覺這樣脫口而出。雖然對於自己輕率的行徑感到後悔，然而說出去的話就像潑出去的水一樣，覆水難收。但朴先生並沒有露出不悅的表情。

「運動跟年紀有什麼關係呢？你想想看？假如五六十歲還能保持年輕，那沒什麼運動做不到。年紀小不意味著年輕。」

不知道為什麼我總是會被他說服。朴先生的話充滿著自信和力量可說服對方。我很羨慕他的自信。就算他說的都是謊話，我也想嘗試看看。

「大叔你的意思是說白天吃烤餅充飢，晚上再喝水嗎？這樣做的話不僅可以治療氣喘，還能成為馬拉松選手嗎？」

「是啊！只要能保持年輕，那麼跟年齡一點關係都沒有，就能締造新紀錄。」

永遠的年輕，再加上新紀錄。只要這樣想，嘴角就會浮現笑容。不管有沒有可能，我都願意相信。倘若在現實中不可能實現，那麼若能在夢中實現，那也就夠了。

「你好像覺得我的話是不可能實現的理想。」

朴先生這樣說，讓我嚇了一跳。我的心思被一眼看穿，臉不盡紅了起來。可是他接下來說的話，令我更吃驚。

「你相信我曾經下半身癱瘓不能走路嗎？」

在那一刻我幾乎無法呼吸。他用這麼簡單的話語傳達了一種言語無法形容的感覺。

「朴先生曾經下半身癱瘓不能走路嗎？怎麼會開這種玩笑？誰會相信你的話？如果你曾經癱瘓不能走路，現在怎麼能用雙腿走路和跑步呢？」

朴先生一點都不責怪無法置信的我。他說剛開始自己也無法相信。然而他確實是個下半身癱瘓的病人，而且之後也痊癒了。他的身體是唯一的證明。

「你不相信是很正常的。剛開始我自己也不信……」

朴先生在六．二五戰爭當時是受重傷退伍的傷兵。在鐵原戰鬥時後腦勺中槍，腦部受傷後被抬到醫院，三天後才恢復意識。但身體仍然全身是傷，手腳動彈不得，連話也沒辦法好好說。插到鼻子內的呼吸管，是他延續生命的唯一管道。在醫院病床上躺了八年，朴先生最後變成癱瘓出院。

「當時真的很想死。一身病已經很悲慘了，還要成為貧困家人的重擔。可是就算想死，連買藥的錢都沒有，也沒有勇氣跳進水裡自盡。所以就想乾脆活活餓死算了，我從那天就不吃飯也不喝水，想躺在床上自我了斷。」

剛開始家人又哭又鬧的，想說服朴先生。過了幾天後，家人們一一放棄了。

身邊一個人都沒有，朴先生的心情反而感到平靜。當然一開始會因為非常強烈的飢餓和口渴，必須經歷比死還要痛苦的經驗。可是過了這個關頭後，朴先生的想法和感覺就自由了，進入非常神奇的狀態。

「斷食後的第十三天。肉體雖然變得慘不忍睹，然而精神卻像閃閃發光的玻璃珠一樣晶瑩剔透。進入了這個狀態，我對死亡的恐怖和畏懼都消失了。不，反而像迎接非常好的朋友般，懷著平靜的心情。

然而神奇的事發生了。從那時開始原本僵硬緊繃的腳，突然慢慢鬆開了。你無法想像我有多麼吃驚。我的家人也是，當然連我自己也無法置信。」

十多年來像石膏般僵硬的腿。兩隻腿突然變柔軟了，這是令人多麼喜悅的事。

之後過不久朴先生就脫離半身不遂的日子。先用雙手在地板上拖行，之後用拐杖拄著身體開始走一兩步。

聽到朴先生過去的經驗，我的胸口如澎湃洶湧，感動不已。這到底是怎樣的人生，要度過這麼艱苦的難關，朴先生看似平凡，我做夢也沒想到他有悲劇般的過去。

然而我還是有許多疑問。

「那麼從那時開始腿慢慢復原了，就變成正常人的腳嗎？」

「真是的，你的個性也真急。我正準備說這個故事。」

朴先生繼續說道。

自從朴先生可以用拐杖走路後，他每天都會在塔谷公園散步。雖說是散步，正確的說應該是一整天在公園遊蕩。他從公園開門到傍晚日落時分都沒離開公園附近。腳雖然好了，卻成了瘸子，也找不到適合的工作，對他而言，公園就是最好的去處。

有各式各樣的人聚集在那裡。找不到工作，遊手好閒的人，坐著翻閱命理學書籍的算命的人，酗酒的酒鬼，還有哲學家，三教九流的人聚集在此地，日子一點都不無聊。

「有一天，我在那裡遇見一個名叫金泳洙的人。看上去大約是四十多歲的男人，向我這種每天去塔谷公園的人宣傳永生。實際上我一開始對他完全不感興趣。你也知道塔谷公園是宗教人士的天堂，每天都有一些統一教、天父教，還有一大堆教會的人在那裡傳教。我當時認為金先生跟他們是同一類。」

金先生說每個人都以為只要是人就免不了一死，且視為普遍的事實，然而這不是神的旨意，神的計畫，反而是想讓人享受完全的自由和永生。當然朴先生完全不相信金先生說的話。談什麼永生，朴先生認為這根本就很難。就算自己的腿已經可以行走，然而跟永生一點關係都沒有。

「那個人到處宣傳永生，最後還有了永生傳道士的綽號。可是那個人經常停留的地方就是我旁邊。現在回想起來，或許這是他和我的緣分，但是當時卻覺得他很討人厭。吵得要命，也很荒謬。有一天我大聲叫嚷，請他不要再說這些廢話了，現在連吃飯都成問題了，永生有什麼用。半身不遂和瘸子沒有兩樣，都很難活下去，乾脆痛快的結束生命一了百了不是比較好。」

我點點頭同意朴先生的話。實際上我的想法和朴先生一樣。對於自由自在富足的人而言，永生是個充滿誘惑的單字，然而對於有一餐沒一餐的人而言，永生只不過是痛苦的延續，更像是可怕的詛咒。

「說的好。那種頭腦有問題的人，就應該讓他丟臉，下不了台。永生，吃不飽穿不暖還談什麼永生。」

「我也以為他會覺得很不好意思，可是他居然不為所動。換句話說早有了這樣的覺悟。他反而等到同情我的人潮散去後才靠近我。」

這時我才感到不好意思。不管怎麼說他的年紀都比我大，而且還在那麼多人的面前對他大聲叫嚷。因此用微弱的聲音說抱歉。當時他拍拍我的背說沒關係。你知道他還說了些什麼嗎？他說人有無限的潛在力和能力，為什麼要因為疾病受苦，像我一樣一天只吃晚餐，晚上才喝水。如果能按照他吩咐的做，就能丟掉拐杖，自由自在的走路。

當然朴先生也不相信他的話。就算吃了昂貴的藥，接受手術，還沒有好轉的腳，居然靠吃一餐，晚上喝水就能康復。朴先生覺得他說的都是廢話。然而在那一瞬間，朴先生想起了過去的往事。斷食的經驗像閃光般浮現在腦海。

「對啊！我半身不遂時，也是因為斷食才能夠走路……一天只吃一餐，只在晚上喝水，那會不會是和當時的斷食一樣類似的療法呢？八年來緊繃僵硬的腳，也才花了十三天就能行走，或許會出現奇蹟……。」

朴先生想自己也沒什麼損失，那就試試看好了，於是開始只吃晚餐一餐，也只在晚上喝水。就像當時尋死時斷食一樣，剛開始很難忍受飢餓和口渴。少壯的年紀靠一小塊麵包度日，這不是件容易的事。然而過了三至四天痛苦消失了，身體和心靈維持平穩的狀態。

「就像你說的，家人一開始都很反對。因此我只好告訴他們事情的來龍去脈。金泳洙這個人介紹了各種方法，我想嘗試四十天。可是母親聽了大發雷霆。

她說金泳洙這個傢伙一定是什麼邪教的教主，只要被迷惑了，一定會出什麼大事。當時我看起來真的很糟，因此母親斷定那個人一定想害死我。再加上母親是長老教的執事，因此對於這些邪說有很強烈的警覺心。」

最後朴先生的母親跑到塔谷公園去找金泳洙，將他帶到躺在床上的朴先生面前。突然開始少食，全身無力的朴先生只能勉強走到廁所去上廁所，無法行動自如。

當時金先生只說朴先生躺著只會讓身體變得更虛弱，叮嚀他要經常練習走路。

從那時開始朴先生只要有機會就會拄著拐杖練習走路。剛開始沒有力氣，覺得很困難，然而反覆的練習後，開始覺得雙腿產生力量。這是朴先生體驗過的事件當中最驚奇的事。

「吃一斗米都嫌不夠的年紀，吃一小塊麵包度日，還能有力氣。身體的狀態變好之後，連吃麵包都嫌麻煩，因此滴水不沾的度過十六天。你知道我有了什麼改變嗎？全身充滿著天地的氣韻，精神也變得更清晰。

有一天我想去洗腳，將腳放到洗手檯上，突然有種水進入腳內的感覺。冰涼的水的氣韻流動至全身。當時我才了解。不一定要用嘴巴喝水，也能用身體喝水。金泳洙先生建議我嘗試四十天，然而我經過了四十天還是繼續採用這個方法。大約過了一百天，我的腳已經完全恢復正常了。這樣你還不相信我的話嗎？」

朴先生捲起褲管讓我看他的腿。朴先生的腳看起來很健康。不用說練習馬拉松了，就算要做更難的運動也沒問題。

「我的腳痊癒之後，我仍然持續一天只吃一餐，晚上喝水的生活。身體痊癒之後，養家活口的工作就成了我的任務。

身體不適時，不要說幫忙家裡了，還成了家裡的負擔。因此我才作烤餅的生意。可是身為家長，就很難進行一天只吃一餐，晚上才喝水的修煉。如果要和大家一起生活，就很難維持我自己的生活節奏。因此只要存一點錢，我就會到山上實踐研究食療法，等到沒錢的時候再到社會上作生意，用這種方式生活。

我的心總是留在山上，然而卻不能不理會貧困的家人……」

朴先生的故事說到這裡。這就是我聽到全部的故事了，之後他就不曾提過修煉或是食療法。

他離開之後我坐在原地思考朴先生的故事。雖然還有很多無法置信的部分。照他所說，一天只吃一餐，晚上才喝水就能治療氣喘和半身不遂的話，那麼世界上有什麼不能醫治的疾病呢？我的內心充滿著疑問。

可是也無法當作完全虛構的事。朴先生看起來不像是騙人的壞人，再加上他的故事裡充滿著震撼人心的信賴。

我和平時一樣做完生意後回到家，躺在床上環顧四周。

「到底什麼是真實，什麼是虛幻呢？」

倘若他所言屬實，那麼我的氣喘痊癒只不過是時間的問題罷了。這樣一來我可以參加奧林匹克大賽，在馬拉松比賽創下世界新紀錄，名利雙收也不是件難事，沒有什麼比這個更好的事了。如果沒效的話，就算放棄也無所謂吧！

整理了思緒後，我從隔天開始就烤兩個餅當作一天的糧食。烤餅需要技術。要將麵粉攪拌均勻，像烤糖餅一樣烤才會好吃，外型也才會好看。如果不小心放太多水，就很容易黏在手上。

當時我二十四歲。正是血氣方剛的年紀，不吃三餐的飯菜，只靠兩塊烤餅度日，比想像中還要困難。本來結實壯碩的身體，日漸消瘦，身體愈來愈沒有力氣，連馬拉松都無法練習。一天只吃一餐，晚上才喝水，也不曉得自己連氣喘都好了。

我逐漸失去自信。然而我滿懷著不安和疑問。

「現在到底要不要放棄呢？如果我的身體出了什麼問題……會不會有更嚴重的疾病呢？」

可是只要一想到朴先生健康的腿，我就會告訴自己要繼續忍耐。人心真的很頑強，想到如果自己要放棄的氣喘治療真的有效的話，無論如何也要試試看。因此我決定繼續採用食療法。

然而卻有了別的問題。我投宿處的房東太太，看到我瘦成皮包骨，堅持要告朴先生。

「年輕人不吃東西怎麼能撐下去。不吃飯就能治病，這像什麼話？一定是那個賣烤餅的男人隨便亂說話。我不能放過那個傢伙。我要去檢舉他……」

我能了解房東太太擔心我的心情。那位大嬸是房東太太，也是我朋友的媽媽，平時將我視為親生兒子般疼愛有加。再加上我離開故鄉討生活，但她卻不小心將我辛苦賺來的錢借給別人。為了表達這樣的歉意，只要是我的事她都會挺身而出。

我持續食療法已過了十天。我的身體變得非常消瘦，看起來有點可怕。每個人看到我都擔心我會瘦成皮包骨。除了一個人外，只有烤餅小販朴先生說剛開始都會這樣，叫我不要太擔心。

可是到了第十三天，我懷著以後再繼續下去不曉得會變成怎樣的不安感，違背了食療法的規則。我開始隨心所欲的吃東西喝水。十三天沒吃過的東西真的好好吃。我在大碗裡面裝滿了飯，狼吞虎嚥了起來，還吃了四五顆烤地瓜。之後還吃了兩碗紅豆粥。

挨餓了好幾天突然開始暴食，身體當然受不了。剛吃的時候覺得是人間美味，然而吃完後胃很不舒服，連呼吸都感到困難。而最吃驚的是暴食的隔天看到鏡子中的自己。

鏡子中的我看起就像泡過水的棉花般浮腫。瘦得只剩下顴骨的臉頰突然腫了起來，連頭也覺得昏沉沉的，有種搖搖晃晃的感覺。

之後才了解在斷食或禁食的狀態，或是有病在身的狀態下吃有紅豆的食物，身體就會像氣球一樣腫起來，但當時什麼都不知道。因此在不知其所以然的情況下，破壞了一天二十四小時的平衡，只能在不愉快的心情下度過。

之後我又繼續進入吃烤餅的修煉。奇怪的是只要吃餅我的肚子就覺得很舒服。如同預期的，過了不久我的浮腫就消失了，身體的狀況也逐漸有了好轉。和剛開始修煉時不同，我有了力氣，並且感到活力十足。然而外表看起來還是很憔悴。幾乎沒吃什麼，因此當然很消瘦。

房東太太又開始著急了，我過了十天後也出現了之前的不安感。從那時開始我重覆著餓了幾天恢復正常飲食的方式。之後才知道這樣的飲食習慣是破壞身體的捷徑。然而當時並不曉得食療法和斷食有階段性。

有一次餓了好幾天，全身無力，在意識模糊的狀態下昏倒了。還有一次肚子痛去上廁所，卻因為沒有力氣大不出來，只能束手無策的坐著。每次我都會問自己「我到底在做什麼」，雖然抱持著強烈的懷疑，然而我卻從未中斷食療法。因為當時我已確信長久以來罹患的氣喘已經慢慢有了起色。

我多年來的咳嗽已經逐漸好轉。不會像以前那樣爆發性的咳嗽，就算咳嗽也不會咳到全身抖動。

我逐漸確信一天只吃烤餅，晚上喝水的食療法。雖然我的身體非常乾瘦，外貌看起來也很兇惡，但我認為只要氣喘能夠痊癒，那都不算是什麼大問題。再加上只要有毅力持續食療法，就能減少肚子餓和口渴的痛苦，精神也會變得更好。

「對，這種修煉法一定有什麼祕密。我雖然不確定，然而人體的健康一定隱藏了什麼祕密。」

對於尚未系統性整理過的食療法，我產生研究了渴望。這不是別人可以教導我的。建議我採行食療法的朴先生除了一天吃一餐，晚上喝水之外，其他一無所知。我不知道為什麼對身體有好處？到底有什麼效果。

我想用我的手和我的身體發掘這個秘密。我出生於貧困的家庭，什麼都沒學過就長大了，然而只要是我想做的事就會有毅力的堅持到底。我的優點是想做的話不管發生什麼事都會有無窮的耐心和韌性。

這樣想之後，結論是我不能再繼續住三仙橋了。因為房東太太一直威脅要檢舉朴先生，這對我而言是很大的負擔。當時我真的很擔心會替朴先生惹來什麼麻煩。

幾天後我就決定從三仙橋搬回三角山。在三仙橋的最後一晚，我簡單的收拾好行李，感覺到自己的興奮。好像有什麼從肚了裡湧出，又好像要踏上未知的土地般懷抱著強烈的好奇心。

我二十歲離家，在黑暗都市的小巷弄之中徘徊的刻苦記憶，像走馬燈一樣一一湧上心頭。我的異鄉生活就是血淚的延續也是苦行的反覆。我當過旅館的服務生，餐廳的廚房助手，冰淇淋小販，賣過火車黃牛票……社會底層的工作，沒有一樣沒做過。

在激動和悲哀交織下，我凝視著窗外的黑暗，想像未來我要走的路。為了治療我的氣喘開始進行食療法，我能夠解開其中隱藏的生命的秘密嗎？到了深山之中會有什麼改變，還能得到些什麼呢？

想了又想，我睜大著眼睛度過了一夜。等到火紅的太陽升起，我離開家朝著三角山前進。

# 3 我拉的大便讓狗吃

我帶著漱洗用品、內衣等簡單的行李，還有可以吃幾個月烤餅的一袋麵粉來到三角山頂，這就是我肩上的所有行李。我的目的是為了修煉，因此不需要太多的行李。或許我早就領悟了放棄得愈多就會得到愈多。

我待的地方是三角山頂上的祈禱院。祈禱院是朴先生介紹我來的，朴先生在山上生活時經常居住在此地，抵達祈禱院後，這裡環境幽靜，深得我心。山腰有許多外界人士來來往往，巫女們的祭祀聲吵鬧喧嘩。祈禱院附近的山頂，遠離世俗的擾擾嚷嚷。周圍的環境清潔，是相當適合我的修煉處。

祈禱院小而雅緻。三十多坪的建築物有十多名的信徒，為了實現各自的目的靠著祈禱過著精進的生活。身邊有許多來治病的人，但大部分都是女子。男人只有我還有向神祈求治療的恩賜讓病人的急病痊癒的院長。

住在祈禱院時，我開始了每天只吃一頓烤餅、晚上才喝水的飲食法。大概是因為環境幽靜無人打擾的緣故，在相同的時間吃相同的食物，我覺得修煉的效果比住在都市時好很多。

我不僅沒有飢餓感，反而感覺全身充滿活力。我的個性本來就坐不住，再加上有源源不斷的精力，無法每天過著吃睡休息的日子。

因此我開始打雜。當然祈禱院內有專門做這些事情的人，但是我不管，把這些事情搶來做。只要一有空我就上山撿柴，或是到溪谷挑水。早晚打掃祈禱院的內外。過了幾天。剛開始沒注意到我的舉動的其他人，把我當做異類看待。他們吃別人煮的熱騰騰的飯，在固定的時間內除了祈禱和讀聖經外不做其他事，我一天只吃一餐，卻像活蹦亂跳的飛禽般到處走來走去。

那些人不懂為什麼我要辛辛苦苦的做這些事，然而我做這些事有特別的目的。剛開始只是要想活動筋骨，但連續做了幾天後才了解可以用來檢驗我的身體狀態。

我感覺到清晨起來吸入的空氣和日落後吸入的空氣不同。吃飯後吸入的空氣又跟空腹時吸入的空氣不同，身體的狀態也會不一樣。

發現我的身體能感受到細微的感覺，我欣喜若狂。上山後有了這樣的新體驗，真是太棒了。

我最感謝的是我的呼吸變得不一樣，氣喘有了驚人的好轉。之前因為氣喘，被不停的咳嗽和呼吸困難所苦，這些症狀在不知不覺當中消失了。從前只要吹到冷空氣就會咳嗽，在祈禱院生活後，清晨冷空氣的寒氣反而淨化了我的身體。

我還發現清早空腹排便比晚上排便更容易。當時我並不知道，這是由於人體依據陰陽原理生活，而產生的現象。

宇宙和人體都是由陰陽所組成，因此人體與宇宙內發生的所有現象，都是根據陰陽法則。

陰的性質溫馴被動，因此將氣韻向內進行吸水、收縮等作用，相反的陽的性質強大主動，將氣韻向外進行發散、噴射、排泄等作用。清晨正是黑暗退去，太陽升起的時刻，因此陰的氣韻退去，陽氣韻旺盛的時刻。

這也能說明空腹時排便順暢。很多人都在早上起來空腹喝水，認為這樣可幫助腸胃清理廢物，有助於排便，其實這是違反陰陽原理的做法。

因為清晨時陽氣韻開始逐漸增強，此時喝水，就好像用水將火澆熄。累積的廢物和脂肪質反而因冷水變冷凝固，而阻礙人體正常排泄。

這個結論並不是坐在書桌前讀書領悟出來的。實際上我不太適合坐在書桌前讀書。我都是透過直接體驗和我的身體學習理論和原理。有段時間為了強化排泄功能，並且為了了解空腹喝水對人體不好，我作了一些實驗。

首先我每天早上起床刻意喝冷水。空腹時冷水進入體內，先是感覺腹部不順，隨後腹痛再腹瀉。將近中午時會覺得很睏。一整天都打不起精神來，這和採行食療法的症狀非常相似。

剛開始雖然會腹瀉，然而之後幾天會感覺排便更加困難，而且糞便會有惡臭味。而之前實踐飯水分離法時糞便幾乎沒有什麼氣味。

為了了解為什麼糞便會有惡臭，我追加了幾個實驗。我刻意早晨空腹喝水，將飯泡在水中，一天吃兩餐後，跑到山下的村莊去在狗出沒的巷子內大便。大便的味道非常臭，路過的狗跑過來將糞便吃個精光。

之後我上山去實踐十天的食療法，再下山去大便，糞便幾乎沒有味道，狗連正眼也不瞧一眼，就這樣走過去。

「為什麼空腹時喝水，大便會很臭，而且狗會吃呢？」

我苦思後得到結論是糞便中還有不完全燃燒的營養殘留在內，因此狗為了攝取養分才會吃。

「大便中如果有營養的話，應該不會比沒營養大便的還臭啊……。」

我想更確實的證明我下的結論。因此刻意將飯泡在湯水中食用，並且在沖水式馬桶內上廁所。糞便立刻就沉到水裡面去。之後我又確實的實踐食療法，再做相同的實驗，跟我預期的一樣，糞便浮在水面上。

「啊哈，原來如此！空腹喝水或將飯泡在湯水中食用，營養無法完全消化隨著糞便排出。因此糞便才會又重又臭。」

我透過幾次的實驗確信了前述的陰陽理論。空腹喝水，或將飯泡在湯水中食用，會稀釋胃酸。

胃酸被稀釋後，胃酸固有的消化功能下降，無法完全處理從食物中吸收的養分。就好像不完全燃燒的汽車廢氣，和腸內的濁氣一起排出的糞便，當然會又重又臭。

也能用相同的原理說明為什麼吃完午餐會覺得睏。許多人抱怨相較於早餐和晚餐，吃完午餐後特別睏，這是因為清晨或早上喝水，導致體內的陽氣韻萎縮。

人體為了維持內部的均衡，有自己的運行規律，外部冷水加入會擾亂自身規律，使體溫下降，身體為了再次提高自身的溫度，會消耗更多的陽氣韻。導致白天活動所需的陽氣韻不足，因此疲倦無力。

冥想也是我親身體驗的代表性範例。不懂的人以為冥想就是坐著閉上眼睛胡思亂想，真正了解冥想的人就會知道這不是一味追求許多知識和資訊，而是更接近本質的捷徑。

換句話說冥想是讓我了解神賜予我的天賦能力和潛在知識的最好的方法。對我而言冥想不難。不需要特別的準備，只要安靜的閉上眼睛。我的身體隨時都能進入冥想狀態，不會受到四周環境或外在條件的影響。當然安靜舒適的環境，身體消除緊張後更有助於冥想。

然而我認為冥想的必需條件不在於外界。就算四周的條件再好，人體的五臟六腑和細胞無法安定下來，就無法真正的冥想。

有許多外表華麗，內在腐敗的東西。還有許多表面上看起來和睦共處，實際上卻有許多衝突和對立的人。

我為了尋找順利進行冥想的方法，也就是尋找可以安定組成人體內五臟六腑和細胞的方法，偶爾會在暴食的狀態下冥想，有時也會在斷食的狀態下冥想。換句話說，為了瞭解肉體和精神的相互連貫性，透過身體作了不少實驗。結論是食物吃得愈多，就愈難進入冥想。

內心渴望冥想，然而沉重的身體卻不聽話。相反的斷食後身體潔淨淨空，體內的細胞處於圓精核的狀態，就能進入孤寂專注的無人境界。

更神奇的是斷食期間愈久，就算不閉上眼睛也能進入冥想。上廁所時，運動時，讀書時，爬山時，細胞在寂靜中維持圓精核的狀態。就好像堅固的房子不管外面刮颱風下大雨，裡面的生活也完全不為所動。

不知不覺中我來到三角山已經過了幾個月了。相較於都市，山上的祈禱院更能安定我的身心，而且也具備了實驗和研究的優良條件，但是，這裡還是有一些障礙。

和三仙橋的房東太太一樣，這裡的人無法了解我的生活，一直不斷的勸我喝水吃東西。當然他們並不是想要妨礙我，而是出自於對我的關心和疼愛。

社會是個共同體，建立在人與人之間的關係上，就算再厲害的人，只要忽視人際關係就無法存活。因此就算是出自好意，但對我這種有特殊目的的修煉人士而言，就是過度的干涉。

他們隨時都會跑來跟我說：「斷食很好，可是要喝水。不喝水不會脫水而死嗎？人體百分之七八十都是水分……。」「我們吃的飯菜裡面都有水份，只要吃那些水分就夠充分維持身體」不管我怎麼說明，他們都不能體會。

我想起我練習馬拉松時的樣子。當時我和祈禱院的人沒什麼兩樣。結束清晨的練習後，抵達三角山山麓時，第一件事就是喝岩石縫隙湧出來的泉水。

而且喝得不少。那裡的水比自來水還要甘甜，每次我都咕嚕嚕的喝幾瓢水，喝到肚子撐才坐在樹底下休息。

祈禱院的人也一樣。山頂的祈禱院附近有許多都市內喝不到的甘甜泉水，因此經常想要暢快的飲用。實際上山上的泉水是未經污染的水，比起添加過氯的自然水更好喝。舀一瓢水起來喝全身都很暢快舒服。

祈禱院的人只要一有空就會喝泉水，並且不時的強調優質的水是健康不可或缺之物。並且經常舉世界長壽村的例子，說少食，潔淨的空氣，喝優質的水是長壽的秘訣。這樣看來，他們不是為了祈求神的恩寵，反而是為了逃離污染的都市才來到這裡。

因此他們當然無法認同我在晚上一定要將水燒開來喝的舉動。

「為什麼要將水燒開來喝呢？水煮沸了，裡面的營養不都流失了嗎？更何況這裡的水又不是自來水，又沒有汙染。」

根據他們的理論，水裡有各種營養和礦物質，還有豐富的氧氣，煮沸時就會破壞這些成分。這些只是大部分的人的一般常識罷了。

我無法系統性的向他們說明。我已經透過體驗確認過晚上喝水對身體好，可是喝溫水有好處，連我自己都很難說明。因此我又再度用自己的身體作實驗。和固定的期間喝非常冰的水和滾燙的熱水，就能自行確認結果。

首先是晚上喝水時，和平常不一樣改喝冰水。喝冰水時剛開始覺得很舒服爽快，然而水進入體內後會感覺到有種氣不暢通的症狀。這才了解是人體內原本維持高溫的五臟六腑和冰涼的水接觸後產生的現象。冷氣韻和熱氣韻互相衝突，在這個過程中造成細胞的混亂。這會妨礙氣韻的流動，並且造成停滯現象。

有好幾天喝非常熱的水。結果也一樣。我能確認人體內的細胞喜歡維持一定的環境。

實驗結束後我向祈禱院的人說明。

「各位雖然主張把水燒開來喝會破壞水裡的各種營養和礦物質，因此要在冰冷的狀態下喝，然而究竟水中含有多少氧氣和礦物質呢？

無論水中有多少氧氣，難道可以和我們用鼻子呼吸的氧氣比較嗎？還有就算有礦物質等各種營養，難道可以和我們吃的食物比較嗎？」

當然當時祈禱院的人沒有人聽得進我的話。他們有錯誤的偏見，認為要喝潔淨的活水，才會讓腸子潔淨，相反的喝加熱過的死水腸子也會死去。他們反而經常勸我要喝冰涼的泉水，還教訓我說：「就是因為執著於錯誤的飲食習慣，才會骨瘦如柴。」

除了眾人無意義的干涉和意見外，我也不喜歡祈禱院特別的氣氛。祈禱院的主要目的是讓病人靠著信仰痊癒。因此院長會要求病人在固定的時間內祈禱讀聖經，病人為了從疾病中解放，因此拼命的祈禱。佔大多數的女性信徒，會用高昂尖銳的聲音祈禱，有時也會用令人無法理解的語言（方言）反覆的念著，還會在地上打滾。

在我眼中看起來就像巫女一樣。有時也會雙眼翻白口吐白沫，四肢發抖後僵硬。對於想要安靜修煉的我而言，這樣的景象就像小販為了吸引客人大聲喊叫般。

每當有人暈倒時，院長就會帶領著病人高喊：「撒旦啊！滾開！」，這樣的舉動讓我感到懷疑。我無法隱藏不安的心情。除了我以外大家都信賴跟隨院長的按手祈禱。

他們基本上用宗教的觀點來解釋人間的生老病死。換句話說，自己會罹患疾病都是因為違反神的戒律，因此讓魔鬼有機可趁，為了從疾病中解放，要先將魔鬼趕走。

實際上他們之間流傳著曾經有個因小兒麻痺的年輕人來到這裡接受院長祈禱後，腳痊癒了，得到癲癇的少女在院長的按手祈禱下痊癒。因此在祈禱院當中想要不聽到「撒旦啊！滾開！」這句話根本是不可能的事。

我終於下定決心要離開祈禱院到別處去修煉。我需要屬於自己的空間和時間。在祈禱院內我用自己的身體實驗進行研究，也有實際上的限制。為了尋覓適當的地點，只要一有空我就會離開祈禱院四處行走。

隔天我離開祈禱院來到岩石底下。用樹枝插在四周後，用祈禱院帶來的布蓋在上面，雖然很簡陋，然而卻是我的容身之處。

我掀開布坐進去。雖然不是舒適的地方，然而我的心比任何時刻都來得平靜。窄小不是什麼大問題。雖然不是堅固的牆壁，偶爾會有風雨，然而這也不壞。我喜歡全身細胞都能直接感受到外界的氣候。

我待在那裏只有我一個人，真是太好了。在一坪不到的岩石底下，沒有病人，沒有撒旦，也沒有按手祈禱的院長。還有對健康的偏見和成見。我就像初次嘗到自由滋味的人一樣，終於可以大口暢快的深呼吸。全宇宙的氣韻就像要進入我的體內，此刻我的內心感到十分地充實。

## 4 斷食中的靈魂出竅體驗

離開祈禱院在岩石下準備好新的住處後，我決定正式的進入修煉。在哪裡的修煉是我和自己的戰鬥。沒有他人的指導，也沒有書中的指南，從頭到尾只能依靠著我的身體和精神力。

首先我將每日只吃一頓晚餐改為每兩日只吃一餐。當時我想如果可以清空身體對修煉肯定有好處。實際上雖然將食量減半，覺得飢餓，但精神狀態像飛翔在天空中一樣輕鬆愉快。修煉幾天後，我的身體消瘦了一些。然後我為了挽回這期間的飢餓，開始進食，此刻連最普通的食物吃進嘴裡都像山珍海味一樣。

但是，讓我驚訝的是，無論我吃多少東西都不覺得飽。這時我才真正明白。人的胃就像一個巨大的倉庫。之後在東方寶鑑上讀到胃是倉廩之官，有龐大倉庫的作用，看到這裏我深表贊同。因為我有反覆少食和暴食的經驗，之後對於整理腸胃病的相關理論有很大的幫助。

將胃比喻為倉庫這是因為透過嘴巴進入的食物會先聚集在胃裡面。然而胃腸這個倉庫最忌諱的就是濕氣。倉庫裡充滿濕氣的話，會長黴菌，最後會導致物品損傷腐敗，人體的胃若是充滿濕氣，就會產生各種副作用。因此若不希望胃裡有太多濕氣的話，就要採用飯水分離飲食法進食。

然而大多數的人都養成了飯和湯湯水水一起吃喝的習慣。這會提供胃濕氣，而且會因為水的重量造成胃下垂。

一般認為胃下垂的症狀原因就是因為過度的暴食，然而我卻認為水的重量比食物還要重。實際上被胃下垂所苦的人當中有很多人都是因為平常喝了太多水，只要養成少喝水的習慣，這些病人的胃下垂症狀就會好轉。

我希望透過新的飲食習慣，整理出人體胃部自身的運行法則。於是我選擇了逐漸少飲食的方法做實驗。從兩天一餐到三天一餐，再到五天一餐。身體當然是日漸消瘦，然而我才了解，飢餓會讓我更神采奕奕。但是身體越是清空，精神卻越是煥發，之後發生了意想不到的事。

我只是靜靜的坐著，過去和將來的情景不斷在我眼前浮現。有時候會突然出現陌生人的臉孔，有時候又覺得自己浮在空中。有時會有不曾看過的語句轉換為鮮明的字體飄浮在空中壓迫到我的胸口。

像風一樣出現，不知何時消失的幻影又出現了好幾次，我開始有些擔心起來。「我想這應該是我過度飢餓吧！」，甚至還懷疑自己是不是跟祈禱院說的一樣，正在歷經魔鬼的試煉。

韓國俗語說書院的狗三年就會吟詩，因此每當我有雜念時，就會把手放在胸前祈禱說：「魔鬼啊！滾開！」我甚至還回到祈禱院借了聖經朗誦一天。靜靜坐著不動時，幻覺似乎變得更厲害，因此我乾脆在山脊上行走，或是在溪谷之間來回行走，不停的移動身體。

可是這似乎不需要過份擔心。不吃東西五臟六腑充分的休息，有安定細胞的作用，長久以來被物質和肉體困住的精神力恢復原本的機能因而產生的現象。

我很想知道如果不進食的話，身體可以維持多久，精神狀態又會有什麼變化，因此我用身體作實驗。

於是我開始每週只吃一餐。開始時精神狀態很好，感覺自己像是易碎的玻璃般透明輕盈。晚上也毫無睡意，直睜眼到天亮。只是忽然覺得夜晚好漫長。環顧四周，連一盞燭光都沒有，一片漆黑，就好像時間停止了。我雖然不怕黑，然而身邊一個人都沒有的孤獨感讓我難以忍受。

「孤獨是人最原始的感覺嗎？不管怎麼努力都無法脫離嗎？」

沒過多久，我就學到了不被過度的感覺所苦，用客觀的角度看待的方法。心懷雜念陷入感覺之中，過度執著的話反而會有更多分歧的想法。控制的方法只有一個，那就是傾聽身體內部的聲音。

就像肚子餓時想到食物會更痛苦，孤獨時想家，思念朋友，只會更增添孤獨感。因此我集中精神感受身體的變化。就如世界萬物各有各的形態一樣，我感到體內無數的細胞也有各種不同的表情，不同的行動，變化無常。

之後我才了解這類的修煉法和佛教的參禪一樣。參禪的人為了戰勝雜念，只要有一個疑問就會緊緊抓住不放過，並且努力尋找答案。

「話頭」就是參禪者要解開的疑問。然而對當時的我而言，將宇宙和人體的關係，對人體這個小宇宙的探究當作話頭，苦思了好幾夜，這也可以算是參禪吧！

然而雖然可以用參禪戰勝情感，但一個星期只吃一餐，會產生激烈的肉體痛苦。在我陷入瀕死的狀態時，停止斷食，開始暴食。當時並不知道這些方法不僅非常危險，有什麼差錯的話還會失去寶貴的性命。

現在才這麼說，然而當時的行為簡直是拿自己的性命當作賭注。為了感受身體改變的過程，忽視了道理和法度，重複極端的斷食和暴食，我的身體已是滿目瘡痍，因為我想用自己的力量解開沒有人發現的生命的秘密。

有一天，我正在岩石下冥想時，忽然覺得自己的身體到了半空中。我瞪大了眼睛往下看，看到自己的肉體坐在岩石下。就好像透過相機的鏡頭，我看見自己坐著的景象。

「當我看見我自己時，到底哪個才是真正的我呢？看見的我才是我呢？還是正在看的我才是我呢……」

當我發現有另一個我時，有種莫名的興奮。這是我所經歷過的一次奇妙過程。不過靈魂和身體分離的現象，並不是第一次發生。

在祈禱院時我飢餓了好幾天，看見了另一個我的模樣。雖然只在一瞬間稍縱即逝，然而我並不以為意。可是這次好像有什麼不同。要當作幻影，未免也太過清楚，而且時間也很長。

「我是不是精神和肉體分離了？」

腦中開始浮現各種想法。可是不管我怎麼想，都無法了解這種現象的意義。當時我想起祈禱院的人。如果告訴他們這種體驗，他們會說些什麼呢？會不會說是魔鬼上身呢？我真的很好奇。然而這一瞬間卻發生驚人的事。我居然看見祈禱院。

我看見院長似乎正在睡午覺，嘴巴張開，在地板上躺成一個大字型。其他人大部分都在睡午覺。我心中的恐懼頓時消失了。反而想要捉弄這些不曉得我的存在，而正在睡午覺的人們。

我想把粉筆放進院長張開的嘴巴內，走到黑板旁邊。想要拿起粉筆，然而我的身體卻不聽使喚。

「啊！現在操控我的身體的只是想法罷了！雖然看得到但實際上卻不能移動身體。」

當我了解我可以隨心所欲看見時，我突然懷念起故鄉。想起故鄉的那一刻，我已經看見尚州郡咸昌邑梧桐里的房子。

可是家裡的氣氛有點怪異。大大小小的花盛開在低矮的圍牆下，遠山有許多不知名的鳥飛翔在天際，故鄉的景色和從前一樣沒有改變。然而家裡的氣氛充滿著抑鬱和悲傷。有好多人穿著白衣在庭院走來走去。哥哥嫂嫂和弟弟妹妹們全部都穿著喪服向客人們行禮。

「怎麼會這樣？難道有人過世了嗎？該不會是母親……」

這時我才看到房裡的棺材和點香的焚香台。焚香台上放著一張熟悉的照片。跟我預期的一樣。那個人是母親。

「在夢裡面也不會忘記的母親，我朝思暮想的母親居然過世了……這真的是事實嗎？怎麼有可能？居然不給我盡孝道的機會，就這樣離開了，叫我該怎麼辦才好？我還想再見母親一面哪……」

我忍住眼淚，大聲的喊叫。可是沒有人聽見我的聲音。我跑到哥哥身邊，抓住他的喪服大聲的問。

「哥哥，母親發生了什麼事？沒有吧！母親沒有過世吧！」

可是哥哥只是靜靜的流著淚。我跑到弟弟妹妹身邊問相同的問題，他們一樣感覺不到我的存在。我忍無可忍敲著母親躺著的棺蓋，瘋狂的哭喊著。

「媽，我是祥文。我來了。你快點起來看我啊！」

就在此刻。我像是從空中快速降落至地面，感到一陣暈眩。我驚訝的環顧四周，故鄉的房子和兄弟姊妹們都消失了，只有我獨自一人坐在三角山岩石下的隱身處。

難道是我在做夢嗎？倘若是一場夢境，場面未免也太過逼真了。我感到混亂不已。我無法區分何者是真實，何者是虛幻。

「母親真的過世了嗎？不，應該是我看錯了。之前只要全身無力就會看見幻象。我想應該是我太飢餓了。還是魔鬼想要考驗我呢？不，搞不好全部都是真的。如果是幻影或是夢境，人們的表情不可能這麼栩栩如生。武俠小說和電影內就算是接受高難度修煉的人也無法隨心所欲移動到自己想去的地方。」

不管是真是假，目睹母親的死亡給了我很大的衝擊。離開故鄉已經五年了。當時我以工作繁忙為藉口從不曾回去故鄉探望。我已經五年沒看到母親了。

我對母親和家人漠不關心，突然感到後悔不已，可是我卻什麼都不能做。我好想立刻飛奔至故鄉確認母親的生死。

我一整天打包行李又解開行李，一心只想著故鄉。雖然我想盡快收拾行李下山飛奔回家，然而這麼做卻不是件容易的事。我為了達到目的懷抱著偉大的夢想來到此地。中途放棄離開的話，這段期間的成果都白費了。

思考過後也定下心來，我決定繼續修煉。我上山時帶的一袋麵粉吃完時，就算再怎麼不情願我也要下山，所以就決定要修煉到那時候。

下定決心後我的心情變輕鬆了。可是還有許多疑問。我的身體明明待在一處，然而想法卻能自由自在的移動，這令我無法置信。

後來我才知道這種現象稱之為「靈魂出竅」現象。當時連靈魂出竅這個單字都不知道。只要經歷過一次，往後會隨時發生類似的現象。尤其是冥想時，就能體驗這種靈魂出竅。剛開始因為太驚訝，以為是病理的現象。過幾天才知道這不是病，而是透過修煉得到的一種神奇的力量。

當天我在靈魂出竅的狀態下去了祈禱院。突然看到男人開始發抖。症狀看起來像是羊癲瘋。大家趕快跑去叫院長。院長坐在病人身邊大聲的祈禱，並且大叫：「奉主耶穌之名，魔鬼快滾開！」然而病人卻沒有甦醒。仍然口吐白沫，失去意識癱倒在地。當時我看到了。這個病人左腦有瘀血。我的眼睛就好像X光一樣透視病人的身體。我覺得這位羊癲瘋的病人很可憐，於是我不知不覺伸出手，這樣自言自語的念道。

「啊！假如我能治療這個人……。如果我的手放在瘀血的腦部，這個人的病會不會痊癒呢……」

一個人自言自語從冥想中醒了過來。當我了解這不是實際情況後，我嘆了一口氣。在當時我有了前往祈禱院確認的想法。這樣一來就能知道幾天前看到的景象究竟是事實還是幻影。

我突然焦急的跑到祈禱院去。雖然岩石底下的隱身處和祈禱院之間不過只有幾百米的距離，但是我卻突然覺得好遠，似乎有好幾公里遠。當我抵達祈禱院時，門一打開的那一瞬間，恰巧遇到另一名男子從裡面走出來。

「你要去哪裡？」

我劈頭就問。那個人用奇怪的眼神打量著我。

「該不會是裡面有病人，正要去找醫生吧？」

我這樣問道，那時男子露出吃驚的表情，問我怎麼會知道。我感覺到我的胸口噗通噗通的跳動著，把男子推開進入屋內。屋內的景象和我冥想時看到的場面很相似。病情發作全身無力的男子躺在地上，臉頰泛白就像一張白紙，口吐白沫，眼睛就像深邃的洞穴一樣失焦。於是我趕忙走到患者身邊，把手放在他的左腦上，在心裡默默的祈禱。

我的祈禱其實就是把我體內潔淨的氣韻和能量傳給患者的安靜過程。我想像著我和患者的身體連成一體，氣韻從我的體內流向患者。大約過了三分鐘，患者呼吸開始正常，起身坐了起來。神智開始清醒，臉上也慢慢有了血色。

「怎麼了？我到底發生什麼事？」

他反而覺得盯著他看的人有點奇怪。大家不說一句話默默地走開去做自己的事。然而大家似乎在短暫的時間就將這件神奇的事忘得一乾二淨，從那天開始叫我「鬼」。

我自己也覺得自己做的事很奇妙。完全不懂醫學基礎，只憑藉著想像力和簡單的儀式就能治療某個人真的很怪異。驚人的事不僅於此。除了靈魂出竅外，我不知從何時開始可以看見人們的過去。只要進入冥想就能看見別人的過去，下定決心後就可以做到。

有一次在一位為了治療心臟疾病來到祈禱院的三十多歲的男子的拜託下，看了他的過去。我眼前出現的男子是二十多歲的年輕模樣。男子住在深山中的小寺廟內，正在讀書準備高等考試。可是偶然間遇見一個到廟裡來的女子，兩人情投意合。陷入熱戀後女子就懷孕了。然而不幸的是男子已經有了妻小，不能和女子結婚。男子向女子表白自己已經是有婦之夫，並且叫她拿掉孩子。女子傷心欲絕最後服藥自盡。

男子在衝擊和自責下，無法再繼續準備高等考試。從那時開始男子就開始過著放蕩的生活。男子懷著謝罪的心情在韓國各處徘徊流連。但是不管他走到哪裡，女子的幻影都不會消失。只要到了晚上，死去的女子一定會出現。他的身體變得疲憊，心靈脆弱不堪。只要有任何風吹草動，他都會驚嚇不已，嚴重時還會全身痙攣。

我看完這些後回到現實透視這名男子的五臟六腑。果然他的心臟不太正常。暗灰色的氣韻支配了他的心臟，壓迫到心臟附近的血管。我將我看到的一五一十告訴他。他嚇了一大跳，用畏懼的眼神望著我。一輩子都要死守的秘密居然被拆穿了，當然會產生恐懼的心情。

我看到的不僅僅是這位男子的過去。祈禱院的院長昨晚做了些什麼，還有初次告訴我食療法的朴度先先生的過去，我的朋友小時候做了些什麼，只要下定決心就會像圖片一樣浮現在我眼前。世界上所有人類的歷史就好像底片般儲存在我的腦海中，只要我願意就能隨時取出來播放。

祈禱院的人開始把我當作畏懼和敬畏的對象。剛開始把我當成鬼來看待，過了一陣子他們都跑到我面前來請我治療疾病。他們的目的只有治病而已。只要能夠解放他們的疾病，不管是神是鬼他們都願意去拜訪。我自己也深深了解患者的心情，無法拒絕他們的請求，盡力的照顧他們。

然而來找我治病的人慢慢增加了。從祈禱院的人那裏聽說傳聞，來訪的人越來越多。人群蜂擁而入之後，我的生活就變得一團亂。我無法一邊醫治病患一邊修煉。我逐漸了解自己處於危險的處境。我必須修煉才能抵達更高深完美的境界，不斷的精進才有意義，如果中途得到一些小小的成就就心滿意足的話，所有一切都是徒勞無功。

治病救人雖然很有成就感，然而這只是我要做的事的一小部分罷了。病人只要稍有好轉，往往就會不聽我的話而做出輕率的舉動。

根據輕重緩急治病後，我開的處方非常簡單。因為不是所有人都能像我一樣一個星期只吃一餐就能活下去，只能告訴他們要少食晚上才喝水。

但是患者們連這些小小的規則都不遵守，依然沿用以前的飲食習慣。過度飲食、隨意喝水，或是盡情的吃點心等隨心所欲的過日子。這些病人雖然想從痛苦中解放，然而卻不看本質，只是短視近利。我對他們產生了厭惡感。如果連自己喝的水都不能控制，這樣還想治癒疾病，那真是太厚顏無恥了。

面對日漸增加的病人，我的體力逐漸衰退。實際上我的身體已經破壞平衡了。在修煉的過程中把身體當做工具做實驗，已造成了很大的傷害，再加上將氣韻傳給病人，我經常陷入虛脫的狀態。

「我上山的目的不是為了透過身體發掘生命的秘密嗎？可是我為什麼會被困在這裡……」

我下定決心不再被小小的成就感絆住，放棄成就大業，要達成我本來的目的，而且要讓我的身體變得更健康。

於是我決定離開三角山。岩石底下已經不再是隱身處。隨時都會有人前來造訪，在許多人來訪的混亂之處，無法繼續完成更高境界的修煉。

我朝著俗離山前進，沒有特別的原因，只是朝著那裏前進。我的心嚮往的地方就是俗離山。抵達俗離山後我在臭蟲岩這個地方解開行囊。我記得曾經聽人說過這裡有很多臭蟲，因此才有臭蟲岩的別名。

岩石形成的山洞內還留有人們停留在此的痕跡。到底是什麼樣的人居住在此地呢？我的腦中浮現了安靜修道的高僧的模樣，內心產生了一股敬意。

慢慢的移動腳步進入山洞內。比想像中還要寬敞。足夠幾個人住，而且也很清涼。山洞外還是夏天，然而山洞內卻吹來涼爽的秋天微風。早晚都感受到寒冷的氣溫。

我將那裏當作住處，開始投入在三角山未能完成的第二次修煉。方法沒有特別的差別。運用少食法和冥想修煉。開始時晚上最難熬。冷風不時襲來，讓人難以進入冥想狀態。可是我卻不會咳嗽。這是我的支氣管好轉的最佳證明。清晨時偶爾會咳嗽，然而我吃了溫熱的烤餅後通體舒暢，咳嗽也就自然消失了。

雖然我的身體還是骨瘦如柴，然而我的眼睛炯炯有神，丹田聚集著熱氣。就算不做深呼吸，只要到了晚上丹田就好像火一樣燃燒。尤其是在晚上九點，熱氣韻會一下子增強。到了這個時刻，身體精力充沛，頭腦清醒，因此也不想睡。

我喜歡日落後到山裡散步。偶爾有野獸出沒，眼露兇光。但是我並不害怕，我知道我眼裡同樣有銳利的光。看到這種似乎要看穿東西的目光，野獸也要退避三舍。

晚上，我就在洞穴裡冥想。此時我要解開的話頭就是宇宙與人體的奧妙關係。

通過冥想，我覺悟到人體和宇宙一樣，都是由陰陽構成的原理。宇宙由天、地、人組成，人體由頭、軀幹和四肢組成。天上有日月星辰，人的頭部有眼耳口鼻。地上有海洋流動，人體有血液流動。地上有茂盛的草木，人體則有毛髮。

我認為人體是一個小型宇宙。從大宇宙和小宇宙的關係來看，大宇宙的地殼對應小宇宙—人體的皮膚。河川海洋對應人體的血液，岩層對應骨骼，熔岩對應骨髓，一年十二個月對應人體十二節脊椎，一年二十四節氣對應二十四根肋骨，五大洲六大洋對應人體五臟六腑，一年三百六十五天對應三百六十五個關節。

將人體視為小宇宙，我發現隨著一年四季春夏秋冬的變化，人的身體和精神也會產生變化。我領悟到隨著宇宙複合的作用，一天的氣韻也會有變化，我們肉體也會產生變化。然而還有許多未能解開的謎題。

「大宇宙一直都平和地運行，為什麼人體總會受病痛的侵襲，最後走向死亡呢？若能在生命中發現陰陽，只要靠陰陽調整就能讓人類遠離病痛。」

我還有許多待解的課題，這些課題給予我力量。因為我有明確的目標，所以我每天努力不懈地活著。

有一天早上，當我張開眼睛時，發現一袋麵粉都吃光了。我上山多久了呢？到底經過了多少時間，產生了多少變化呢？我的腦中浮現了這段期間以來在三角山的祈禱院、岩石底下，以及遷移至俗離山修煉的日子。雖然沒有想像的多，然而也不是過著毫無意義的日子。就好像在黑暗之中看見一道曙光，光芒雖然不清晰，卻有著溫暖的溫度和光亮。我跟隨著光線的引導開始修煉，覺得似乎能解開所有疑問。

這道光現在要求我前往這個世界。我曾經扛著一袋麵粉上三角山，現在要空手下俗離山。修煉讓所有東西都清空，我開始懷念起吵鬧繁華的首爾天空。

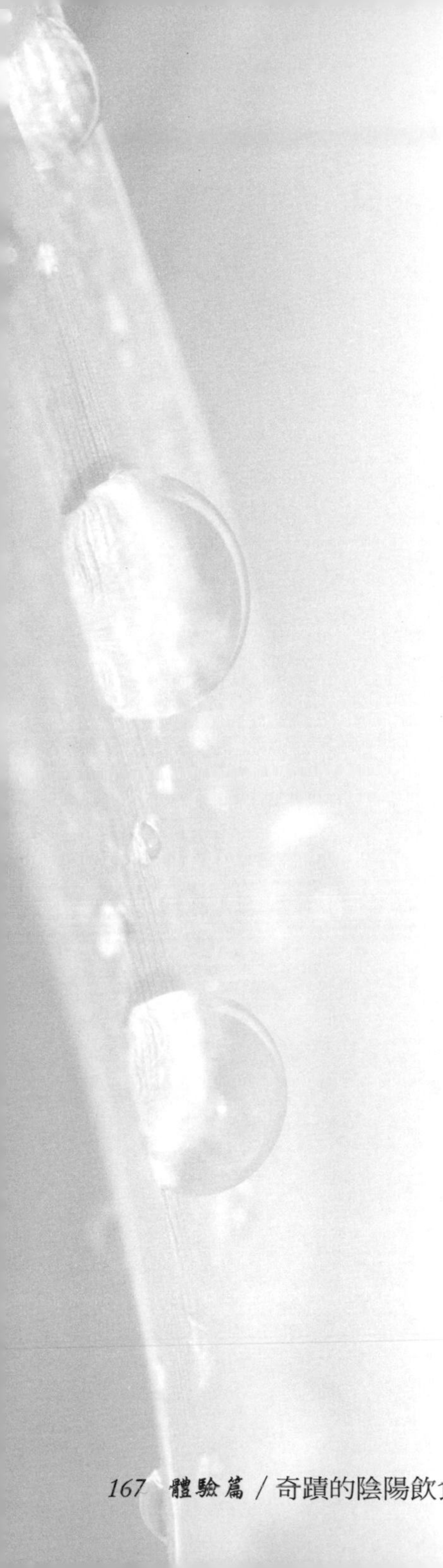

# 5 談論永生的塔谷公園的異人

下山時我想了又想。如果想要再次上山，至少要買一袋麵粉。這樣起碼還能一個星期吃一頓飯進行修煉。當然我也有自信只要我下定決心就能賺錢。三角山的經驗讓我了解自己體內潛在的特別能力，我也知道許多人對這種能力相當狂熱。然而我卻不想這麼輕易的賺錢，因為我的良心不允許。倘若我誇示尚未爐火純青的能力，想靠這個賺錢，那就比任何詐欺行為都來得邪惡。這種行為會將我帶向毀滅之路，因此我決定就算再辛苦也要流汗勞動賺錢。

當時正好是夏天。我前往惠化洞的街頭。我賣炸魷魚的地盤已經被別人佔據了。想找別的位置也不是件容易的事，現在可能也一樣。而且當時路邊攤們會欺負新手，也會發生衝突，如果想要佔一坪左右的位置，還要付場地租金，這樣反而花錢。

苦思之下我決定不固定在一個地方，沿途叫賣。因此我決定賣冰淇淋。不需要很多本錢的生意，更棒的是可以隨時收手。

一天若能賣完一桶，扣掉住宿費和餐費，一天至少能存二十塊。這樣的話，一兩個月後我就能回到山上去。

做冰淇淋生意需要錢，於是我去找朴度先先生。他已經將攤子從惠化洞搬到鐘路。他人還是很好，一看到我就露出笑容迎接我。還問我在山上的生活過得如何。

我將我的經歷和感受大概告訴朴先生，再說明來找他的用意。跟我預期的一樣，他爽快的借我錢。還鼓勵我說：「快點籌錢盡快回山上修煉」。

我能了解他的心情。他也憧憬山上的生活。可是我只要照顧好自己就好，他還有家人要扶養，要背負的生活重擔相當沉重。也許他看到我完成自己做不到的事，感到些許安慰。

在朴先生的幫助下我背著人箱子開始做起冰淇淋生意。要到處行走的工作，比想像中還來得艱苦。在沒有風的炎炎夏日，沒辦法在陰影下乘涼，而要在烈日下曝曬，真是苦不堪言。

那天從一早就是炎熱的天氣。大概是因為天氣過於炎熱，路上行人很少，生意很差。坐在路邊的我抱持著「不管那麼多了」拿起冰淇林雪糕來吃。這不是單純的「想吃」的慾望。而是想要了解「我的身體變化」的好奇心。

我大口的吃著冰淇淋。吃起來簡直比蜂蜜還香甜。特別清涼特別舒服，就好像馬拉松練習時大口暢快痛飲的泉水。我到底吃了幾根冰淇淋。等我伸手再去拿時，看了一下冰淇淋桶，我發出驚訝的叫聲。我的天哪！這麼多冰淇淋一根都不剩，都被我吃完了。

我認真數了一下冰淇淋棒。居然有八十九根！我一口氣吃了八十九根！我陷入失神的狀態。因為我無法相信自己吃了那麼多冰品。可是我還是覺得口渴。我走進東大門市場，在路邊吃了兩碗紅豆刨冰。我還想再吃第三碗，可是賣刨冰的老爺爺不肯給我。

「天啊！這個人。不可以吃那麼多冰的東西。」

我走進市場內賣米酒的店，喝了一瓶米酒。這才不覺得渴。我之前也曾說過，我被嚴重的氣喘所苦，小時候從未盡情的吃過冰淇淋。

等我從恍惚的狀態下清醒過來，我的眼淚不停的流了下來。我突然想到我吃了八十九根冰淇淋，兩碗刨冰和一瓶米酒，竟然沒有咳嗽！之前總是戰戰兢兢的生活著，擔心自己的身體會有什麼突如其來的狀況。此時不曉得從哪裡傳來朴度先說的話。

「你相信我曾經下半身癱瘓不能走路嗎？」

「不要在白天喝水，這樣你的氣喘就會治好。」

修煉時我還是不相信朴先生說的話。因為他只告訴我該怎麼做，並未說明為什麼對身體有益。因此我無法信任他的話。

現在回想起來，那就是我上山的契機。我只相信我的直接體驗，憑著這股熱情持續的修煉下去。然而結果終於在這瞬間浮現了，我怎麼能不感動。

我並未擦乾像江水般湧出的淚水，一邊哭一邊拍著胸口放聲大叫。終於從病痛中解放的感覺，發現永生秘密的線索，我的胸口炙熱發燙。我決定去找那位傳授飲食法給朴先生的金先生。

我想仔細聆聽他說的永生究竟是什麼，我想知道這和我想探究的生命的秘密有什麼關係。決定要做的事後，突然焦急了起來。

把眼淚擦乾後，背起輕盈的冰桶，快速的移動腳步。和朴先生相遇雖然是偶然，然而卻好像是命中註定，或許我和金先生的相遇也是命運。

詢問朴先生了解金先生的所在處後，我立刻前往塔谷公園。他還是跟幾年前一樣對公園裡的人宣傳永生。我仔細聆聽後發現，他的主張大部分來自聖經。這些聽起來非常陌生。我對基督教和聖經的了解僅止於三角山祈禱院內學到的東西。

他生於一九〇九年，比我年長三十歲。小時候在平壤長大，從小就信奉基督教。十二歲開始正式研讀聖經，長大後對聖經的狂熱未曾停息。原本居住位於平壤和海州之間的中和的小都市，在那裏做小生意維生。

六・二五戰爭爆發後，他來到南韓後就前往塔谷公園，想把自己領悟的飲食法推薦給大家，把自己體驗和領悟到的真理傳授他人。他很同情因病死亡的人，希望有人可以了解自己的真理，一起得到永生。

然而大家的反應相當冷淡，只有一個人跟隨金先生，那個人正是朴先生。在朴先生傳授食療法的功效後，前去找金先生的人正是我，李祥文。

我聆聽金先生談論永生的過程中發現，我們兩人的經驗在某些方面相當一致。逐漸減少食量進行實驗，並且得到許多神秘的體驗。他也有靈魂出竅的經驗，還有看到別人過去的透視力。偶爾還會看到形體不明的幻影。

然而除了確認這些共同點之外，我從金先生那裡一無所獲。金先生只是比我先實踐的始祖，我能走向修煉之路也都要感謝他。我和金先生碰面後，確定了自己要追求

什麼。金先生的體驗雖然比朴先生來得多，但是帶有強烈的宗教色彩。我想要了解更有系統更明確的原因，這就是我的任務。

目前金泳洙先生在京畿道驪州種田過活。金先生目前的年紀是九十二歲。在我們眼中看來是相當高齡的老人，然而種田卻不覺得有任何不便。視力、聽力和精力都不輸二三十歲的年輕人。當然他的秘訣是透過研讀聖經和體驗得到的食療法。目前也實現四到五天吃一餐的少食，維持著晚上才喝水的習慣。

我沒有必要向金先生說我整理出的理論，也就是陰陽的法則，白天和夜晚的原理，飯水分離，餐後兩小時喝水，陰陽飲食修煉的階段，各種疾病的處方等，他用自己的觀點和方法保持健康，在我眼中看來這些理論即使不完美，然而卻是他花了一輩子研究出來的成果，因此他有堅持下去的道理。

# 6 搏命的戰鬥

我決定再次離開首爾。為了賺錢來到都市，首爾對我而言就像沒有窗戶的監獄。我遇到的人都和我合不來。他們喜歡吃許多好吃的東西，隨時飲水，他們這樣還能活下去真是萬幸哪！因此和這些人生活在一起，就算我下定決心，我可能會放棄斷食，連白天不喝水的簡單紀律都很難遵守，總有一天要為自己挖個墳墓。

然而為了上山，必須做好準備。為了儘快賺到需要的錢，我放棄了賣冰淇淋的生意，找到旅館服務生的工作。旅館服務生是我熟悉的工作。離開故鄉來到首爾這個陌生的城市，我最早開始做的工作就是旅館服務生。剛到首爾來，對於我這個鄉巴佬而言，旅館這個空間總讓我感到黑暗憂鬱。來到旅館投宿的旅客到底為什麼看起來這麼疲憊。大部分的客人都是徘徊在都市的後巷，只想找個棲身之處的貧困市井小民。

不過這次我到了一家頗具規模的、設備比較完備的旅館當職員。當然客人也不少。我解決了食宿後，包辦了所有的雜事。從收住宿費迎接客人到打掃，要做的事很多。

一晃眼便過了半年，我的心理逐漸焦急起來。我想徹底遵守食療法，但是又身不由己。我陷入不曉得氣喘何時會再度發作的噩夢之中。我想盡快離開旅館，可是賺的錢還不夠。

為了預防我的病復發，我空閒時開始研究藥材調製法。雖然我是個門外漢，然而我似乎有這方面的天分。開始研究藥材調製後，根本沒空休息。從早到晚拼命的工作，到了半夜才有空著手研究。

我熬夜研讀相關書籍。逐漸感興趣之後，我開始熱衷於購買藥材。我認為光看書是不夠的，一定要自己親身實踐，因此忙著製作藥材。

有一天，我幫客人搬運沉重的行李，突然感覺胸口及肋下疼痛，渾身無力。於是我根據這段時間學到的配藥知識給自己抓了點藥，吃過藥後我就昏昏沉沉地睡著了。

不知睡了多久，我竟然開始咳嗽，驚嚇得坐了起來。咳嗽怎麼也止不住。我懷著不安的心情用手摀住嘴巴，突然發現手上有溫熱的物體。有液體從嘴裡流出來。

我開燈一看，居然是鮮紅的血。我覺得每一滴血都很珍貴，因此緊閉著嘴巴。過了一會，鼻血噴了出來。我驚慌的摀住口鼻。可是這到底是怎麼一回事。眼睛和耳朵也流血了。房間地板已經是一片血跡斑斑。我十分害怕。

「該不會快死了吧……」

我不斷的聯想到古裝劇中主角接過毒藥，全身流血的畫面。我不能這樣死去，因此我大聲的叫老闆過來。可是血卡在喉嚨內，怎麼也發不出聲音來，聲音只能停在裡面。我感到頭暈目眩，意識也慢慢變得模糊。好不容易才止住的血，又隨著咳嗽湧了上來。

我為了不失去意識，將身體所有的能量都集中在意識上。幸好我的身體有經過長期冥想和呼吸調整的鍛鍊。

天一亮，我就掙扎著去醫院。醫院檢查的結果顯示我的肺部受到嚴重損傷，必須接受六個月的治療，而且一天的治療費用約四百元左右。這對貧窮的我來說簡直就是天文數字，根本無法負擔。我仔細的思索該怎麼做。結果相當明確。既然無法在醫院接受治療，那我只能選擇斷食這條路了。

我想起了以前，斷食治好了我的哮喘，於是我離開了旅館。在旅館開始工作時，院子裡開滿了各式各樣的花和茂盛綠葉的小樹，然而現在已經是冬天了。我花了身上僅有的一半的錢買了當時流行的中共軍外套穿在身上，前往三角山的祈禱院。

登上三角山山頂的路程非常艱苦。寒冷的風無情的吹來，攻擊我的身體。我的身體虛弱，內心也是空無一物。我穿著襤褸的衣物，拖著沉重的腳步爬山，內心就好像走向一條永不回頭的不歸路，既寂寞又淒涼。

我抵達祈禱院，院長面有難色。首先我的咳嗽聲太吵，是個大問題。因為祈禱院是個安靜的地方，就算有任何風吹草動的聲音都會破壞寧靜的氣氛。再加上祈禱院的人聽說我有肺病並不歡迎我。可是我也不能就此離開。因為我無處可去，也沒有任何可以依靠的地方。於是我向院長拜託：「我不會影響別人，只要讓我有一個棲身之處就好了。」幸好院長念在舊情，讓我留下來了。

進入祈禱院後我馬上開始斷食。三天後，咳嗽便止住，漸漸地也不再咳血了。醫院的醫生說要付一天四百元，治療六個月才能復原的病，我在三天內就治好了。

身體狀況好轉後，我開始分析病情惡化的原因。後來我才知道，是由於血液中鹽分過多，熱氣上升，導致血液從眼耳鼻流出。這跟渾身無力時喝一碗多放些鹽的黃豆芽湯或是海帶湯就馬上覺得體力恢復的道理相同。

通過這次驚險的遭遇，我更加確信陰陽飲食法能治好多種疾病。

「動物都知道在生病時通過斷食療法來自我治療，身為萬物之靈的人類為什麼要選擇打針吃藥的方法呢？」

既然已經治好身體，我決定更徹底的修煉。我根據以前的方法繼續修煉，三日一餐，五日一餐，七日一餐。身體瘦成皮包骨，看起來糟透了，然而我感到體內每天都在發生變化。

更奇怪的是，祈禱院的人都說我身上有一股香氣。我自己也感覺到了。說話時也是，即使是細微的手勢或移動都會散發香氣。

後來我才知道，人體產生香氣是有根據的，這是因為體內的細胞發生本質變化時產生的現象。

這裡所說的細胞本質的變化，是指細胞擁有了可以自己無限複製的能力。在這個轉變過程中不僅身體會產生香氣，偶爾只靠肢體接觸也能讓病患的疾病好轉。

可以自由運用自己體內氣韻和能量的人，將手放在患者患處運氣可以治療患者的疾病。我以前在祈禱院內可以鎮定羊癲瘋病人發作正是這個緣故。

經過一段時間的修煉，我的身體漸漸恢復到了在三角山和俗離山修煉時的狀態。在某些方面反而能比過去發揮更卓越的能力。

只要進入冥想就能超越目前的時間和空間，可以盡情的移動至過去和未來，甚至是東西南北的任何地方。而使我驚訝的是，我為患者治病的能力增強了許多。

但是我不像從前一樣盲目的為病人治病。只要有想治療的患者，我會趁他們不注意走到身邊去將氣傳送過去。並且將藥當做處方交給病患。

將藥當做處方是我自我隱藏的最佳方法。世人都有奇怪的習性排斥和自己不同類的人，輕易的暴露自己的能力非常危險。

不管多麼好心的治療疾病，人們只要自己危急的情況處理好，就會改變心意，甚至還會給予攻擊。

我希望冬天快點過去，春天早點降臨。在那之前我會盡量不引人注意，默默的度日。就算是高深的修行者也不會在酷寒的嚴冬外出修行。

終於逐漸有了冬天快要離開的氣息。我打包行李準備在二月一日離開祈禱院。山頂上的春天來得特別慢，除了白天之外氣溫還是接近冬天。風依然寒冷刺骨，早晚的寒氣無情的攻擊二十六歲的青年。

然而我還是能感受到春天的氣息偷偷的躲在某處。冬去春來是大自然不變的法則，我再怎麼神通廣大都無法違反偉大的大自然道理。從外在條件來看，這和住在三角山時沒什麼兩樣。只有修煉時的姿態和意志不同罷了。

上一個冬天我的體內流血，來到三角山時已經覺悟到這是我生平最後一次修煉。因此在祈禱院熬過冬天後就將主力集中在每個階段修煉的基礎過程，我等待春天來臨，這樣才能盡早到祈禱院外透過正式的修煉發掘生命的秘密。

離開祈禱院時，我甚至連糧食都沒準備，就是基於這個理由。我的行李內只有幾套換洗衣物和簡單的文具，我連米和麵粉都沒帶。我手上也沒錢，也沒有勇氣跟院長說那就算免費吧！然而這也證明了我在修煉之前的覺悟。

等待三月一日的來臨終於有了意義。此時天氣逐漸回暖，但似乎已不重要。三月一日已經變成一種象徵，也就是天地人三者合而為一的時間點。我懇切的希望我的身體會和天空、這片大地和身為人類的自我合而我一。

從祈禱院出來後我又開始修煉。我只要一有空就會寫日記。我想用文字記錄修煉的過程的變化和內心狀態。

日記只記錄到修煉第十三天上午。之後我才知道從修煉到第十三天下午，我就失去意識暈倒了。我沒吃飯一滴水也沒喝進行斷食，忍耐十三天的體驗。以下是我所紀錄的修煉日記。

## 三月一日

我希望通過這次的修煉可以替這段期間的疑問找到詳盡的解答。代表性的範例就是「人體和宇宙循環之間的關係」和「白天不宜喝水的理由」。雖然我已經有我自己的答案。然而我還是覺得不夠完整。

我想確定地球和人體的關係就是大宇宙和小宇宙的關係。並確定白天喝水會妨礙人體的氣韻運作，這樣的話就能詳細的得知應該在哪些時段用什麼方式喝水。

未來我的一天將在運動和冥想中度過。和我先前的修煉不同，這次完全不喝水，包括米湯、粥等。因為我發現這期間的修煉方式三日一餐、五日一餐、七日一餐的修煉達不到我想要的滿意成果。

我祈求的是領悟。雖然我原來以治療氣喘、健康的活著為目標，但這目前體驗的就已經足夠了。我想積極達成的是超越短期的健康、了解生命的秘密，也就是領悟可以運用在所有人類身上的生命法則。

古今中外也有不少先驅強調肉體和精神可以分開，但大都強調單向的精神解放，他們認為肉體和精神是可以分開的。肉體和精神就像是一個銅板的兩面，是不可分的一個整體。

因此身體就等於看得到的精神，精神就等於看不到的身體。一想到世界宇宙的真理離開我的身體存在於外界，就讓人感到虛無縹緲。

從今天開始展開與自己的肉體和精神的戰鬥。戰鬥的對象正是我自己。能夠戰勝和打敗的人只有我自己。現在我有一種站在百尺竿頭的感覺。我想，這樣的修煉只有兩種結果：一是墜入死亡的深淵，一是達到永生的境界。我將面臨怎樣的結果呢？

## 三月三日

昨夜的酷寒一直延續至清晨。幸好我準備了厚重的衣服，不然早就被凍得全身僵硬。真是千幸萬幸哪！

除了早晚寒冷之外，其他都讓我很滿意。我喜歡四周的寂靜，靜謐安詳。若能透過斷食讓細胞呈現沉靜的狀態，我們的身體就能嘗到最高境界的平靜。相同的精神若能在寂靜的狀態下休息，就能變得澄靜安寧。

昨天月光好亮，看起來像是滿月。我突然想起了故鄉。想起父母、兄弟和兒時的玩伴。

我用力的搖頭。如果經常感到孤單，雜念會愈來愈多。我已經有了好幾次的經驗，並學習了消除雜念的方法。

三更半夜我開始打坐。冥想是戰勝雜念的唯一方法。這時候感覺到萬物的氣息彷彿都已經停止，只能聽到我一個人的呼吸聲。空無的狀態就是專注。

某個時刻天上的星星似乎灑落在我的腦海中。我的頭腦清醒，張開眼睛。我感到肉體上的眼睛是閉著的，但精神上的眼睛卻在穿越時空看到所有的東西。

耳朵聽見星星的呢喃，全身的神經因為天地氣韻的愛撫炙熱燃燒，了解人體的神秘的那一天就不遠了，我內心暗自竊喜。

# 三月四日

今天我去訪問祈禱院。

見到我以全新的面貌回來，人們都瞪大了眼睛。跟以前一樣，來這裡的都是一些羊癲瘋、中風以及一些得到不知名疾病的的病患。看到絕望的他們過著痛苦的生活，我再度對人類這個存在感到質疑。

身為萬物之靈的人類的生命，怎麼會如此坎坷痛苦呢？這樣活下去跟禽獸沒什麼兩樣。不管好壞善惡，倘若所有人類的宿命最終都會生病走向墳墓，那麼我們還有必要努力活下去嗎？哲學和道德到底有什麼用，寬容和照顧究竟有什麼用處呢？

然而我了解這些想法很危險。我還要再次思考正確的原因。人類的生命被病魔威脅，人們是如此無知愚昧，完全不曉得解脫的方法。無視宇宙的原理，生命的法則，恣意的吃喝才會招來痛苦。

我看祈禱院的人就知道。他們想要治好病，所以我說什麼他們都會照做，但是病情一旦好轉，他們馬上又恢復了以前的飲食習慣。我叫他們少食，不要吃點心，或是不要在白天喝水，然而他們卻將所有的忠告都置之不理。

不知道是不是想了太多。在祈禱院走了一圈之後感覺到有些餓了。但不像以前那樣感到全身乏力。為了忘卻飢餓，我就到山谷中散步，去看看林中萬物。

晚上繼續進行冥想，感覺體內被天地間的氣息填滿，很快進入了夢鄉。

## 三月六日

在冥想過程中感到有一股強大力量向我襲來。這股強大的力量漸漸變成一道強光，籠罩著我全身，這時我感到熱氣貫通全身。

自此之後，我可以時刻感受到我體內的變化。有時是春天困乏的氣息，有時如露水一般清涼的氣息，有時又會出現如夏天的暴風雨一樣猛烈的氣息。

我領悟到這些都是細胞在變化過程中產生的現象。不管我感應到的氣息是多麼棒的感覺，那本身並不是「我」。氣息會跟隨著外在的環境和條件不斷的改變，因此不能稱之為自我。

我想透過冥想看見真正的自我。透過過去的修煉，我已經了解人體和大宇宙的結構與本性很相似，就是一個小型宇宙。這裡稱之為小宇宙，是因為我認為人體可以自己克服各種困難，像宇宙那樣進行自我調節，天地可以調和，人體也可以均衡存在。我想，如果可以給細胞一個原生態的環境，那細胞就可以恢復到最真實的原來面貌。

由於現在人們無視陰陽原理的任意飲食，使人體遭到了莫大的破壞。無論是普通人還是治病救人的醫生，都無視陰陽原理的存在。連維持生命的基礎飲食法的研究都不管。人們只是一廂情願地控制著身體，稍不舒服就吃藥、打針，卻不知道，這可能是對身體最大的傷害。

人體最需要的其實是空氣和食物。空氣屬陽性，飲食屬陰性。空氣中的氮氣和氧氣屬熱性，而食物會在水中產生濁氣。空氣也分陰陽性，吐氣屬陽性，吸氣屬陰性。食物屬陽性，食物中的水又屬陰性。因此，只要調節好呼吸和飲食，人體細胞就可以恢復自有再生能力，人就可以恢復到真正的自我。

想到這裡，我的身體突然感到極度的疲憊。我在停止做所有事的狀態下睡著了。

## 三月七日

我感覺到身體有些不適，仔細一看，發現身體起了很多紅斑。有些突起來像水泡，用手碰觸會感到火辣辣的痛。到了下午身體開始發熱，斑點也開始變多。

我知道這是體內累積的毒素向外排出產生的現象。雖然感到身體發熱，長滿斑點，但體內卻無不適。我上山下山來回走了幾趟，流了很多汗，感覺就舒服多了。體內排毒後，我感到很清爽很舒服。今天排尿變得更少了。大概是因為不吃東西的緣故，大小便都不太順暢。

## 三月八日

漸漸地我開始感到飢餓，但還可以忍耐。不，就算無法忍耐那又能如何？我連食物都沒有。

我很想看看自己的樣子。我想應該是相當慘不忍睹。肯定是眼窩深陷臉色蒼白極度消瘦。幸好我沒有鏡子，不用看自己憔悴的模樣。

以前的修煉經驗告訴我，飢餓的時候越是不動，體力消耗越快。這時反而要多動動，這樣才能感到身體像羽毛般輕盈。

我走到山溪間，將腳浸在溪水中。就像輕薄的布吸收了水份，我的身體沁入了溪水。瞬間我的精神為之一振。水擁有讓精神清澈的力量，相反的火有讓精神更明亮的作用。只要呼吸就能了解。空氣是陽，食物是陰。因此呼吸時不管多麼寒冷的身體都會立刻暖和起來。原因是鼻孔透過呼吸吸取宇宙的陽氣。就像泡在水中的腳吸收了冷氣韻一樣。

這樣看來宇宙任何一處都屬於我。相反的我也不屬於我自己，只是宇宙的一小部份。宇宙的所有東西都是互相交錯。彼此是各自的分身和整體。然而若只被眼中看到的現象困住，不和看不見的遠大關係溝通就顯得太過無知了。這不是從統一的觀點，而是由分離的觀點看待事物。然而這個世界只有一個，人類、萬物宇宙全部成了一個整體。

## 三月十日

不吃不喝過八天。我感到渾身無力、頭暈目眩、手腳冰冷。不過，我身上的紅斑都消退了。

現在很想吃飯。我想吃吃米飯配上泡菜，或者是烤得香脆鬆軟的麵包。之前曾經斷食三天，走在鐘路的街頭我不知不覺走進麵包店內。我也沒意識自己推開麵包店門進入店內。老闆盯著茫然的我打量，問我需要什麼，我才發現自己身在何處。

這樣看來我似乎改變了。當時只要餓了兩天，就會拼命的吃東西，想到的也只有食物罷了。然而目前已經過了一個多星期，居然能毫無痛苦的度過。但是已經撐過一個星期了，慢慢的感到辛苦。

幸好身上的紅斑幾乎都消失了。然而似乎因為體力衰退，手腳失溫冰冷。就像平常一樣挑選個好時機將腳浸泡在溪水中，冷峭的寒氣沁入體內。

我冷得受不了。喉嚨發癢，就像氣喘要發作前的症狀。幸好我並沒有咳嗽，喉嚨的搔癢過了一陣子就消退了。

然而飢餓感在日落後夜晚來臨時並未消失。我想起祈禱院。那裡有好多好吃的食物。就算我空手前去也會分一頓飯給我吃。

沒有人知道我獨自承受著痛苦，要不要現在就放棄呢？我是不是自討苦吃呢？我的意志是不是開始動搖了呢？不，應該說我被長久以來的雜念和懷疑苦苦糾纏。

# 三月十一日

雖然身體內部很平靜，但是體力確實是在慢慢消失。啊！到底要什麼時候才會領悟呢？到底何時才會發現宇宙造物主賦予我的全知全能的能力呢？

臀部和腿都長了膿包。似乎是我坐了太久。一整天除了登山外，幾乎整天都在打坐冥想。因為我就算沒有力氣，只要進入冥想就會湧出源源不絕的氣韻。

雖然很神奇，卻是不爭的事實。只是感覺有些許不同罷了。有時候覺得氣韻是從我的體內向上湧，有時覺得氣韻是從天空墜入我的體內，有時候覺得氣韻是從每個毛細孔吸入。

氣韻進入我的身體後開始在全身蔓延。此時如同波濤拍打岩石一般發出巨大的響聲。有時氣韻聚在丹田，丹田處就如同岩漿噴發一樣變得灼熱。

丹田聚集的氣韻分散到腰部兩側，向下腹流動，然後向尾骨方向流動。感覺自己的身體似乎變成了水管，像有滾燙的熱水在其中流動。

然而氣韻的循環並未停止。停留在尾骨後又向腰部流動，再從背部向後腦勺竄升而上。在體內循環時炙熱的氣韻，到了頭部又轉換為涼爽。腦部涼爽就意味著清醒的狀態。真是清爽哪！

全身被沁涼的氣息包圍，氣韻又再度向前胸口流動，降至肚臍聚集在丹田處。重複幾次這種經驗後，我了解了氣有一定的循環路線。氣韻可自由自在變成灼熱的熔岩，或是沁涼潔淨的風，這和我的意識無關，它自由的移動著。

更神奇的是氣韻在身體的哪個部分聚集，我身體的動作也不同。氣韻如果到了手腳，手腳就會抬起到空中。到了頭部和肩部，頭部和肩部就會晃動。聚集到腰部，就會躺下。

身體姿勢快速連結後，我有種跳舞般的錯覺。不，這不是錯覺。在無我的境界中隨著氣韻的流動身體自然的移動，不是跳舞的話，那是什麼呢？

不管是哪一種舞都沒辦法勉強完成。跳舞自古以來就是自然的律動。當然一開始我的身體在沒有意識下移動有些可怕，不過我漸漸的開始享受這種狀態。就好像神仙騰雲駕霧般的感覺。

然而冥想和舞動結束後，我感到體力嚴重衰退。甚至沒有氣力拿起筆寫日記。身體各處開始疼痛，後來發現疼痛的地方就是以前受傷的部位。因此我更確信我體內細胞慢慢的產生變化。

## 三月十二日

今天活動很吃力。感到身體內的氣力全部消失，只剩外殼。想要活動，身體也不聽使喚，只好在原地休息。

## 三月十三日

雖然沒有力氣，然而昨天晚上睡得很沉。早上起來後開始冥想，不知不覺太陽就當空了。飢餓感一直沒有消失，感到身體向下沉。打坐時就想躺下，躺下後就再也不想起來。感到身體似乎要沉入地下。

我很害怕。害怕一旦沉入地下就再也無法上來。勉強撐起身體。開始自言自語：「如果一直這樣躺著會死的，現在死亡正在招喚我嗎？為了戰勝死亡我要站起來出去外面看看陽光。穿透布幕的陽光炫目刺眼，讓我流下了眼淚。啊！我現在應該怎麼做呢？」

日記就記錄了這麼多。後來我知道我走出去後就失去了意識，沒走幾步就暈倒

了，醒來後才發現我的身體就在岩石底下。我不曉得自己經過了幾個小時，看起來慘不忍睹。衣服上滿是塵土，已經變成褐色，還沾滿了風吹來的樹葉和乾草。

可是對我而言那並不重要。因為我了解我暈厥時我身上發生了非常驚人的事。因為我已經領悟到這段期間以來透過艱苦的修煉尚未得到的東西。現在終於可以成就一番大事業，欣喜若狂的我不知不覺流下喜悅的眼淚。眼淚和一般的淚水沒什麼不同，然而卻比任何寶石都來得珍貴。

# 7 了解生命之法

斷食十三天後失去意識的我三天後醒過來。當然之後我才知道我暈倒了三天。這個期間我親自目睹、聽見、感受並體驗非常重要的「事件」。我的靈魂在亮光世界引導下的三日體驗，冒著生命危險領悟了「生命的秘密」，神秘驚人的體驗公開如下，希望被這偉大真理吸引的人們會愈來愈多，也殷切的期盼挑戰人類生命擁有的無限可能性的人數會變多。

## 通過黑暗的洞窟前往光的世界

鬆開盤坐的雙腿後，我暈眩不已。我感覺到身體漂浮在空中。這種感覺並不賴。就好像有人幫助我飛翔，奧妙且驚心動魄。

環顧四周我的身體飛翔至雲端。雪白潔淨的雲彩由七彩的彩虹聯結。走過彩虹橋，從這片雲到另一片雲，就好像跳躍在深水中的踏腳石。我身體似乎已經不是我的了。就像有股強大的力量推動著，和我的意識無關，自由自在的移動。

然而突然間彩虹橋垮了，以飛快的速度墜落。我從剛剛的飄飄然，墜入恐怖的深淵。因為太恐怖太害怕了，居然連聲音都叫不出來，只能不停的往下墜落。

不久後發現我站在一片漆黑的黑暗之中。陰森漆黑的黑暗讓我徬徨不已。可是又無法站在原地不動。待在原處讓我覺得會面臨死亡，我陷入可怕的想像之中。

我小心翼翼的向前跨出腳步。不曉得走了多久。我看見一道昏暗的燈光，就像救兵一樣照亮我眼前的路。終於得救了，我鬆了一口氣，追隨著光芒移動腳步。

看到光芒慢慢的消失，這才想到黑暗洞穴的行進結束了。四周逐漸變亮，逐漸看清我站的地方。跟我預期的一樣，我行走的地方就是洞穴內。我終於放心，以從容不迫的態度走出洞穴。

洞穴外是另一個世界。原野盡頭是一望無際的地平線。我第一次感受到天地交接處充滿著無限的生命氣韻。遠處也能看見綿延的山峰，山腳下有許多茅屋林立，讓我聯想到韓國的鄉下風景。

「啊！終於得救了。」

我為了消除內心的恐懼感，走到路邊的小溪洗手。溪水澄淨清涼。我將臉浸泡在溪水中。洗了幾次臉後，我的心情舒暢了起來。

可是倒映在溪水中的臉孔，看起來卻不像我。為了確認是否是虛幻，我仔細的檢視。水面上倒映出的並不是二十多歲的青年，而是十多歲的童顏少年。我用左手輕拂水面，水中的男孩也同時伸出左手。我伸出另一隻手，也是相同的結果。我微笑時，男孩也跟著微笑，我皺眉，男孩也做出相同的表情。

我雖然覺得奇怪，然而卻淡然處之。仔細想想從空中的彩虹橋掉落到地面，還保有一條小命，這更是怪異。還有為什麼會突然出現深邃的洞穴，這裡又是哪裡呢？也許因為遇到太多奇奇怪怪的事，已經對奇怪的事習以為常了。不管是青年還是少年，只要我還活著，那就充滿了感謝。

## 飯水分離的原理

我的臉孔像思春期的少年般清秀，我朝著山下的村莊走去。我想快點遇見其他人，吃點東西果腹。抵達村莊後我進入第一間房子內。夕陽西下的傍晚時分，家人們圍坐在一起吃飯。所有人都身穿白衣，氣氛相當神聖。

人們非常親切溫暖。在我還沒開口前，他們就邀請我一起用餐。我懷著愉悅的心情坐在餐桌上。我愉快的用餐後才發現餐桌上並沒有湯和火鍋。我在朴度先先生傳授食療法後就不曾吃過湯和火鍋，因此我不覺得有什麼奇怪。反而因為不喝湯和火鍋，被別人當做異類，因此覺得這家人格外的親切。可是我很納悶為什麼他們不喝湯和火鍋。

「你們的餐桌上沒有湯和火鍋。有什麼特別的理由嗎？飯配上湯不是更好吃嗎？」

這樣說完，家中最年長的男子緩緩開口說。

「如果吃飯時喝湯或者喝水就如同將水火混在一起。你想想看，水火都是不可或缺的東西，如果把兩者混在一起會如何呢？火會被水熄滅。可是人體需要一定的熱量來維持體溫，這樣才能燃燒吃進去的食物而產生能量，因此，如果火被減弱，人體的生命力也會減弱。

就像在灶裡面升火時，我們都會放入乾柴。使用乾燥的木材，火力才會旺盛。相反的如果使用濕透的柴，只會冒出濃濃的煙。人們將飯和水一起吃，就像用濕透的柴升火。因此我們只吃乾飯和菜餚。為了讓食物完全燃燒得到更多的能量。這樣也才更好消化。」

聽完他的話，我同意的點點頭。雖然我已經了解了，然而有人明確的整理好，讓我感到更確定。

「攝取飲食時，胃會產生胃酸這種消化液。然而胃酸並沒有強大的力量。只能讓鐵生鏽罷了。可是食物和水一起食用的話，胃酸會變得如何呢？」

「胃酸加水稀釋的話……應該會變稀。」

「沒錯。胃酸被稀釋的話，火力就會變弱，消化功能也會變差。這就是萬病的根源。」

我逐漸了解原理，我在不知不覺間又提出更多問題。

「那麼為什麼一定要在晚上喝水呢？」

他的答案跟我想的一樣。水屬陰性，食物屬陽性，陰性和晚上的氣韻相通，陰氣韻不足的人如果在晚上多喝水就可以中和陽氣韻。如果充分攝取食物，即使晚上不攝取水份也沒關係，尤其是早上起床身體浮腫的人，多半是由於體內陽氣韻不足無法代謝體內的水份。

我的腦中浮現祈禱院的人早上起床臉部浮腫的樣子。

「啊！原來如此。早晨浮腫，白天消腫，這都是陰陽循環的原理。」

白天接收太陽的氣韻，體內的陽氣旺盛，陰氣衰退。也能強化屬於陽作用的排泄功能，因此白天腫脹會消退。然而這樣還不能解開我的疑問。我繼續追問下去。

「白天不能喝水的原因，是不是就像白天不能下雨呢？可是白天也經常下雨啊！倘若如你所說的白天只能有陽氣韻，為什麼自然現象不根據這個原理呢？」

「這麼想雖然不是毫無道理……」

他繼續說明。答案的重點是下雨時不管白天或晚上，都是太陽系本身發生的現象。也就是說下雨或下雪的自然現象，就意味著人體內部自體產生的水。就像大地從太陽系補充水份，我們體內需要的水份，也能自行補充。我們吃飯或菜餚內含有的水份就足夠人體使用，因此不需要另外補充水份。

「太陽用炙熱的火氣韻補充生物的陽氣，生物的陽氣韻形成排泄和擴散作用。就像樹木發芽，花朵開花，陽氣韻是負責事物的正面發展；陰氣韻就不同，它負責事物的反面發展，如結果和葉子的掉落。

人體也是一樣，人體之所以會老化就是因為體內陰氣韻過多，那麼究竟是什麼讓體內的陰氣韻旺盛的呢？」

我的結論很明確。在白天喝水會減弱陽氣韻增加陰氣韻，導致人體老化。

## 支配白天和夜晚的陰陽法則

就像作夢一樣，我陷入疲憊的狀態，不知不覺間我的身旁已經沒有剛剛一起用餐的家人，我混入其他人群之中。我見到的人是一起共同生活的團體。和剛才碰到的家人一樣，他們都很善良，而且對我非常親切。

然而特別的是他們一天只吃兩餐。只吃早晚兩餐，省略中午那一餐。這對我而言不是什麼奇怪的事，然而我很想知道有什麼特別的原因，因此我向其中一位大嬸問道。

「你們和我剛剛遇到的人不一樣，這裡的人全部都不吃午餐，有什麼原因嗎？」

「你剛剛遇到的人跟我們是不同層次的人。我們已經通過他們體驗的階段了。達到他們的階段可說是幼稚園的階段，那裡首先實現飯水分離。可是我們要歷經比他們更高一層的階段，因此修煉法不一樣。這樣你懂嗎？」

這位大嬸以陰陽的原理為基礎來說明我們的人體。白天是陽氣盛行的時間，應該充分吸收太陽熱氣，晚上則要充分吸收太陰的氣韻，白天儲備充分的陽氣，在陽氣消失的夜晚才能與陰氣適當調和，形成均衡。而且如果想多吸收太陽的熱氣，就應該盡量排空身體。

「排空身體，就能充滿空氣，充滿空氣後才能讓陽氣更旺盛。因此不吃午餐是為了讓身體淨空。」

「可是充分吸收空氣與增強陽氣有什麼關係呢？」

「首先我們應該知道，陰是混濁的，而陽是清澈的。如果混濁的陰氣過多就會變黑暗，而清澈的陽氣越多越可以看得清晰。也就是說清澈的東西變成氣體，混濁的東西變成固體。氣體是什麼呢？就是空氣。結論是空氣越多陽氣越旺。」

這時才知道為什麼不吃午餐會讓人體的陽氣旺盛。我想起之前修煉時只要一到白天，就覺得力量源源不絕的湧出，感到氣韻強盛。不僅如此，我還想起祈禱院的病人白天的狀態好轉，然而到了晚上病情經常會惡化。

大嬸又說「選擇不吃哪一頓飯也有學問的」，她告訴我注意事項。斷食確實可以增加陽氣，但是陽氣韻也是要和陰氣韻維持均衡才能增強。

「如果為了增強陽氣一直斷食，必然招致死亡。這就等同於注入燃料燃燒，導致陰陽俱毀。與其一味的增強陽氣韻，不如逐漸減少陰氣韻，才是更明智的方法。」

## 神賜給我的禮物「生命之法」

場景再次變換，有許多人聚集在一起，以美妙的歌聲唱歌。我加入其中和他們一起齊聲高唱。那是讚美生命無限光榮的歌曲，我雖然從未聽過，然而卻能一同歡唱。就好像我之前就學過一樣。

「天上的光榮無限
人們祝福生命
天上的雲也一同跳舞
海水也一同歡唱
生命是永恆
大家一起來

歡唱愉悅的生命」

許多人一起合唱的歌曲，就像天籟般美妙悅耳。唱歌的人臉上充滿著幸福和喜悅，尤其是在前面指揮穿著白衣的女子散發著耀眼奪目的光彩。

那裡看起來像是教堂。但是並沒有舉行儀式或作禮拜。只有一百多個人唱歌，自由的談話享受時光。我走向指揮的女子身邊。她身上散發出隱約又強烈的光彩，炫目耀眼讓我無法接近。於是我和坐在女子附近的人對話。

「那名女子為什麼會發出光芒呢？」

「因為經過了一定的修煉。」

「修煉是指飯水分離嗎？」

「是啊！」

這名男子就像我剛才遇到的人一樣，強調飲食法的重要性。據他所言，要根據自然的法則飲食才能從疾病中解脫。他說野生動物並不會得病，唯獨人類飼養的家畜會生病，這都是因為人類錯誤的飲食習慣造成的。

就在此時。有個人像是認識我一樣向我走過來。看起來相當眼熟，但又覺得是素味平生的人，為了喚起我的記憶，那個人先開口說。

「你要不要跟我一起吃飯啊？」

仔細一看他是我通過深邃的洞穴，在初次到訪的村莊內和我對話的人。可是有種怪異的感覺。他當時看起來是五十多歲，可是再次出現時，他卻變成三十幾歲的健康身體。

「啊！我想起來了，你不是不久前在一日三餐的地方遇見的人嗎？可是怎麼會變這麼年輕呢？」

我大聲的驚嘆道。

「你知道那時和現在經過了多久嗎？已經十年了。在世俗時間過得愈久，就會變得衰老憔悴，然而住在這裡的人正好相反。根據自然的法則生活，因此能夠將天賦的神秘生命力發揮到淋漓盡致。」

他說人類是用神的形體創造出來的，因此大家都能擁有神的力量。如果我也能認真修煉，就能變得跟那位光芒耀眼的女人一樣。

我聽見我內心深處的打雷聲。內心充滿著感動。我不知不覺顫慄了起來。我在三仙橋宿舍，三角山，俗離山，顛沛流連到鐘路街頭，之後又回到三角山，冒著生命的危險修煉的日子就像走馬燈般一幕幕浮現在我腦海中。

當時修煉的方向並不明確。因為用食療法治療了氣喘的舊疾，才會想到其中是否隱藏了什麼生命的秘密，修煉之後究竟會得到些什麼，會有怎樣的改變，連我自己也不知道。然而卻在這裡遇見這些人，解開了我的困惑。對我而言，這比任何事都還要重大珍貴，就好像天賜的禮物。

「如果我能變成那樣，應該會很開心吧！可是我有個疑問。這裡的人都是特別檢選過的人，對你們來說才有可能……。」

這樣的想法也不無道理。我在這裡遇見的人和我在世俗遇見的人不同，他們是在截然不同的思考方式和生活規律下生活。

此時出現了一名男子，他以嘹亮的聲音解開了我的疑問。他和指揮的女子站在一起。和女子一樣，男子的身體也環繞著光環，發出明亮的光芒。

「雖然你說的是事實。然而我和你，還有這裡的人都是相同的人類。我們過去和你過著一樣的生活。肚子飢餓時吃飯，冷的時候穿衣服，在七情六慾下過日子。然而我們發現了可回歸神的形象的自然的法則，並且加以實踐。實際上不只是人類，這世上的所有萬物都是神的形象。無形的神顯現自己的形象時可以變化成萬物，取回形象時又回歸神的言語。因此萬物之間本來就沒有差別。你想想看，神用自己的創造力創造的形象為什麼會有差別呢？因此你無須擔心，努力找出人類真正追求的究竟是什麼。如果這不是修煉，那是什麼呢？」

人類真正追求的東西……那是什麼呢？當時我腦中充滿的只有「生命」這兩個字。我小心翼翼的問道。

「人類追求的是生命嗎？」

「那是當然的。無論愛有多麼高貴，要先有生命才能有愛，更不用說名譽和榮華富貴了。

生命這兩個字，並不能解釋為活著的命令。而是指沒有死亡的永遠的神之世界。然而人們對於生命之法相當無知。」

生命之法！聽到這句話時，彷彿要揭開「生命的秘密」的神秘面紗。我突然焦急起來，詳細的追問生命之法。

「您說生命有法則嗎？可以詳細的說明嗎？」

「那是當然的，生命當然有法則。根據天地自然的法則最先產生的是生命，為了維持生命當然要有一定的法則。不用想得太複雜，如果了解生命形成的過程，就可以很容易理解生命運行的法則。」

他強調地球、太陽界和銀河界的偉大宇宙，剛開始只是從一個原理出發。還有我們口中的真理或是神，正是該原理。那唯一的原理就是陰陽，天地一元的運行和日夜的調和，還有形成萬物的起始點。

了解了我眼前的人都是遵守生命的法則生活的人，我對他們另眼相待。我對他們既羨慕又尊敬。

「那麼飯水分離法也是出自於生命之法嗎？」

他們一致點頭。我從他們的手勢、肢體和聲音感受到強烈的生命。

我握住他們的手。想得到生命的光彩。不知不覺中流下喜悅的淚水。這段期間的辛苦總算沒有白費。我感動的站在原地。

## 追求制定的「公式」

等我回過神來他們已經消失了。我轉移到深山之中。森林青鬱充滿生機。樹木林立，彷彿尚未被破壞的原始林，不知名的各種生物在其中忙碌的移動著。

我享受森林內的生命的氣韻，緩慢的散步。我好像已經適應了這個世界，如果景色突然變換出現陌生人，我也不覺得奇怪。反而這次對於會見到什麼樣的人充滿著期待。

不曉得走了多久。終於遇到一群人。跟在其他地方遇見的人一樣，他們身穿白衣。特別的是他們正在大吃大喝。我掩不住訝異。我目前見到的人都是一天吃兩餐，或是兩天吃一餐，三天吃一餐，跟這些人完全是對照。

他們就好像是剛剛完成摔角練習的選手，在宴會中暴食，飯推得像小山一樣高。光用看的就覺得消化不良。吃這麼多居然不會不舒服，真是太神奇了。我走到他們身邊問道。

「我以為少食對身體比較好……。你們為什麼吃這麼多啊？」

看我的表情充滿著恐懼，他們放聲大笑了起來。不久之後有一位代表起身說明。

「看我們吃東西的樣子你看來好像很害怕的樣子。你不用擔心。人的身體比想像中還要強韌。現在你遇見的人都在進行飢餓的修煉。

我們是完成那個過程的人。飢餓是為了排除不必要的廢物，可是過分飢餓也會有問題。就算是少食也要讓人體慢慢適應變化。

我要告訴你一件事。需要做減少的鍛鍊，也需要做補充的鍛鍊。人體有一定的節奏，集中氣韻時就要盡情的聚集，才不會有問題。這些人現在在做補充的鍛鍊。」

我回想起修煉初期我在三角山和俗離山做的三天一餐，五天一餐和七天一餐的回憶。當時也是重複著飢餓後暴食。當然當時並不是故意這樣做。但是因為極度飢餓後吃下的飯比任何山珍海味都來得好吃，自然就會吃得過量。每次歷經這樣的過程全身都像吸飽水份的棉花一樣浮腫，連呼吸都感到困難。

我當時認為雖然他們將暴食當做一種鍛鍊，但會對身體造成傷害。然而他的說明卻和我想像的不同。

「雖然是修煉之一，但是那樣吃的話身體會浮腫。」

「不節制的暴食當然會產生問題，然而我們是以飯水分離的飲食法為基礎，跟隨一定的法則，因此不會有任何問題，你也可以找一找。看看有沒有浮腫或是身體不適的人。」

他的話只是反應出我的無知。我不懂得法則重複著少食和暴食，這樣的舉動有多麼愚蠢。用這種愚昧的方法不曉得讓我的身體吃了多少苦頭，我突然覺得對自己很過意不去。

然而我還是很納悶為什麼人們不懂得這麼簡單的「飯水分離」法。這是出自於對不了解生命之法，被病魔纏身的人們的憐憫。

「既不花錢，又不用過份努力，為什麼人們不懂得飯水分離法呢?這真是太可惜了。」

「所有事物都有自己的時間點。植物在秋天結果。換句話說人類要先經過春天和夏天的階段。因此就算看到了，也視而不見，聽到了，也充耳不聞。然而人類現在要進入秋天的階段了。宇宙的秋天，要靠後天的努力才能進入。

現在是生命的本質呈現的時機。相信你也了解，這段期間以來人類在理論和精神層面尋找真理。小看了形成生命之法的飲食。這是自己的問題。身體健康，精神才能健康。

過於重視知識層面，糟蹋了身體，還引起各種社會問題。名譽、地位、學位、權力的框架正是腐蝕人類精神的至毒羈絆。」

我透過修煉了解到精神和物質是密不可分的，就像銅板的兩面相互共存。而飯水分離法不僅能讓身體健康，也會得到精神的領悟，這卻是我第一次聽說。他似乎看穿了我的心思，繼續說明下去。

「正確來說區分精神和肉體，這件事本身就有問題。精神是看不見的物質，物質是看得見的精神。生命不屬於物質和精神任何一方。僅僅在神規定的旨意下具有一定的法則。」

我這才了解為什麼靈魂出竅是有可能的。肉體和精神是另一種表現，然而又能彼此進出，因此在身體固定的狀態下可以超越時間和空間。

## 「靈體」，不老的長生之路

男子說不遵循生命之法的人，看得見的身體和看不見的靈魂在固定的狀態下度過一生，然而若能追求大自然和生命之法，就能自由自在的超越人的有形和無形。身體和精神在固定分離的狀態下，身體只是肉體，精神只是靈魂，然而等界線變得虛無後，兩者結合成為靈體。這樣一來人體的完成就意味著靈體的完成。

剛開始覺得靈體這個單字很陌生，但在男子的說明下，逐漸感到耳熟能詳。仔細想想之前研讀聖經時，曾經看過和靈體類似概念的「聖靈之體」的句子。

「人們不是經常說魂飛魄散嗎？魂飛魄散是指精魂變弱飛散到四處。也就是說靈體是由精魂所組成，倘若陷入精魂無法凝聚的虛弱狀態下，就會這樣。然而重要的是不管精魂到哪裡都是以肉體為根基。因此為了變成靈體，首先要完成肉體。」

他以人類的誕生和成長做比喻，說明肉體的完成。人類的生命區分為子宮內的生命，和從離開子宮後的生命。誕生後的生命又區分為三大部分。這裡的特性是根據吃的東西區分為三個部分。換句話說，誕生後的生命由喝奶時、吃飯時和吃氣體食物時組成。

奶是液體。液體是適合剛出生的胎兒或是尚未發育的孩子的食物。因此從嬰兒出生後到長牙為止都是以液體食物為主食。飯則是固體食物。孩子長大後長牙，就以固體食物為主食，一般人到死前都無法脫離固體食物。

前面是大家普遍都懂的常識。然而重要的是以下所述。根據男子所言「不要停在固體食物，再往前一個階段吃氣體食物，就不會面臨死亡」。我對此驚訝不已。倘若不會面臨死亡，那麼果真有永生之路。

經過長期的修煉，在這個過程當中離開世俗來到此地，最大的原因就是熱切的渴望想要解開生命的秘密。聽到這裡的人敘述生命之法，這段期間令我困惑不已的事終於得到解答，我對此雀躍不已，決心以後也要繼續修煉。可是這應該不意味著不管到哪裡都不會生病，學到健康生活的方法，就能永遠的活下去。至少我是這麼想。然而眼前這位男子正在談論永生。這令我多麼驚慌失措。

「誕生後死亡這不是理所當然的嗎？不是有句話叫空手來空手去嗎？」

「萬物在寬廣無垠的宇宙和自然內的活動，這句話一點也沒錯。然而開始和完成的型態不同。完成靈體的人類和神是相同的，因此可以自由自在的操控自然的元素。人類成為天地自然的主人，這也是神的旨意。那樣的生態就是靈體。當然目前你還看不見達到那種境界的人，將來和他們達到相同的水準，自然就能看得到，也能和他們對話。就算死去，人的身體也沒有消失，只是變成了自然的型態。」

說得沒錯。人類死亡後肉體雖然消失了，但並未在宇宙中消失。只是形成宇宙的要素時時刻刻都在改變，因此看起來像是整個宇宙都能讓我隨心所欲的移動。然而我還有許多疑問。達到靈體境界的人類導師，存在於我看不到的某個地方？

「你說可能會見到達到靈體境界的人，可是他們到底在哪裡？」

「呵呵！你來到這個地方見到的人，就是那些人啊！他們少說有百歲，多則有幾千歲，已經活了相當漫長的歲月了。可是你很難從他們的臉上看出來吧？他們脫離了死亡的公式，看起來反而比之前還要年輕。」

男子重申人是永遠的存在。他強調即使是相同的身體，也有必然消滅的身體，反之也有不滅的身體。人類大多只看到必然消滅的身體走向死亡，然而實際上真的有人達到靈體，過著不滅的永生。

剛開始我很難接受這些話。可是仔細回想，這裡和世俗完全不同，居住在這裡的人也和一般人不一樣。他們全部都讓人猜不出年齡，精神奕奕，眼睛炯炯有神，充滿著對未來的遠景。甚至連餓了好幾天瘦骨嶙峋的人，全身都散發出生命的旺盛氣息。

男子說我在洞穴外的世界遇見的人都不是完成靈體的人。靈體的人類也不是歷史上受人景仰愛戴的偉大人物。達到靈體的境界時，連善惡的概念都消失了。

我能夠稍稍了解這些話。實際上善惡是彼此對立的。因此經常從一個角度來看是善，從另一個角度來看則是惡。良心也是以人類的道德和倫理為基礎，良心本身並不能當做標準。這裡也沒有人談論良心和道德。他們不用一個標準判斷別人，追求著神聖的生命之法，為了覺察天賦的生命力，獻身於具體的修煉和實踐。

我想快點見到已成為靈體的人類。見到他們後，有好多事想向他們請教。因為我不相信有不死的生命。我雖然能夠了解，但卻難以接受。男子似乎看穿我的心思，他說：「不久之後可以見到完成靈體的人」，說完這句話就消失了。我凝望著他消失的地點，愣住了。腦中有理不清的千頭萬緒。

## 我也能成為靈體

不久後我發現自己站在石窟前。石窟是由龐大的岩石鑿出。裡面坐著一位青年。他端正的面容讓我聯想到雕刻的石膏像。飽滿的額頭和高聳的鼻樑，是位英挺的青年。

他把東西放到天秤上秤重量。放到天秤上的東西好像綠豆糕點，看起來相當美味可口。

「你在做什麼呢？那些糕點看起來都一樣啊？為什麼要放在天秤上秤呢？」坦白說我肚子餓了，想吃天秤上的東西。青年似乎看穿的我的心思，臉上堆滿了笑容問道。

「你想吃嗎？拿去吧！你嚐嚐看。」

青年將天秤上拳頭般大小的糕點拿給我。放入口中有著難以言喻的各種滋味和感受。像糯米糕一樣的口感，有微甜的滋味卻又略帶苦味。

「這好像不是用一種材料做的。」

「沒錯，這是用六種穀物製成的。」

我請青年告訴我用哪六種穀物做的，青年和藹可親的回答。我覺得進入此地看到的食物很奇特。很想知道到底是給誰吃的。

「這些到底是誰吃的食物呢？像我這種平凡的人也能吃嗎？」

「雖然有嘴巴，可是大家都吃不到。這個食物的真正主人是後期修煉七年的過程中已經完成一半的人。倘若沒有經歷過這些過程的人想靠這種食物過活，反而會感受到體力的限制。體力衰退的話，身體就會變糟。」

「你剛剛說後期嗎？那麼飯水分離食療法也有所謂的前半期和後期過程嗎？」

青年說人體成長時會經歷三次的體質變化。首先是母體內的胎兒，剛形成人類的時期，這是第一階段的形成體質。出生後到喝奶的六個月是第二階段的發育體質。第三階段的生長體質是脫離成長體質離乳後到成長為成人的時期。最後的第四階段是靈長體質。生長體質的壽命一般是一百年，然而若能成為靈長體質，則是以一千年為一期。當然不是所有人都能達到靈長體質。從第一階段到第二階段的變化過程中，人類以液體食物為主，從第二階段到第三階段則是以固體食物為主。為了從第三階段變化到第四階段，必須的要求是氣體食物。一般人一輩子都吃固體食物，因此無法變化至第四階段的靈長體質。

他說為了從第三階段進入第四階段需要經歷過前期和後期的階段，前期是指十七歲至二十三歲，後期則是指二十四歲至三十歲。也就是說前期和後期加起來是十四年，經過這些時間，人體會成為吃氣體食物的靈長體質。

我很好奇究竟根據什麼來規定二十三歲之前是前期，二十四歲到三十歲是後期。青年為了解開我的困惑，提醒我人體也是根據大宇宙的原理，因此人體是個小宇宙。

「一個月有三十天，用十五天做為基準區分為前期和後期。前期八天是上弦月，後期二十三天是下弦月。用人體來說明，二十三歲之後細胞的生長完全停止。就好像月亮從十六日開始變小。人體到十六歲為止，細胞會以驚人的速度分裂和成長，十七歲至二十三歲就慢慢開始準備變化為新體質。因此你日前經歷過的飯水分離法的修行，是前期修煉的鍛練法。進入後期從二十四歲開始吃的食物就完全不同。」

我突然想起我剛好是二十四歲。

「我正好是二十四歲。如您所言，我已經經歷了前期，那麼是不是已經錯過了準備進入氣體食物的時期呢？可是這裡也有很多老人家啊！那麼他們該怎麼辦呢？」

「我只是說理論和客觀的事實罷了。當然希望所有人都能符合標準順利的變化。但是你也曉得有不計其數的人連這些原理都不知道。有人從壯年後開始，也有人變成老爺爺後才開始。可是這裡能確定的就是不管是誰只要修煉就能成為吃氣體食物的靈體。當然相較於跟著基準走的人，需要投資更多的時間。」

我這才曉得青年是從五十多歲開始鍛煉。然而他的外貌看起來只有二十幾歲，充滿著活力，不管怎麼看都沒看到中年的歲月痕跡。他說這是鍛鍊的成果。還有這裡和世俗不同，沒有時間和空間的界線，因此年齡沒有任何意義。

聽到就算錯過時機也能修煉成靈體，我懷抱著希望，然而仍然有許多疑問。我不太清楚氣體食物的涵義。氣體食物就是靠空氣維生，但是這有可能嗎？這樣想時，青年對我說從固體食物結束的二十四歲開始，只要徹底的準備好進入氣體食物的階段，就不會有任何問題。他補充說明，雖然氣體食物字面上的涵義就是攝取空氣，然而空氣之中含有許多能量。

「你覺得生命來自哪裡呢？」

突如其來的問題讓我愣住了。生命的起源，生命的起源……該不會是水吧？

「所有萬物都起源於水嗎？」

「對，那麼水到底從哪裡來呢？」

「……」

「所有物質本來是從無形之中誕生。這種無形的狀態就是氣。天空的空氣和大地接觸後會灑下許多生命的種子。這就是空氣內有無限生機的證據。萬物不是自行生長的，而是在氣的運作下生長。空氣可說是所有能量的泉源。相信你也知道乾渴的大地降下甘霖，生物會變得多麼的芬芳。那就是空氣內有許多能量的證明。空氣這兩個字意味著空中有氣在其中。」

然而靠空氣維生這句話令我難以置信。不管其中有多少能量，是否能維持人類的壽命，這一點令我存疑。當然我也希望青年所言屬實。別說斷食的時候了，就連平時我都會覺得吃東西這件事很麻煩。當時還曾想「如果人不用吃東西就能活下去該有多好？」。尤其是沒錢時，要吃東西才能活下去就宛如受罪。有時還會想如果能脫離吃穿的物質世界，就能讓世界和平，人類更自由自在了。

在我回過神之前青年再次開口說道。

「當然像你這種人想要吃氣體食物過活無疑是自尋死路。但我和我的同伴不同。因為我們已經歷過一定的鍛鍊過程，不管是氣體食物、固體食物、液體食物都能隨心所欲的享用。通過氣體食物的過程，就不必執著於氣體食物。這才是真正的自由。然而在尚未經歷鍛煉過程的狀態下妄想食用氣體食物，那實在很危險。你想想看。如果新生兒在經歷液體食物的階段前就吃飯和麵包等固體食物，那會怎麼樣呢。生命一定要經歷過所有階段才算完成。就像隨時下的雨一樣，這都是根據神規定的道理和計畫。」

話一說完青年身上散發出炫目的光芒。讓人聯想到炙熱的太陽，刺眼到抬不起頭來。我用手遮住雙眼，等待亮光退去。

「嚇一跳吧？呵呵呵！我沒什麼惡意。只想讓你看生命的真相。你來到這裡看到許多發光的人吧？可是那些人沒辦法自行控制體內的亮光。為了遮住亮光用毛巾包裹起來。這種現象會在後期中途發生，經過這個階段後就會像我一樣擁有自行調整的能力。」

青年恢復到原貌。他的身體完全沒有光芒竄出的痕跡。他帶領驚訝到嘴巴都合不攏的我走出石窟。舉起手指向某處。青年的手指遙指向遠處山上的某塊石頭。

「這就是獅子岩，距離這裡大約有五里。你仔細看好。」

青年突然解開衣服露出肚臍。啊！這到底是怎麼一回事啊！他的肚子竟然射出一道白光。一剎那之間光芒射向獅子岩。怪音作響，岩石飛散在空中，原地只剩下一縷白煙。我驚嚇得全身顫抖。我不是害怕青年，而是覺得同樣身為人類，青年的體內居然能發射出如此強大的怪力。

「你看。還沒結束呢！粉碎物品根本就不算什麼。你看，往獅子岩的方向看。」

抬起頭來，仰望剛才獅子岩所在的山腰，我比剛才還要震驚一百倍。剛才粉碎的石頭又變成獅子頭的模樣擺放在原處。我的下巴不停地顫抖，合不攏嘴。就好像有一股冷颼颼的寒氣向我吹來。

青年似乎看透了我的心思，抓著我的手，喚來一陣狂風。一瞬間我們從石窟內移至河堤。那裏除了我們之外還有許多人。好像快發生什麼有趣的事，眾人難掩興奮之情。

「你知道那些人現在想做什麼嗎？他們現在要示範渡河。後期修煉過程中有很多有趣的事，你好好觀賞。」

分散的人群突然之間站成一列。不久便毫不猶豫的開始走入河中。不，正確的來說不是走入河中，而是在水面上行走。

對他們而言河似乎不是河。反而像是行走在堅硬的地面上，一副泰然自若的樣子。我仔細的觀察他們行走的究竟是河水還是地面。剛好有一陣微風吹來，河水隱約濺到身體上。

「怎麼可能有這種事呢？」

他的回答很簡單。「成為靈體後，任何人都做得到。」我現在即使想否認靈體，也無從否認。眼前的光景讓我無法否認這個驚人的能力。甚至還想：我透過修煉後最後達到的是不是超越死亡的靈體。然而雖然肯定了靈體的真相，我卻不能了解詳盡的方法。除了飯水分離修煉法，是否有其他方法呢？如果要吃氣體食物，那麼到底要投資多少時間和努力呢？

「可以告訴我成為靈體的詳盡方法嗎？」

「首先就像你做過的，還有像你在這裡看到的一樣，要確實的執行飯水分離的飲食習慣。這是所有東西的基礎，也就是最基本的修煉法。然而我不能告訴你之後的方法。在一定的期間內徹底的執行飯水分離法後，才能得到進入下一階段的資格。可是就算我不教你，你也已經知道了。來到這裡由你所體驗到的事，應該就能得到結論。你沒看到這裡的人吃飯的樣子嗎？有的人一天吃兩餐，有的人一天吃三餐。這裡有的人吃飯，有的人吃麵粉做的烤餅。甚至也有將水和食物一一放在天秤上秤完之後再吃的人。當然這所有的事都依序連結，你可以發現這有一定的規則。」

青年為了更明確的展現靈體的能力，展示了瞬間移動、空中浮揚、飛越等用一般常識難以想像的奇蹟。

可是他說不可以炫耀這種神秘的奇蹟。而且這也不是拼命努力就能做到的。換句話說就是隨著修煉的階段進階，自然就會有所獲得。

「重要的不是發揮超越的能力。無法了解宇宙的真理，隨之實踐的話，就算能發揮再強大的能力也沒有用。反而只會遭來橫禍……」

我反覆的咀嚼青年最後所說的話。我的思緒頓時豁然開朗。宇宙的真理，如此奧妙、驚人又真實的控制著我的身體，衝擊和喜悅湧上心頭。

告別青年後，有十幾個人問我想不想拜訪外星。外星？外星和外星人是否真的存在宇宙的某個地方？我露出不可思議的表情，他們反問說這寬廣的宇宙怎麼可能只有地球這個生命存在呢？只是肉眼看不見罷了。還說宇宙之中還有許多像地球所屬的太陽系，或是銀河系這類的空間。在地球上飽受爭議的未確認飛行物體都不是來自於地球所屬的太陽系，而是來自於其他空間。

「有外星人存在的這件事本身已經令人難以置信了，更何況是還有地球所屬的太陽系以外的地方存在，這更是個大問號。太陽系內的九大行星之中，只有地球才有人類這種生物體的存在，這到底有什麼根據呢？」

「太陽系雖然有各種行星，但是將太陽當做父親，將月亮當做母親的假設只有地球而已。再加上發現有春夏秋冬和五運六氣等最完整無缺的型態之處只有地球。你還不懂所有東西都同樣起源於宇宙的真理嗎？」

聽到這些答案後，雖然我覺得有些不知所措，然而可以造訪外星是件令人興奮的事。因此我接受他們的提議，我們一行人共五位開始展開外星的旅行。我們圍成一個圓圈手牽著手。我閉上眼睛。好像快發生什麼不得了的事。可是除了聽到「好了，要出發了」這句話之外，我沒感受到任何變化。

一張開眼睛，我們一行人已經抵達外星。他們看起來似乎經常交流，見面之後互相擁抱，提起陳年往事，曾一起共度美好愉快的時光。雖然我與他們是初次見面，但我卻不覺得陌生拘束，反而像是多年的朋友一樣。

我領悟到洞穴外的世界和這裡的外星人居住的空間極為相似。這兩個地方都沒有時間和空間的限制。天眼通、天耳通、空中飄浮術、遁甲術和瞬間移動等的秘法都是稀鬆平常的事。實際上這也不能稱之為秘法。因為大家都能自由使用，因此稱之為身體的動作更貼切。還有一個共通點，就是外星人也實踐陰陽飲食法。換句話說他們存在的地方雖然不同，然而追求宇宙原理的想法卻相當一致。

我熟悉外星人看透內在世界的修煉法。向我說明原理的外星人強調：「檢視內在的世界，就能了解銀河界的一天，太陽界的一天、地球的一天、人體的一天、細胞的一天等都是用相同的原理運行。」（雖然不太清楚當時他的話是什麼意思，然而之後我透過冥想法學到了這個計算法）

告別時刻，為了替我們送行，外星人準備了特別的活動。他們帶我們去某個山麓向陽處。那裏已經有許多外星人齊聚一堂談笑風生。他們的臉上找不到陰鬱的氣息，他們全部都歡欣喜悅，給人和藹可親的印象。

我們抵達後有個清瘦的中年男子走到講台上演講。他的聲音嘹亮，具有足以撼動人心的力量，演講內容也很令人感動。他說明溫暖的生命氣韻有多麼重要，這是讓宇宙內的所有不安和絕望消失殆盡的希望。

剎那間我的腦中像影片一樣播放著世俗的生命。貧窮刻苦的小時候，為了賺錢吃盡苦頭的每一天，嚮往財富和名譽練習馬拉松的時刻，還有修煉途中經歷的靈魂出竅和治癒的能力……我突然覺得追求金錢名譽和人們的愛戴簡直是浪費時間。這些都不是真實生命的氣韻，反而是死亡的軀殼。

我聆聽外星人的演講，再次了解生命之法有多麼偉大。根據一定的節奏變化的宇宙的律動，和人體內細胞的移動相同。我深切的感受到有完全實踐生命之法的道路。

當我激動的流下眼淚時，外星人已經結束演講了。最後他慢慢的環顧四周，凝視著我們後高聲吶喊。

「好！現在讓我們發出生命的氣韻。全部牽著手，齊聚一心。」

我們一行人牽著身旁的人的手。就像強烈的電流流動，有股刺痲溫熱的感覺。不僅只有我有這種感覺，我們身處的空間就像巨大的火球燃燒發光。閉上眼睛用全身接受氣韻。我看見擁有多采多姿色彩的心，有些心是深藍色，有一些是淡粉紅色。還有紅色的玫瑰光以及讓人聯想到蓊鬱森林的綠光。瞬間這些心的色彩凝聚成一個點。我不自覺的張大了嘴巴，聽見我體內初次發出的驚訝聲。

「啊！就是這個。靈體的真面貌就是這個。我渴望的原來就是這個！」

我全身顫慄，好像快要飄到空中。剎那間我突然睜開眼睛。精神恍惚，無法得知身處何處。我環顧四周。看不見和我一起前往外星的一行人和演講的男子。聚集在山麓上手牽著手傳來的電流在瞬間消失了。

我張開手仔細的檢視，還感覺得到熱度，令人心情愉快的溫暖感覺。應該不是夢……。我環視四周，看見了熟悉的岩石和用破舊的布圍起來的布幕。用手撫摸臉頰，發現已經長了許多鬍子。髖骨突出，我看鏡子覺得自己像是骨骸。用雙手摸眼睛，雖然看不見，然而雙眼能感覺到噴出的光彩。像是要燃燒的東西，也是溫和氣韻的光彩。

我大口大口的深呼吸。像是要把世上所有的空氣都吸入肺部。每一個細胞都像巨大的黑洞一樣，想吸取天地精華。

最後我了解所有事的來龍去脈。我在斷食第十三天離開布幕暈倒，以及前往陌生的世界發現驚奇的真理箴言，並且親身體驗生命的歷史。什麼都沒紀錄，然而卻栩栩如生的烙印在我腦海中。我有一種自己是龐大的倉庫、相機、收音機的感覺。

我緩慢的爬到岩石上。感覺到重生的喜悅和宇宙成為一體。陽光閃閃發亮，似乎能了解我的心情，我的手輕拂過舒暢的風。我低聲的呢喃。

「我終於了解生命之法。」

# 8 透視人體看五臟六腑的秘密

雖然我無從得知離開母親的子宮來到這世界的感覺，然而在假死狀態下醒來後，才了解「這是誕生的神秘」。

為了振作精神，我爬到石頭上。溫熱石頭的溫度傳至體內，就好像全身的肌肉和神經伸展開來，舒適愉悅。剛醒來時四周充滿著清晨的露水，濕漉漉的一片。不知不覺中太陽已經升起了，我站在那裏感受到熱氣逐漸升起。

我坐著安靜的冥想。這是我甦醒後第一次冥想，我的心悸動不已。深深的吸氣和吐氣。我看見自己集中呼吸坐在岩石上的樣子。

我狂喜不已。我正想確認自己失去意識清醒的模樣。我仔細的檢視自己。除了有些消瘦之外，並沒有明顯的變化。然而從身體整體散發出的氣韻比過去還要強大清爽。

我很好奇自己體內的世界，就好像穿破皮膚內一樣透視自己。將焦點放在裡面，集中意識，有種我進入我自己體內的感覺。不久後周圍出現了華麗的裝飾，就像宮廷般絢麗。

「啊！這裡是哪裡？難道我的身體如此乾淨華麗嗎？」

正當我想看腸胃的時候，有種漂浮到空中的感覺，並且移動至他處。這是靈魂出竅的相同現象。身體會依照自己的想法移動。換句話說可超越時間和空間移動。

腸胃也是和我初次進入人體看到的場面差不多。我以為因為是食物的通道，會散發出異味，也很雜亂。然而卻有閃閃發亮的翠玉色牆壁，還有許多朝氣蓬勃的人在其中行走。我混入人群之中行走。就好像走在首爾的鐘路街頭，走了一會出現了溪流。溪水就像深山溪谷的水般澄淨透明，還能看見魚群來回的游動。景色相當美麗。

肝臟、大腸等我走過的體內五臟六腑，都是如此祥和潔淨。最神奇的是人體內的所有地方都像地面一樣，有天和地，還有陽光照耀，徐徐的微風吹來。也有顯著的四季變化。這對我來說是極大的衝擊。這和去醫院照X光攝影看到的畫面不一樣。

我這時才領悟到組成我們人體的細胞不是由一個個單純的物質組成，而是集合了所有的現象。這是我在冥想的無人境界中看到原核狀態的細胞才得到的領悟。也就是說我不是看到胃臟、肝臟、大腸等五臟六腑的形狀，而是進入組成這些內臟的細胞內，看見了本質。細胞的本質，換句話說，我看到的是組成細胞的氣的真正面貌。有了這些經驗，我過去三天的體驗得到的驚人又偉大的真理就變得更真實。在這裡得到了領悟，細胞不是隨著時間衰老死亡的物質，細胞本身具有無窮的生命力和創造性。我用我的身體直接體認，因此得到了強烈的感動。

根據之後的經驗，這是因為經歷過十三天的斷食和三天的假死狀態後，身體清空了老廢物質。然而攝取食物後看到的體內風景卻很不一樣，通常是混亂、黑暗並且發出惡臭。

我為了比較斷食後的體內和攝取肉類後的體內，故意吃許多肉類後進行人體探險。我被汙染的景象嚇得放聲大叫。澄靜透明的溪水就像油槽船沉沒一樣，變成許多油浮在水面的汙水，湛藍的天空充滿了暗紅色的油塊。人們就好像因催淚瓦斯窒息，暈倒在地，惡臭撲鼻呼吸困難。

極端的比較經驗結束後，我才了解細胞不是因為營養不良死亡，而是因缺氧而死。如果說人體是一個龐大的國家，細胞就是組成國家的國民，倘若「國民細胞」缺氧而死，人體就會染上無法復原的疾病死亡。

我們的身體基本上根據陰陽法則組成。想要變得更健康，首先要透過陰陽調合掌握均衡。相信大家都了解陰陽論與東方的傳統價值觀和哲學有很深厚的關聯性。小由醃製醬料的方法大至確立國家的紀律綱法，陰陽思想滲透至東方人的生活。然而關於組成我的最根本的人體卻沒有特別定義的陰陽論。

東方醫學雖然接受了人體的陰陽失調論，然而漢醫主要用昂貴的藥材解決，並沒有考量到我們每天吃的飲食和飲用的水。也沒提到該怎麼吃。也不懂根據人體陰陽論創造的「飯水分離」這種簡單的實踐法。

然而光靠飯水分離法並不能改變細胞的性質。為了改變細胞性質，就像嬰兒長大後離乳吃飯，要做好脫離以飯為主的固體食物的準備。這樣細胞才會有肯定的變化，也才會有生命的完成。

理論上細胞會不斷的老化更新。然而人類是萬物之靈，連樹木都能存活數千年，每年產生新的年輪，人類身為萬物之靈，細胞卻無法更新，這樣像話嗎?獲得兩次諾貝爾獎的美國萊納斯．卡爾．鮑寧教授也有同樣的想法。

「死亡違背自然。理論上人類應該是永遠不滅的存在。肉體的組織可自行再生。」

當然科學至今還無法發表相關的正確立場，也無法發掘違反理論造成細胞消滅死亡的原因。因此無數的人類認為生老病死是理所當然的事。

我認為原因是人體無法自行改變體質。古語說順天者昌，逆天者亡。順天者是已經事先了解時間和空間的變化，追求物質和精神和諧的人；逆天者是不配合天的運行，隨心所欲的吃喝，造成人體的陰陽不均衡的人。連養一棵樹也都有正確的澆水時間。如果隨便澆水，反而會造成樹根腐敗。給水給肥料都是幼苗時做的事，已經長成成熟樹的樹木擁有自行活下去的能力和力量。

人體也是一樣。二十三歲後為了轉為靈長體質，必須進行飲食調整，倘若人們繼續執著於攝取生長階段的食物，就會造成營養過剩，對細胞反而有不好的影響。實際上細胞內早已經有了可轉變為靈長體質的藍圖。細胞是很奇妙的東西。

結論是根據攝取的食物，會決定人體的體質，人的心也會被身體的狀態左右。至今雖然有許多養生法和修煉法，然而還沒有配合體質的變化調整食物的理論。因為這一點我結束三天的體驗後更確信了生命之法，但另一方面又陷入苦惱之中，我懷疑在世俗中是否會有人了解這前所未有的生命之法。

我下定決心下山後要傳揚生命的福音。我想將這三天的經驗取得的生命的訊息和祝福傳遞給其他人。我沒有必要繼續待在山上，在此之前我沒有徹底瞭解修煉的方法，而且無法忍受別人的妨礙，堅持在山上修煉。現在已經了解了修煉的方向和詳細的方法，我有自信任何妨礙都不會左右我的想法。

我想起我曾在聖經上讀到的話「信道是從聽道來的」。什麼都不清楚就開始做和了解詳細實情的體驗，這兩者的差異相當大。這中間的差異就是信任。有了信任後就會產生自信，並且產生勇往直前的推動力。那麼我有什麼理由非要離群索居呢？

反而是立志要更積極的說服他人，和世俗人群相處的修煉自然有一定的價值，離群索居的修煉反而沒有意義。

「三天內的驚人體驗，到底是不是偶然發生的事件呢？我在這個世界上傳播生命之法，該不會是宇宙的啟示吧……」

整理思緒後，眼前的路就更分明了。這條路雖然不怎麼戲劇化，然而卻有值得一去的價值。我懷著走向嶄新道路的求道者的心情，在山上過了最後一夜。這段期間以來，始終在三角山上守護我的太陽、星星、樹木和風沉靜的輕撫著我的背。

# 9 治療文明病

下山後我面臨的問題仍舊是生計。這時我知道隨便斷食不是修煉的正確方法，為了正確的修煉我需要最有限的金錢。

當我來到世俗，同時也進入後期七年的修煉過程。因此要求非常精確徹底的飲食法。

我購買了後期過程需要的食材和秤，正確的秤重計算後才吃，甚至連水也都要放在秤上只喝需要的量。就算有食慾也不能繼續吃，也不能像先前一樣採用三天一餐、七天一餐的方式挨餓。

我決心要重新做治病的工作。我既沒有正式資格，也不是藥劑師或是醫生，想靠治療別人的病痛賺錢，比想像中還要困難。再加上來訪的病人大多都是貧窮、沒有錢去醫院的人、已經放任不管的人，還有放棄緊急治療等死的人、為了治病尋訪不同的醫院，最後抱著抓住最後一根稻草的心情前來的人。然而這些都不是問題。我也不是為了賺大錢，只想賺最低限度的生活費，我從接受病人開始，就不期待經濟方面的代價。

但是讓我失望的是病人的態度。一開始來都說只要病好了，不管什麼事都願意做，拼命的磕頭，可是等病治好了就什麼都不管了。當時我的心空空盪盪的空虛不已。

我並沒有因為治病的恩情就想要受人尊敬愛戴，然而人們的無禮經常讓我陷入懷疑之中。讓我更鬱悶的是這些病人又會再度罹患疾病。

愈是了解自己不懂得照顧他人的人，就愈聽不進別人說的話。當我說「現在要徹底的實踐飯水分離」，剛開始會照著做。然而等到病情稍有好轉，自己覺得身體變好了，吃東西就開始不忌口。

實際上我這種不好的預感通常都很準。沒說一句道謝的話就無情的轉頭離開的人，最後還是會再回頭。

當這些類似的事件不斷重演時，我突然不想再替人治病了，有一天我悄悄的離開，回到故鄉。我在青春年華二十歲時隻身前往首爾賺錢打拼，離開故鄉六年，這是

第一次回去。我的心情百感交集。我對故鄉有了很錯綜複雜的感覺，再加上在靈魂出竅時我目睹了母親的葬禮。

「母親已不在了，為什麼我現在要回故鄉呢？」

我忍住眼淚，好不容易才抵達故鄉家門，但母親已亡故。跟我預期的一模一樣，我看到的母親的葬禮，是那天的那一刻實際發生的情況。在哥哥的引導下我找到了母親的墳墓。我向母親行了大禮，跪拜了一次，兩次，對母親的強烈思念頓時湧上心頭。

聽哥哥說母親對我的離家後音訊全無相當擔心。有一天到鄰村去耕作時剛好有個厲害的算命師來到村莊，算命師前擠了一大群人圍觀。

算命師假裝自己看見隔壁鄰居金大叔娶過兩個太太，還有永發家的女兒瞞著父母離家出走到首爾的事，母親看了之後居然被迷惑了。因此母親詢問離家的我和弟弟的音訊，算命師說這兩個兒子早就客死他鄉，不可能再看到了。

「聽到這些話母親似乎受到極大的衝擊。雖然大聲的叫嚷說算命師胡說八道，然而心中似乎有不妙的預感。不曉得是不是因為這樣，變得焦躁不安，有一天用一個大碗公裝了米酒喝。可是居然被米酒嗆到，那天之後連飯都吃不下，躺臥病床上，連藥都沒吃完一個月後就過世了……」

我放聲痛苦，哽咽著說：

「胡言亂語的巫師害死人！怎麼會因為這個冒牌的算命師就奪走母親的生命呢？」

我聽起來覺得這個算命師的細胞和精神力相當低落且虛弱。雖然我採用了邪靈這種說法，而實際上卻發現了邪靈的現象。這是自身發生的現象，不是因為外界的附身。

我在假死狀態下體驗了各種事，然而這些都是我體內發生的事，不是神秘的外界發生的事。也就是說人有強大的生命力，支配人的精神就會跟著增加；相反的生命力弱，精神也會變弱。而主管人的生命力的是細胞，結論是這個人的細胞體質根據體質變化是否成功，決定支配那個人的精神種類是正道還是邪靈。

「母親，您怎麼這麼傻啊？那位算命師不過是邪靈……。現在才怪別人那有什麼用？都是我這個不孝子的錯。」

雖然沒有母親的故鄉太過冷清，但是故鄉給我的溫暖和充滿感情的氣氛，癒合了我心中的傷口。我居住在故鄉的房子開始治療病人。這是因為我也不會做其他事，想到母親的死，我就會同情罹患疾病而死去的病人。

有一天住在化寧的痲瘋病患來訪。因為無法行走，用手推車抬過來，他一看到我就說：「老師。請幫我把病治好。我在別的地方聽說你能治療痲瘋病，所以才專程跑到這裡。」

除此之外罹患肺結核的人也有幾個病人專程跑來，他們就像掉到水裡的人抓住最後一根稻草，把我當做最後一線希望。我當然盡心盡力幫他們治療。我認為追求生命之法，治療才是正確的。

痲瘋病患的情況，治療後七天就流出黃色的水，傷口凝固後逐漸康復。十二天過後就轉為正常的皮膚。肺結核病人是個二十歲的青年，氣喘不止連走路也沒辦法好好走，每次咳嗽時都會吐出紅色的血塊，症狀相當嚴重。然而我秤了一定量的麵粉，叫他吃定量製作的麵包，一天吃兩餐，晚上再飲水，就有明顯的好轉。這位青年過了十五天後就能夠順利行走，過了兩個月甚至還能跑步，完全沒有任何異常。

前面我也曾強調過，我並沒有對他們採用特別的藥物，也沒有使用昂貴的器具進行手術。現在當然也沒有改變，然而在當時痲瘋病就像是天懲，沒有人願意接近，肺病也是讓家庭滅亡的疾病，人人都敬而遠之。有錢的病人，花大錢想藉由油膩的高級食物遠離病痛；貧窮的人家通常都不想讓家人蒙羞，因而離開家人，前往異地客死他鄉。

然而我並沒有排斥他們，也沒有要求大把的金錢，也不需要吃昂貴的食物和藥。我所做的只是根據不同的症狀，將麵粉或其他穀物放在天秤上秤，吃一定的量，白天不能喝水，晚上喝溫水止渴罷了。

有的人會質疑為什麼不是米飯而是麵包。這裡有特別的原因。米吸收了夏天火熱太陽的氣韻成長，米本身的氣韻是以陰為基礎。相反的麥吸收了冬天的冷氣韻成長，性質是以陽氣韻為基礎。

因此當時為了補充病人失調的陽氣韻，要他們吃麵包，近來情況就不一樣了。當時主要都吃韓國國產麵粉，但是目前幾乎都是進口的麵粉，因此會有許多問題。

進口的最大的問題是運輸和保管時添加了過多的防腐劑或漂白劑。因此食用進口麵粉，就跟喝毒一樣。然而我不建議進口麵粉還有一個原因，即使食用相同的分量，國產麵粉製成的麵包味道不僅香噴噴，香氣也能持續很久，相反的進口的麵粉做的麵包就不是這樣。這是我親自實驗確認的結果。

不見得吃韓國國產麵粉就會氣韻旺盛。即使是相同的材料，根據不同的料理法味道和營養會不一樣，因此氣韻的發揮也會不盡相同。

根據我直接實驗的結果，相較於用蒸、煮、煎的方式調理麵粉，烤的效果最好。攪拌麵粉後燒烤，水份蒸發後會變硬，就算吃得再多也不會覺得腸胃不適，吃完後也會維持長時間的飽足感。然而其他料理法需要用到水和油，不僅不好消化，也會對陰陽調和造成不好的影響。

當然治療病人的方法是我陷入假死狀態時，在那三天看到聽到的經驗。人們有時會說生病時就要以毒攻毒，為了保護身體遭受毒素攻擊，要吃好的食物，但我親身體驗的結果發現事實並非如此。

攝取高蛋白質或高脂肪飲食，細胞無法順利的呼吸，反而會導致疾病惡化。我已經透過冥想進入身體裡面觀看證實了。

採用斷食和食療法後變潔淨的身體，看起來就像美麗的宮殿，然而吃了牛肉燉湯、牛骨或是攝取肉類食品後，身體變得很可怕。比覆蓋原油的海洋發出更刺鼻的惡臭，讓細胞窒息死亡。想像有人故意用厚重的油脂掩住眼耳口鼻。那麼就能了解窒息而死的細胞有多麼痛苦。

然而人們並不了解這些事實，只要發現身體有好轉的傾向，就開始吃肉。肺結核的年輕男病人就是這樣。過了兩個月，病幾乎都痊癒了，我帶他到後山去抓兔子。這是為了確認青年的身體狀態，也為了讓家人享用兔肉。

青年爬上山時完全沒有喘不過氣的樣子。反而想起小時候在故鄉抓兔子的回憶，欣喜萬分。我們找到兔子經常出沒的地點放置了陷阱。過了不久就順利抓到兔子回家去。

全屋內都充滿著兔肉的香味。光聞到芳香撲鼻的味道，口水就會流下來。除了我自己和病人外，其他家人都可以吃兔肉。青年一副很想吃的樣子，舔著嘴唇露出惋惜的表情。但是他不能吃兔肉。還需要時間痊癒，現在吃肉還太早了。

「你要是現在貪吃肉的話，病情立刻就會復發，以後要小心一點。你至少還要過三年六個月才能吃肉。在那之前不管發生什麼事都不能吃肉。在時間到之前吃肉的話，細胞就會被油脂包覆窒息而死。那麼你又會喘不過氣來，甚至吐血。知不知道？」

我叮嚀青年一定要注意後和家人離開家門。那天剛好是同村親戚的六十大壽，我們受邀參加。我雖然擔心獨自一人守在空蕩蕩的家中的青年，然而還是選擇相信他出門去了。

可是沒想到事情卻爆發了。很晚才回家，發現青年的呼吸聲就像當初前來治病時一樣。

「怎麼了？發生什麼事了嗎？你的聲音怎麼會變成這樣？」

一說完青年就雙膝跪地痛哭流涕的說。

「老師，我錯了。我剛剛偷吃了兔肉。本來不想吃，可是卻無法控制自己……我沒吃很多。只吃了一小塊。可是一吃完就變成這樣，呼吸困難，連身體都出現異狀了。真的很對不起。老師。我以後一定會照老師的吩咐去做。」

不用再繼續聽下去就知道青年搞砸了什麼事。他趁家裡空無一人偷吃了鍋子裡的兔肉，所以病情又再度惡化了。我再三叮嚀叫他不要吃肉，但是我真的沒想到連一小塊肉都會讓人的身體惡化到這種地步。

我安撫青年回房後，想起透過冥想看到的細胞狀態。高脂肪的食物進入人體體內後，造成無數的細胞窒息死亡的場面至今仍歷歷在目。健康的人就算吃幾次肉也不會立刻產生嚴重的異常現象。然而病人就不同了。就算只有一小塊肉，其中的一滴油脂也會造成生命的阻礙。

我透過肺結核青年吃兔肉的事件再次領悟到癌症病患等經常在鬼門關徘徊的重症病患，一定要嚴格禁止攝取肉和麻油等植物性脂肪。

回到故鄉照顧病人已經過了好幾天。我的名聲在口耳相傳之下四處遠播，甚至有一些連聽都沒聽過的罕見疾病病人來訪。

有一次有個上了年紀的女子來找我。她自我介紹說是我照顧的痲瘋病病人的姐姐，拉著我的袖子請我到隱密的地方談話。我看她的樣子似乎有什麼難言之隱，把人都送走之後她和我面對面坐著。

「到底有什麼隱情，為什麼不能在別人面前說呢？難道弟弟的病情又再度惡化了？」

「不是，不是啦！我們上輩了不曉得造了什麼孽，弟弟染上了痲瘋病，我也染上了不為人知的罕見疾病。這段期間以來我為了治病看過不計其數的醫生，可是醫生只是搖搖頭。剛好弟弟遇見老師，連病都治好了，因此我才抱著希望來到這裡。老師！如果您能治好我的病。我會一輩子感激不盡。」

了解之後才知道這名女子罹患的是脫陰症（子宮脫垂）。說來有點不好意思，我可以猜測出是和性器官或子宮有關的疾病，然而脫陰症卻是我第一次遇到的症狀。根據女子所言，長得像豬膀胱的東西露出生殖器外，但都是白天才會發生，晚上就會縮回去，到了白天又會外露，這是醫院都放棄治療的疾病。

我也同樣感到難為情。雖然不是常見的疾病，但是沒有治不好的理由。再加上我確信靠著生命之法沒有治不好的病。

我將馬齒莧撕開後用火烤過，混入麵粉做成手指大小的藥丸。將這個塞入女子的陰道內。大約過了十五天，女子的脫陰症已經痊癒了。讓人很難相信她長久以來為了這個奇怪的症狀苦不堪言。

這些事情重複了幾次後，我也產生了變化。就算我不和病人對話，也能知道他們身體哪裡不舒服。最神奇的是我的眼睛可以看見病人身體狀態。哪個部位不舒服，病情有什麼進展，需要多長的時間才能痊癒，就算不替病人把脈也能知道。但我不會表現出我這種奇妙的變化，如果是不曉得詳情的人看到，會誤以為我是神明附身的巫師。

當時我最專注的就是診脈法的研究。我當時最不滿的是韓國的韓醫學教導的診脈法太難了，一般人無法用自己的手把自己的脈。為了改善這個問題，我想設計出任何人都能輕鬆學習的嶄新診脈法。因此就算我早就了解病人的情況，我也會一一替病人把脈，研究診脈法。結果相當成功。最後設計出輕鬆又簡單的診脈法。

新診脈法的理論基礎依舊是從宇宙和人體的密切關係出發。核心內容是宇宙和人體有密不可分的連結，大氣中的天氣和人體內的氣壓同樣也維持密切的關係。也就是說大氣的氣壓高，人體脈搏的抵抗力就會變弱；相反的氣壓低，脈搏的抵抗力就會變強。天氣陰霾下雨時，氣壓變低，人體的脈搏抵抗力增強，天氣轉晴晴朗時，脈也會輕盈的跳動。

當然這是最基本的原理。不管多麼簡單容易，把脈的目的就是為了正確的掌握人體的狀態，因此為了徹底的把脈，需要精密的技巧。

舉例來說，人體內有熱氣韻時，熱的性質會讓脈搏變得輕盈急促，人體的冷氣韻較多時，脈搏會變得遲鈍沉重，也就是說了解各種原理就能徹底的把脈。

我了解的診脈法的核心首先要掌握天氣和脈的狀態。因此只要了解最基礎的部分就會對診斷自己的身體有幫助。舉例來說天氣陰霾下雨時，病人的脈變得像羽毛般輕盈，相反的天氣晴朗時脈搏變得遲鈍沉重，這是狀態非常危急的證據，要快點去醫院。總之要設計出新的診脈法就要觀察不計其數的病人。

可是有一天村內的里長來訪說出自己的苦衷。

「祥文哪！你最近忙著治療病人吧！你真是個不得了的人物啊！這種技術是天生的，不管到哪裡都不怕餓死。可是啊！我要來轉告一個不太好的消息。雖然你還不知道，但是村裡的人好像很有意見的樣子。也不是說他們不了解啦！不過經常有痲瘋病患、結核病患在這裡進進出出的，你想誰會高興？可是消息已經傳到隔壁村去了。說我們村莊傳播傳染病。我也不想說這些話，可是輿論就是如此，那該怎麼辦呢？」

我能充分了解村民的心情。換成是我，我也會有一樣的看法。因為我的醫療行為還不算合法，因此我經常感到很不放心。最後我決定離開故鄉。那樣的話，我不就是被村民排擠逃離故鄉嗎？倘若想要四處傳播生命之法，就需要更多的臨床經驗。然而故鄉卻太小了。

離開故鄉後的落腳處是聞慶郡加恩面蜂岩。當時離開故鄉時，雖然下定決新要專心在修煉上，但是現實卻非如此。不管我到哪裡，病人始終有辦法如影隨形的跟著我，我想放任不管，可是卻做不到。

有一天，有一位七十多歲老奶奶來訪。老奶奶年輕時就有便秘的困擾，最近沒有力氣，便秘就變得更嚴重了。我首先詢問糞便的狀態。因為有許多人只有難解便，就會誤以為便秘。便秘和排便順不順利無關，如果糞便像兔子糞便一小顆一小顆的球狀那才是便秘。

「就像兔子糞便一小顆一小顆的球狀。上一次廁所要花一個小時。」

老奶奶罹患了嚴重的便秘。可是不用擔心。便秘一般只需要一至二週，百分之九十就會痊癒。當然還需要病人的配合。

我請老奶奶早上空腹時不要喝水，實踐飯水分離法，如果想喝水，那就等餐後兩小時再喝，任何點心都不要吃，尤其是晚上十點後不要喝任何東西。年輕人一天限制吃早晚兩餐，但病人是力氣衰退的老人家，因此一天吃三餐。

餐後兩小時再喝水的理由是食物在腸胃內停留的時間一般是兩小時。這是根據西方理論的簡單說明，根據東方理論就需要更複雜的說明。

東方用一天十二小時，一小時一百二十分鐘計算，西方的兩小時就等於東方的一小時。天上的月亮要過一個月才會再次更新。也就是說我採用東方的觀點考量到月亮的變化週期，正確的計算出喝水的時間。

老奶奶兩天後再度來訪。和初次見面時有很大的改變。原本陰沉的臉孔變成開朗的笑顏，開始稱呼我為老師。

「老師，居然有這種奇蹟？今天早上上廁所，真的好舒暢喔……。啊！平時我都要上很久，今天才花不到十分鐘。」

老奶奶在我面前將之前吃的藥倒進垃圾桶。雖然我不討厭老奶奶的行徑，但也沒辦法附和她的話。如果沒注意的話，可能又會回歸原點，因此要多下功夫注意。

「奶奶，現在還沒完全康復，一定要照我說的繼續做。」

「我知道了。老師。就算你叫我不要做，我也會繼續做。」

可是過了一個星期，老奶奶臉色蒼白的出現了。我的直覺告訴我老奶奶的排便狀態又惡化了，然而還是若無其事的問道。

「奶奶，您的臉色很難看，有什麼困難嗎？」

「最近又開始排便困難了。跟之前沒什麼不一樣。」

老奶奶說症狀從兩天前開始惡化。發生的原因是攝取食物的種類改變了，或是突然調整份量。我的猜測果然沒錯。原因出在晚上喝的冰酒釀。

「奶奶，以後您有什麼想吃的東西，一定要先跟我商量。還有從今天開始吃完飯後一個小時喝水。暫時不要吃甜酒釀比較好。」

我叫老奶奶不要吃甜酒釀，是因為老奶奶的身體狀況很差。肉類、糖和冰涼的食物對健康不佳的人而言，無疑是致命的毒藥，因此需要特別留意。

我從病人那裡感受到的是只要身體不適，精神力也會衰退。有些病人會覺得自己的病是上天開的玩笑，或是祖墳的風水不好等，責怪外界的因素。當然他們的話也不無道理。

實際上當時我神奇的能力逐漸擴大，不僅能透視人體，只要看墳墓的型態就能了解那個家庭的來歷和目前的情況。因此我深知為什麼風水師說墳墓要蓋在風水好的地方。有時我看見某個病人會浮現在祖墳上插了釘子的畫面。那時我會將我看見的一五一十的告訴病人，但會強調比起拔起釘子，更重要的事是追求自然的道理，實踐飯水分離法。

宇宙的變化和人體的變化和諧時，人體的體質會符合陰陽的原理，身體自然會散發出強烈氣韻，不管多麼厲害的妖魔鬼怪都不敢接近。實際上身體健康，精神力強，不管遇到什麼試煉或難關，都能輕鬆克服。相反的身心不健康，命運也會走向不幸之路。

然而人們普遍都認為自己遭遇的不幸有其他的原因。歸咎於祖先發怒，在九泉之下陰魂不散的惡鬼開玩笑等。這是不願意對自己的生命負責的懦弱態度，這也成了社會上迷信和宗教的主因。

有一天有人從大邱來訪。他目前在八公山修道。

「修行途中有人突然出現。問我：『你是誰？』然後一句話都不說就消失了。那個人該不會是我的守護神吧……」

「真的嗎？那麼下次你遇到這個人時，就親自問他。他可能會回答說：『我就是你』。」

我主張出現在人面前的所有現象都是出自於人的內部。不管有沒有意識到，都在自己的體內，因此會在霎那間出現在眼前。從這些脈絡之中我堅信修成靈長體質，決不是仰賴外界的絕對力量，而是憑藉著自身的努力和頓悟。

治療肉體的疾病並不困難，根絕引起疾病的成因較為艱難，也是基本的課題。那麼有沒有辦法消弭引起病症的成因呢？這正是需領悟的真理，並加以實踐。

無論得到任何難以根治的疾病，都沒有必要害怕。疾病是身體為了拯救自己發出的訊息，因此要盡快領悟生命的真理。

因而發現疾病時，首先要感到喜悅和感謝。這是因為人類沒做好主人的本分，讓可憐的身體和細胞受苦，因此要懂得自覺。

可是實際上大多數的人都做不到。前來找我治病的人，只是急著把病治好，等到復原後又讓細胞壞死。根本沒把飯水分離法放在眼裡，而且菸酒不忌，什麼不好的都碰。

再加上有的人根本不聽我的話，因此就會造成彼此的不信任。還會說只靠麵包要怎麼能治病，而且不能在白天喝水，會造起脫水現象，讓病人陷入不好的狀態。

考量到這些事，運用我開發出的診脈法，還有將藥當做處方。實際上不這麼做也可以，然而為了說服更多人，需要投資時間、金錢和努力。

愈是對病人的態度感到厭倦，我就更強烈的渴望修煉成為靈長體質，這是當時下山時的決心。然而下山之後我做的事僅僅是看病而已。縱然能徹底實踐飯水分離法，但這不是我要做的修煉階段。

想成為靈長體質，就要歷經後期七年過程的修煉，想這樣做的話，就要用固定的材料吃固定的份量。六個月一次的陰陽變化時要調整食量。

我對修煉的渴望愈來愈強烈，有一天我收起行囊離開了。目的地是我之前也曾經當過修煉地的俗離山。在前往的途中我遇到了一位痲瘋病患者，於是和他一起同行。

他來自慶尚北道鯨山，大我三歲。他罹患痲瘋病是三年前的事了，一開始是腳出現瘡水，之後皮膚潰爛傷口蔓延到全身。我遇到他的時候，他的病情已經擴散到眉毛了。

我帶著他前往俗離山臭蟲岩。這是之前修煉的地點，因此並不陌生。我像之前一樣用樹幹等建成窩棚，從那天起和痲瘋病病人一起生活。

季節雖然是夏天，然而山上卻格外的清涼。尤其是晚上，當氣溫下降時，為了禦寒我們兩個只能抱在一起睡。一般人看到痲瘋病病人就會覺得噁心，敬而遠之，深怕自己被傳染了，但是我不一樣。疾病只有當自己的力氣微弱時才會侵犯。我很了解只要我身強體壯，不管多麼可怕的細菌都無法攻擊我的身體。再加上我知道他已經逐漸康復了，那麼我有什麼理由不和他一起住呢？

首先我命令他十五天內不要喝水。不僅嘴巴不能喝，連手也不能碰到水。他愈來愈衰弱。倘若將人天生具備的力氣比喻為是熱氣的話，他的力氣幾乎接近零。

因此為了再次點燃生命的火氣韻，必須嚴格禁止喝水。也要限制食量。一天兩餐早晚吃一塊烤餅，一天只吃兩餐。禁水只吃烤餅的話，體內會變灼熱。這是丹田燃起生命的火花產生的現象，然而痲瘋病病人卻不了解。

他是個食慾旺盛的年輕人，肚子餓相當痛苦。他抱怨口乾舌燥沒辦法忍耐。每當這個時候我都會告誡他務必要把全部的精力用在治病上。

到了第十三天。躺在我身旁的他臉頰發燙全身發熱，熱到受不了脫掉衣服的那一瞬間，我們兩個同時嚇了一跳。三年來不曾停止流過的濃水和潰爛的皮膚，已經長出白皙的皮膚。病人脫掉自己的襪子觀察腳底板。幾乎跟正常人一樣了。

他對於這十三天來的變化感到神奇不已，不停的檢視自己的腳底，撫摸自己的身體。然而他突然將頭埋入雙膝中哭了起來。在我的眼中這就像是灼熱的氣韻湧上，凝結成一滴兩滴的露水。他現在終於能夠變成正常人回到社會上，高興得喜極而泣，我則是讚嘆人體的自生力和自然的自癒力，流下欣喜的淚水。

第十三天了解了身體變化的事實後，就會發現這不是偶然發生的結果。人世間的一個月就等於細胞的一天。徹底的計算後就會得知一年十二個月就等於細胞的十二天。細胞經過六天就等於經過人世間的六個月，從這時起皮膚的傷口開始癒合。然而完全結痂脫落還需要十二天。也就是說從細胞的基準來看，就等於人世間過了一年。

我從治療痲瘋病病人的過程當中更確信太陽的一天等於地球的一年，地球的一天等於人體的一年，細胞分子的一天等於細胞原子的一年，細胞原子的一天就等於原子核的一年。

確認皮膚癒合後，病人從此不再抱怨肚子餓和口渴，認真的跟隨我的指導。治療到了第二十一天，病人的眉毛也重新長出來了，過了幾天青年的眉毛變得黝黑。從瘋瘋病中解放出來，獲得了新希望，青年說想回家了。我想他現在獨自一人也能做得到。我叮嚀他要遵守的守則後送他回家。

我也在不久後下山了。因為多帶了人上山來，糧食已經見底了。下了俗離山後在醴泉地區找地方住。為了生計只能照顧病人。沒有罹患重病的人實踐飯水分離飲食法，效果幾乎是百分之百。我治療了社區內大嬸的濕疹、便秘和腸胃病等，病人開始絡繹不絕的湧入。

有一天來敲我房門的小姐也是聽到傳聞前來。她的身體非常嬌小，看起來相當虛弱。我帶前來治病的小姐進入房間後透視她的身體，發現她罹患的病正是心火病。

「妳之前曾被驚嚇到嗎?所以只要一點微小的事就嚇得胸口噗通噗通的狂跳。」

聽完我說的話她用吃驚的表情看著我。過了不久她緩緩的開口說自己曾被嚇過兩次。

「從故鄉回來的路上。在非常偏僻，人煙稀少的地方，我小心翼翼的走著，突然從前方跳出一位軍人。我嚇了一大跳……還有弟弟死的時候我也受到很大的衝擊。之後就算是小事也都讓我心驚膽跳。」

女子的身體逐日消瘦後，家裡甚至還曾請過靈驗的巫女來驅邪。可是完全沒用。去醫院檢查都說是太過敏感才這樣，連詳細的病名和治療法都不知道。她是聽到身邊的人說了關於我的傳聞才跑來找我。

我在女子的脖子後方拔罐，抽出邪氣和壞血後給藥當處方。當時的藥費相當昂貴，然而她看起來似乎家境不好，因此沒向她收取藥費。之後女子因為免費治病，為了表示感謝之意，每天都來我們家打掃幫忙。

不久之後我們決定結為夫妻。病人和醫生相遇後締結夫妻姻緣，這是相當特別的姻緣。之後才知道妻子當時已經有了會和我結婚的預感。

在來找我之前白天睡午覺時夢到被一名陌生的男子綑住脖子，然而前來找治病的男子，才發現竟是夢中出現的人。在剎那間妻子突然覺得「我和那名男子被強大的命運之線糾纏在一起」，或許是這樣才成就了這段姻緣。

然而結婚本身對我們兩人而言根本不是祝福，而是痛苦的延續。我治療貧困的病人，靠著成就感度日，但是妻子就必須代替不會賺錢的先生扛起生活的沉重負擔。雖然可以用幾瓢米勉強餬口，然而日子還要靠妻子娘家救濟。

這段期間妻子懷孕了。想到即將出世的孩子我就心急如焚。我不能再這樣過日子了。被困在鄉下只收取香菸費治病，身為家長真是太不負責任了。

我們夫婦最後來到首爾，在首爾火車站附近的東子洞租房子。可是那裏是紅燈區，就算是大白天也會光明正大的進行性交易，我們的處境也很狼狽。

淒涼悲慘的生活無止盡的延續。我在路邊攤做起了賣洋菸的生意。大部分是違法的，隨時有可能會被檢舉，我懷著忐忑不安的心情。但是最後卻坐了一個月的牢。

然而不管遇到什麼情況，我都會徹底的實踐飲食調整法。我之所以會這麼做是因為在三角山的三日體驗。如果沒有這種經驗，我依然會被四周的情況影響，過得很糟。經過那三天驚人的體驗後，我更確信生命之法，看見生命的目的。

甚至在監獄之中都徹底的實驗飯水分離法。每隔兩天我將一份餐點留給其他人。不需要花心思在其他地方，因此監獄中的生活反而更舒服。

我的外表雖然落魄，但肌膚卻像白玉般光滑無暇。身體輕盈，運動時間我會用比其他人快幾倍的速度在運動場上奔跑。

出獄之後生活也沒有好轉。動不動就去修煉，治療病人後經常回到山上和祈禱院，只靠可憐妻子的力量根本無法負擔家計。

我至今對妻子仍然感到很抱歉。為了實現靈長體質，無法集中在修煉上，但至少要治療病患累積臨床經驗。這樣才不會錯過自己要走的路。

有一年，是進入祈禱院的事了。

祈禱院的規定和我追求生命之法的生活有許多衝突。人體的細胞白天接受陽氣韻活動，晚上應根據陰的性質靜態休息。但祈禱院動不動就要求要祈禱。

這從生命之法的角度來看是非常危險的事，健康的人雖然不會受到大影響，然而一定會對虛弱的病人造成影響。

祈禱院內給的食物也很難用來治病。每頓飯都有湯和燉菜，這會讓體內的陽氣衰退，造成病情惡化。禁食祈禱對於肝癌或是肝硬化的病人而言，禁食是相當致命的。

我違反祈禱院的內部規則，還想要留下來的原因是那裏有許多重症病患。我想多接觸有各種症狀的病人，並且偷偷的幫助他們，這也是為了檢證生命之法的驚人能力。

祈禱院內見到的病人當中，讓我印象最深刻的是得到肺結核的女子，還有為了治療女子而隨行的哥哥。大好青春年華的年輕女子，居然得到這種病，浪費青春，哥哥盡全力祈禱，祈求神的奇蹟。然而妹妹就像快要熄滅的火種。我不忍心看見他們兄妹苦苦的祈禱，因此去找哥哥並提出建議。

「如果你希望妹妹的病能痊癒，你可以相信我一次嗎？」

他剛開始覺得我是個怪人，用充滿懷疑的眼神看著我，和我談話之後發現我有許多治病的經驗，隨即改變態度，他哀求著說如果能治好妹妹的病，他就了無遺憾了。

討論後決定實行作戰計畫。作戰計畫就是讓妹妹一天定期吃三次元氣素。當然食療法也要按照食療法的方式進行。

考量到這種雙重方法的原因是為了讓病人安心。不這樣做的話，奉勸已經病入膏肓的病人進行飯水分離法，怎麼會有效果呢？

「元氣素製成粉末，請妹妹一天吃三次。當然元氣素就和一般的營養劑差不多。可是這不是普通的營養劑，如果妹妹知道這是昂貴的藥物，可能會對這種藥抱持希望。目前你妹妹的狀態太過絕望了，至少要有足以依靠的東西。但是你要好好的向她說明這種藥。不要忘了告訴她吃了這種藥一個星期內就能痊癒。」

「什麼？這世上怎麼可能會有人吃了元氣素一個星期就能康復？可是如果沒有好轉的話，那麼妹妹不就會更失落？你的意思是說就算吃昂貴的藥也不會有起色嗎？」

「你不用擔心。一定會在這段期間內痊癒。除了吃元氣素以外，更重要的是要徹底的遵守我現在要說的話。首先暫時不要吃祈禱院給的食物。白天也不能喝水。只有晚上才能喝，並且餐後兩小時才能喝水。一定要說服她在吃這種藥的期間務必要忍耐。」

這樣就完成所有的準備了。為了怕妹妹不相信這是昂貴的藥，我們還特地找人來換取本票，假裝借了錢。這樣做之後妹妹真的相信了藥的作用，哥哥也按照我的吩咐幫助妹妹遵守食療法。

跟我預期的一樣立刻就有效了。妹妹看起來比較舒服了，呼吸也變順暢，她欣喜若狂。一定是這樣。造成呼吸困難的主犯正是我們隨時飲用的水、湯、火鍋、菜餚等內添加的油脂。妹妹的呼吸順暢後，更信賴藥的效能，因此更願意聽我的話。

吃了一個星期的藥，有一天妹妹突然感覺胸口像火燃燒一樣，跑到祈禱室開始祈禱：「感謝主賜給我聖靈之火」。

更驚人的是她從宿舍一口氣跑到祈禱室。這是平時的她根本難以置信的事。一定要哥哥攙扶，還要停下來休息好幾次才能抵達的距離。她可以一口氣跑過去，這是她痊癒的證據。

連她自己都感到很吃驚，祈禱完後她的臉上流下欣喜的淚水。她已經不是從前的她了。像白紙般慘白的臉孔，已經充滿活力，弱不經風的瘦弱身體充滿了氣韻。兄妹倆人抱頭痛哭。我也感動得流下了眼淚。

「疾病都出自於人體的陰陽失調，這是因為不配合時間飲水，為什麼人們不懂得這個事實，生病讓我們的肉體受苦呢？」

我望著找到嶄新生命的兄妹倆人，決心要成為飯水分離法的傳道士。至今為止都是治療聽到鄉下的傳聞後來訪的病人。然而這卻無法走向大眾化之路。現在我要用其他方法找到病人。

「那麼，有什麼方法呢？」

我的腦中浮現了許多想法，然而就像天上閃耀的星星一樣隨即消失了。決定進行某些計畫，通常是興奮有趣的事。更何況這個計畫可讓人類向上提升，帶領人們進入更進一步的生命階段。我不能浪費構思遠大夢想的時間。我坐在祈禱院的庭院，就這樣過一整夜。

## 10 監獄內新誕生的陰陽飲食法

我為了讓飯水分離飲食法大眾化，開了一家合法的韓醫醫院。一九七四年，當時我三十五歲，我在龍山的三角地附近創立了金川韓醫醫院。因為我沒有正式執照，因此必須和有執照的人一起開業。擔任院長的合夥人主要負責一般病人，而我治療重症病患。韓醫醫院的病人絡繹不絕的湧來，生意興隆。

醫院開到第五年時。醫院治療的癌症患者突然暴增。當時經濟情況愈來愈好，一般家庭的餐桌經常會出現冷凍的速食食品，這和社會趨勢有密不可分的關聯。尤其是冰箱的大眾化，冰箱的優點是可讓食物保持新鮮，然而缺點則是吃太多冰冷的食物。這是件令人煩惱的事。

炎熱的夏天應該將陽氣韻儲備在體內，才能夠健康的渡過秋冬季陰氣韻旺盛的季節，然而冰箱普及化之後，夏天也能享用冰塊和冰水。結果就造成陽氣韻的損失，對人體產生不好的影響。

一天根據不同的時段可區分為早上、下午和晚上等，從一整年來看，不同的時段就代表不同的季節。春天是早上，夏天是下午，秋天是晚上，冬天是深夜。因此夏天喜歡吃冰冷食物的人，冬天一定會身體虛弱，因此將食物從冰箱中取出後，一定要退冰後再攝取。

經常看到癌症的重症病患，我領悟到萬病之始都是源自於人體的陰陽失調。不只是癌症。如果連輕微的病症都要算，主因都是起於人體的陰陽失調，人體的氣血循環不順暢引起了這些痛苦。

我經常向病人強調空腹時絕對不能喝水。接下來才是不要吃冰涼的食物，餐桌上不要有湯和火鍋。前面幾項都是所有病人要共同遵守的事項，得到癌症的重症病患和一般病患不同，不能吃所有油膩的食物。暫時不要吃糖份太高的水果。我建議攝取早晚兩餐，根據病人的陰陽狀態或是病情的進展程度，也會建議改成吃午晚兩餐。

有別於一般病人的癌症病人，除了飲食療法外，還會給藥當作處方。我當時在某日刊登了廣告，強調只要靠食療法、熱療，再併行韓藥就能治療疾病，然而這卻害我坐了兩次牢。

警察在一九七九年七月來到家裡。警察衝進家門，要求我去一趟警察局。打聽之後才發現我已經成了「暫緩起訴人」。讓我更吃驚的是起訴的時間竟然是十三年前的一九六七年，內容是違反藥事法。我看了警察取出的起訴狀，果真是一九六七年住在慶尚北道常州的某個人檢舉我違反藥事法。當然我並不知道檢舉我的人是誰。從檢舉日期來看，應該是住在故鄉時發生的事，離開故鄉後到處顛沛流離，因此沒收到法院的傳票。

前面的內容僅僅是我的推測。然而警察告訴我的事實是因為我行蹤不明，因此警察將我判定為傳喚不到，作了緩起訴處理，然而我這次登了廣告，因此他們才能找到我的住處。

我答應要接受違反藥事法的處分。既不生氣，也不覺得難過。我只是無話可說罷了。有必要說話嗎？我沒有執照治療病人，為了消除病人的不安也會開藥當處方，這些都是事實。

我被判十個月的刑期時，我的心情很平靜。我之前曾經入獄，在監獄中很容易進行飲食調整。雖然是很粗糙的飯菜，然而可以在固定的時間內有規律的吃，也沒有人會問為什麼不喝水，為什麼不喝湯。

我兩天吃一餐，四天吃一餐，剩下的飯就給其他人。縱然日益消瘦，但是眼睛和皮膚散發出的光彩卻一天比一天明亮。

我不僅自我修煉，偶爾也治療生病的人。雖然無法給藥處方，但是不管在哪裡都能指導飯水分離法。當然能夠按照我的吩咐徹底實踐食療法的人病能治好，但是將我的話當作耳邊風的人，在監獄內過著痛苦不堪的生活。

十個月後出獄，韓醫醫院已經倒閉了。我又要為了生計煩惱。沒有執照從事醫療行為，我了解這是多麼不安又危險的事，可是卻無能為力。而為了宣揚生命之法，牢獄生活並不能熄滅我的熱情。

雖然過了一年多的歲月，一些癌症病人還是在口耳相傳之下來訪，我依然以飯水分離的食療法為主治療他們。雖然有時會用到藥材，但是僅適用於有生命危險的重症病患。其他的病人只要採用飯水分離的治療法就能立刻恢復健康。

治療病人的同時，我也勤於利用自己的身體作實驗。陰天和晴天，喝酒時和不喝酒時，刮風時和不刮風時，花心思和不花心思時，密切的觀察體內發生的變化和其中的關聯性。而且還透過病人的身體持續進行上述的實驗和觀察。結論確信了生命之法可適用於所有人。倘若不適合自己的體質，再好的方法也沒用，但飯水分離法和自己的體質無關。

來訪的病人之中也有體質敏感的人。這些人經常會詢問我屬於太陰人，或是說我體質屬木，老師有什麼看法等等，再繼續追問飯水分離飲食法是否真的適合我的體質。此時我會強調所有事物都會改變，體質也一樣。

永恆不變不是大自然的真理。根據真理，宇宙變化運行，人體也會隨之改變。然而體質有什麼不同呢？再加上四象、五行、六氣等都是從陰陽延伸出來的理論，人體的陰陽調和的話，這些延伸的部分自然會和諧。因此在討論體質之前要先了解沒有永恆不變的法則。

如果有人想從陰陽飲食的觀點討論體質，我會先區分他是陰性體質還是陽性體質。吃許多冰涼的食物都不會受到影響的人是陽性體質，只要吃一點冰冷的東西就會產生腹瀉等身體異常的人就是陰性體質。然而與其區分陰性體質和陽性體質，更重要的其實和體質無關，而是要採用飯水分離法。這樣人體的陰陽才會調和，細胞也會變得更活躍。

我在崇仁洞重新創立了生命韓醫醫院。我僱用了有執照的韓醫師，我主要替癌症病患看診。當時來找我的病人中也有許多高官的夫人。在他們之間口耳相傳有很大的威力。有錢有勢的人爭先前來，韓醫院立刻就步上正軌。韓醫院生意興隆後經常感到人手不足。

然而我又因為無照行使醫療行為的罪刑，依違反保健犯罪的相關特別條例再度入獄。好像是有人向警察檢舉我的醫療行為。我再度體會樹大招風的涵義，一九八四年七月起我又坐了兩年六個月的牢。

我早就習慣了牢獄生活，不感到驚慌失措或是任何不便。只是將看病的工作移到監獄內。不管到哪裡都一樣，我在監獄內的人氣一樣很旺。經常進出監獄的人都不是健康的人。

有一次我遇到一個因強盜罪被關的青年。他的腸胃似乎不太好，只要吃完飯就像消化不良一樣不舒服，偶爾也會肚子痛。我叫他實踐飯水分離法。當然要不要做由他自己決定。因為他的腸胃病太嚴重了，痛苦萬分，因此立刻照我的話去做。過了幾天後他經過我身邊時，小聲的說了一聲「謝謝」。

監獄內發生的事件不計其數。其中令我印象最深刻的是換監獄之後，一個炎熱夏天發生的事。當時是八月，正在某個工廠內製作假花，收到傳話說有人來探監。

「沒有人會來找我，到底是誰來會面呢？」

我刻意叫家人不要來探望，因此在外面等我的人究竟是誰呢？可是更奇怪的是帶領我的典獄官並未將我帶往一般面會室，反而帶我去其他地方。我跟在典獄官身後進入某個辦公室。有個保安課長和打扮俐落的中年男子正在等我。男子看到我前來立刻起身向我打招呼。讓我愣了一會。

「請問是李祥文先生嗎？」

「是的，請問您是哪位……」

「我是從美國來的。」

「美國？我在美國並沒有認識的人啊！」

「實際上我住在韓國的弟弟罹患了肝癌。我從美國寄了上好的藥，也在醫院接受治療，然而卻沒有用。被宣告毫無希望。本來不曉得該怎麼辦才好，這時正好看見老師在雜誌上的報導。」

好像是看到被我醫好的肝癌病人的經驗談。這位病人是住在京畿道金浦的年輕人，還有著美好前程的男子漢，卻因為肝癌過得痛不欲生，藉由食療法找回健康。這名陌生的中年男子應該是看了這篇報導。

中年男子繼續說道。

「看完這篇報導，我懷抱著最後一線希望，親自拜訪老師。啊！你知道我費了多大的苦心才來到這裡嗎？我打電話到週刊雜誌上記載的地方，可是都連絡不上，最後四處打聽才來道這裡。您可以看在我費盡一片苦心的份上幫幫我嗎？」

中年男子苦苦的哀求著。可是依我目前的處境，根本無能為力。我連自己都不是自由之身，還被困在監獄之中，要怎麼幫助他人呢？我懷著遺憾的心情回到了工廠。然而隔天典獄官叫我快點打包行李準備外出。打聽之後才知道是昨天見到的中年男子動用了人脈，最後將事情處理好了。剛開始我簡直無法置信。典獄官說備了警衛車，在監獄之中允許外出，這件事令我太訝異了。

因為時間緊急，因此我們坐飛機前往首爾。很久沒踏上首爾這塊土地，可是卻沒時間四處看看，就立刻前往男子弟弟所在的面牧洞。然而病人已經病入膏肓，中年男子太晚才來找我了。可是這能怪誰呢？我只能安慰家人說人的生死都是天註定的。

和臨終前的人的緣分讓我受到很大的衝擊，我將三天內在假死狀態下目擊的經驗當作基礎整理出理論。雖然沒有世俗意義中的自由，然而監獄中規律嚴格且安靜，是有系統整理出理論的最佳場所。

此時我整理出的理論從飯水分離食療法，一直到進入靈長體質的後期過程修煉的詳細方法論。這就是「陰陽飲食法」。

根據傳統，東方雖然將萬物的誕生和消滅等立足在陰陽論上，然而卻找不到透過飲食調整人體陰陽的理論。再加上透過陰陽飲食可達到超越死亡的靈長體質，這是前所未有的獨創理論。

在監獄內的另一個成果是創立了「陰陽針灸法」。我從小就喜愛研究針灸的神秘和功效。放學時曾經扭傷了腳，當時治療的人是村裡的老爺爺。我受傷那時村裡面還沒有像樣的醫院，都是採用民間療法治療，或是找村內的針灸師父。我也是拖著負傷的腳前去針灸。

幫我針灸的人是白髮斑駁的老爺爺，那裡除了我之外，還來了許多人。有人針灸後躺著，有人疼痛呻吟催促著快點針灸。

可是奇妙的是老爺爺的針插入體內後，不久前還喊著疼痛的人逐漸安靜下來。抱著肚子打滾的大叔，肚子上插完針後，就沉沉的睡著了，手臂無力抬不起來的大嬸，針灸後就能自由的活動手臂。

終於輪到我了，我在腳踝針灸。厲害的疼痛突然就消失了，甚至還能順利的走回家。

從這次的事件，我對針灸開始產生興趣，有一陣子還考慮是否要正式學習韓醫，然而我的經濟情況卻不允許。但在經過上山修煉和三天的假死狀態，我不再是之前的我了。我領悟到宇宙變化的原理和人體變化的原理相同，還有宇宙的氣在何處用何種方式流動，人體內的氣韻如何循環。舉例來說，我領悟到早晨時男人的氣韻由左手流動至右手，女人則相反，腳的循環和手相反，男人在早上氣韻起於右腳，流動至左腳，女人則是相反。

陰陽針灸法可對食滯（消化不良）病人發揮功效。雖然有人會認為食滯並不是疾病，只是輕微的症狀，然而了解之後才發現食滯是危險的症狀。尤其是罹患重症的病人，消化不良無疑是致命的毒。我認識的癌症病人當中有人因為嚴重的食滯失去性命。這種危險的症狀大多是因為喝冰水和冰涼的食物所引起的。冰涼的物質以低於五臟六腑的溫度進入體內，就會產生問題。

然而病人體內的熱氣韻愈旺盛，就愈喜歡冰涼的食物。不管我怎麼規勸他們要吃溫的食物，他們就是聽不進去。有一次有個罹患大腸癌的大嬸就是因為吃了冰涼的食物引發食滯症。癌症病人病情逐漸好轉時，倘若引發食滯，症狀就會惡化，因此大嬸相當擔心。我採用陰陽針灸法，在病人的合谷上入針。當時正好是下午，因此我從左邊開始入針，接下來才在右邊入針，不到五分鐘病人就恢復正常了。

我創立的陰陽針灸法當中，將人體區分為六個等份，採用針灸的原理。以肚臍為中心區分為上下兩個部分，以左右的手足為基準，再區分為上下，因此全部共有六等份。

將人體切割為六等份後，根據病人的症狀，並根據上病下治（肚臍上方的疾病，在肚臍下方入針）、下病上治（肚臍下方的疾病，在肚臍上方入針）、左病右治（左側的疾病，在右側入針）、右病左治（右側的疾病，在左側入針）的原理入針。舉例來說左手臂異常的病人，就在右邊的太衝穴和經穴中央部位入針，右腳踝異常時，就在左邊的翳風穴入針。如此一來疼痛就會消失。

我制定了針灸術和陰陽飲食法的理論，同時也治療病人，過完了監獄生活後出獄後，當時我已經五十三歲了。妻子依然為生活所苦，幼小的兒女已經長大成人了。我將我的家人當作鏡子看我自己。

雖然我的人生是我自己的，我也盡力在我想要的人生中全力以赴做到最好，然而目前我的德性和優良家長的形象相去甚遠，我感到羞愧不已。

「就算我能夠發揮治療病人的能力，可是卻沒有能力當好一家之主，那有什麼意義呢？」

雖然我擁有別人渴望得到的能力，卻反而過得很屈辱。只要見一面就能知道那個人生活的經歷、目前的生活，甚至還有未來。因此大家都將我當作「魔鬼」敬而遠之。

我在三天的假死狀態下醒來，下山後急迫的想修煉成為靈長體質，投入後期修煉，然而這反而成為禍端。只要一天吃後期飲食，氣韻就會源源不絕的湧出，透視力和預知能力變得更強大，眼睛和臉頰散發出光彩，連我自己也無法抗拒。

我在無意識下發揮能力或是身體散發出光芒時，會故意喝燒酒或米酒。利用酒的陰氣讓精神變渙散，並阻止氣韻向外延伸。

人體的細胞變完整之後，只要時候到了，就算不願意也會自然而然的得到能力。相反的在時候還未到之前取得這種能力，就不想自我提升，或是不把理想放在眼底，僅僅沉溺於能力的絢爛外表。我也擔心會變成這樣。因此不想表現出能力，為了怕自己在無意識下發揮出來，一刻都不敢鬆懈。

「一般大眾還不能遵守飯水分離療法時，我能獨自一個人結出靈體的果實嗎？不，就算這樣有什麼意義呢？」

回顧過去的人生，多次反省的時刻，好像從體內聽見真正的自我的聲音。這個響亮溫柔的聲音這樣告訴我。

「一起走吧！大家一起走吧！你有家庭也有社會。不管他們而自己獨立往前跑只是你個人的慾望罷了。為了讓這整個社會從疾病的痛苦和不安中解放出來，我至今為止多麼的努力啊！為了讓飯水分離法能夠普及大眾化，我還需要付出多少努力呢？」

我下定決心將重點放在全體大眾的持續成長，而非個人的完成，我為了推廣理論決定製作錄影帶。沒有觀眾，自己對著黑色的鏡頭演說並不容易，然而終於成功的錄製四到五小時的錄影帶。我並沒有事前準備草稿。我平時經常思考並實踐，因此我不知不覺地就滔滔不絕的說出這些內容。

「吃吃喝喝的飲食生活就像腐敗的政治。因此就讓國民細胞背負了重罪。」

我正式的開始從事大眾化活動。我花了三十多年的時間才走到這一步，這期間經歷的各種事件突然變得好遙遠。然而我從來不覺得我走過的路毫無意義。對我而言，上山獨自修煉，在鄉下治療麻瘋病病人、肺病病人，甚至因為無執照的醫療行為入獄，這些就像在河水中放入墊腳石的珍貴活動。因為將這些小小的墊腳石一個一個放入河中，所以現在我才能放入更大的石頭做成橋。

# 11 我遇到了奇蹟——求禮療養院的實例

建立陰陽飲食法療養院的想法，是在推廣飯水分離法後在聚會中初次提出。會員們覺得有療養院的必要性，是因為無法隨時獲得正確的情報。

不僅難以區分可以吃的食物和不能吃的食物，健康一不小心急速惡化時，也很難採取緊急措施。尤其是會員們大多長期罹患重病，靠著陰陽飲食法才撿回一條小命，因此他們迫切的渴望能有安心療養和修煉的地方。

和會員多次討論後，再加上我獨自苦思，最後決定要建立療養院。然而建立的地點是個大問題。在首爾地區和全國各地物色適當的地點，要決定適當的地點卻比想像中還要困難。這是募集會員的錢建立的，因此不能隨便建一建。

可是有一天有位全先生來到陰陽社辦公室。他是之前經營韓醫院一起工作的夥伴，我因為無照行使醫療行為入獄後就斷了音訊。打聽之後才知道他剛結束首爾的生活正在求禮經營農場。有一天他偶然看到報紙廣告的報導，因此懷著喜悅的心情來到禿山洞。

好久不見了，有好多話想說。談論彼此的生活，還有未來的計劃。說著說著就提到最近想建療養院的事，全先生聽到這些話，就說自己的農場相當廣闊，提議可以利用那裡。不僅風景秀麗，人煙稀少空氣清新，很適合建療養院。

不久之後我抽空拜訪全先生的農場。農場距離求禮邑有八公里之遠，位於文尺面中山里中間。中山里由群山環繞，山的模樣很像雞爪，因此名為雞足山。

倘若在此地建造療養院，四處都可看見雞足山。山勢秀麗寧靜，我非常滿意。決定地點後接下來的事就順利進行下去。由農場提供土地，因此大幅的減少會員的負擔。

我和會員們捐獻的結果，終於募集到足夠的金錢，最後在一九九五年，求禮療養院正式開幕。

我在考察時還不知道，完工後在當地生活才發現求禮療養院的地理位置比想像中還要棒。中山里只有十戶居民，是個小村莊。不會受到人群的打擾，相當清幽。

打開窗戶就能欣賞雞足山的茂盛樹木上翠綠欲滴的樹葉和樹枝隨風搖曳的風景，還有療養院門前清徹幽靜的溪水。更引人入勝的是夜晚天空的繁星。療養院天上的星星和都市看到的星星本質上相當不同。藍色、黃色的群星點亮漆黑的天空，充滿著蓬勃的生氣。

在療養院生活的人幫忙農場主人全先生做事。他已經是年逾六甲的老翁，卻要獨自管理五萬多坪的遼闊土地。本來這塊地就不是全部做為農場使用，這也算是在幫忙他老人家吧。

清晨喚醒病人後坐在朝露尚未消失的旱地上拔雜草，讓新鮮舒暢的空氣充滿肺部。全身接受這種氣韻，才了解「現在進入我體內的才是我真正的靈魂」。

現在這一刻，只要有空氣和食物就能存活。然而這個世界已經變成戰場，甚至成為煉獄，為什麼會這樣呢？這都是被慾望蒙蔽了眼睛，看不見真理。我將這些想法轉達給療養院的病人。

求禮療養院是個充滿病人的地方，因此流傳了許多和治病有關的故事。除了來得太遲了，或是不節制飲食的情況外，其餘的病人大部分都將病治好取得新生命離開療養院的大門。

一九七〇年生的楊小姐也是其中的案例。

她先天的肺部虛弱，一九九六年四月進入療養院。當時楊小姐的身體結核菌已經從肺部擴散到腳和頭部，導致她無法順利行走。幸好她的胃口還不錯。

我看到她正值花樣年華的青春時期，卻跛著腳行走，因此盡全力治療可憐的楊小姐。

我指導她徹底的實踐陰陽飲食法，並在右肺做溫灸。肺部有寒氣入侵，呈現惡化的狀態，因此採用艾炙提升溫度。

楊小姐是在姐姐推薦下得知求禮療養院。擔任藥劑師的姐姐，也會向買藥的人宣傳陰陽飲食法。

在來到療養院前，姐姐曾多次向妹妹推薦陰陽飲食法。然而妹妹實踐之後，中途因為嘴饞無法忍耐，開始隨心所欲的吃喝，因此屢次失敗。因此才來到與世隔絕的療養院接受治療。

幸好楊小姐的狀況一天比一天還好。過了一個月後，不需要別人的幫助就能靠自己的力量行走。情況逐漸好轉後，不久她也能夠獨自上廁所了。

那天療養院的夥伴們一同慶祝楊小姐康復，並且拍手祝賀。雖然還是嚴重的跛腳，但已經可以獨立行走，這件事本身就是個驚人的變化。楊小姐有了痊癒的希望後，每天都在寬敞的客廳內練習走路。

客廳大約三十坪左右，可供病人在此進行丹田呼吸、冥想或是體操，楊小姐在此行走還算寬闊。楊小姐不間斷的揮汗練習走路，努力的結果，兩個月後就能獨自在農場附近散步。

當然楊小姐也有難關。身體稍微恢復了，因此又開始嘴饞。楊小姐在散步途中摘了幾顆杏桃來吃，卻因此受了好幾天苦。脈搏不正常跳動，呼吸變急促。

在這個事件後，楊小姐徹底的下定決心，聽話的接受治療，最後在五個月後不靠任何外力，用自己的雙腳走出療養院。楊小姐初次來到療養院的那一天，是在姐姐的祝福之下搭計程車來到此地，相較之下，實在是相當驚人的變化。

去年被宣布胃癌末期的裴勇村先生也是靠著陰陽飲食法獲得新生命的人。他在龜尾擔任法務士，今年七十一歲。七十歲時確定得到胃癌的裴先生，從一開始就拒絕接受手術，打算用自然療法治病。就算接受手術也沒有自信能夠存活，再加上已經七十歲了，就算死也死而無憾。

裴先生進入用生食和蔬果汁治病的自然健康院，在三天內斷食。不僅病情沒有好轉，口中還流出濃稠的鮮血，病情惡化被抬進醫院。緊急輸血後才勉強度過危機，醫生都警告一定要立刻接受手術。倘若不接受手術，就只剩下幾個月的生命了。但是裴先生堅決的出院，在女兒的建議下來找創立陰陽飲食法的我。

裴先生來訪的情況至今仍歷歷在目。診斷後發現他的狀態很糟。依我看幾乎沒有存活的可能性。然而卻不能放棄人的生命，因此我指示裴先生在十天內徹底的實踐陰陽飲食法。將生命完全交託在我的手中的裴先生徹底的實踐食療法。他的身體出現了逐漸復原的驚人奇蹟。連一滴水都無法進食，經常嘔吐的他，某天突然開始吃起米粥。透過這個訊號我認為裴先生早晚會復原。我製定了「百日作戰計畫」，正式的治療裴先生。一天一餐，只能吃粥，並且只能在規定的時間飲水。幸好他能忍受飢餓和口渴，滿一百天前他已經可以吃飯，還能到辦公室上班。

裴先生很享受第二個人生。近來就算吃生牛肉和生魚片也不會有什麼問題，健康情況相當良好。皺紋變柔和了，手上的疣也消失了，看起來比之前還年輕。裴先生每天早上爬到住家附近的山頂，完全看不出過去的疾病留下的痕跡。

江成海小姐出生於一九四二年，在釜山沙下區下端一洞經營柳袗咖啡館。江小姐和陰陽飲食法結下不解之緣是在一九九二年十二月，走在路上偶然收到別人發的傳單。

傳單上寫著靠著陰陽飲食法治癒肝癌的全勝根先生的經驗談。對於當時的江小姐而言，不靠昂貴的藥物，僅僅靠著飯水分離法就能治療重病，真是太神奇了。因此當時江小姐對於全先生的治癒案例相當感興趣，

乳腺癌、糖尿病，加上嚴重的失眠和便秘，再加上血便，她幾乎全身是病，只能衷心地期盼著奇蹟出現。當時江小姐這樣說道。

「當時真的只想抓住一塊浮木。因此這到底是事實還是幻象，我根本沒什麼特別的想法，就立刻前往傳單上記載的地點。在那裡認識了陰陽飲食法。當時是十二月二十二日冬至……

總之我對陰陽飲食法非常滿意。因為不用吃藥也可以。只要罹患過重病的人都知道，藥有多麼毒。所以不用吃藥真的讓我很開心。從那天開始我就採用一天兩餐，開始實踐飯水分離飲食法。過了幾天之後，我的身體真的變得好舒服，連胃口都變好了。」

當時讓江小姐最喜悅的時刻是採行陰陽飲食後，一個月內就能順利排便了。雖然

糞便有許多血，然而這還是糞便。對於就算灌腸也沒辦法順利排便的江小姐而言，這簡直就是奇蹟。

仔細的觀察，肚子內的腹水也都消了。但是不能就此安心。觸碰肛門，內側還有兩顆拳頭般大小的硬塊。

「看到成效之後，你知道我的心情有多麼雀躍嗎？我更認真的實踐陰陽飲食法。過了一個月後，肛門處的兩個硬塊已經縮小成一半了。不久之後就會消失了。」

江小姐的預感很準確。有一天結束咖啡館的營業後，一直躺到三點還睡不著，一直想去上廁所。

但是坐在馬桶上，怎麼上都上不出來，江小姐忙著在廁所跑來跑去，睜開雙眼迎接清晨到來。可是她突然坐在馬桶上血流不止。根據江小姐的說法，這不是血，反而像是濃稠的液體。過了一兩個小時後，血止住了，伸手摸肛門，硬塊已經全部消失了。

啊！故事還沒完全結束。江小姐想知道救了自己一命的陰陽飲食法的創始人究竟是誰，因此打電話到首爾的陰陽社。

好不容易才通上電話，時間是一九九四年二月。江小姐開始實踐陰陽飲食法已經過了十四個月了。當時我記得江小姐很確信和自己通話的人就是我。

江小姐想確定自己的病是否已經痊癒，因此親自來到首爾。檢察江小姐的身體狀況後，和過去相較雖然已經有了好轉，但已長時間惡化了，因此要完全復原還需要一段時間。

病情好轉的病人當中讓我印象最深刻的就是朴先生。朴先生在關稅廳擔任高級公務員，雖然體型不高大，然而給人非常結實的印象。根據帶他來的妻子描述，朴先生從來都沒有生過病。奇怪的是這幾個月來健康情況持續的惡化，連飯都吃不下，應該是身體哪裡出了問題。去醫院檢查，也都檢查不出個所以然。依我看他罹患了胃無力症，他的症狀相當嚴重。我首先要了解他為什麼會罹患這種症狀。原因是「餐前空腹喝冰水」。

「朴先生，你是不是長期都在清晨時喝冰水呢？」

「是，沒錯。我在地方關稅廳工作時，那裡的水相當好喝，因此我每天早上都習慣喝冰水。大家不都這樣說嗎？清晨時空腹飲水最好……」

他這樣說也不無道理。健康相關書籍也有這樣的記載。

「先生，清晨時空腹喝水是毒藥中的毒藥。因此就算以後你離開療養院，也絕對不能這麼做。」

他不解的搖搖頭。

「毒藥中的毒藥？那麼為什麼有名的醫生們都認為那是基本的健康常識呢？」

我反問用懷疑的眼光看著我的他，為什麼清晨空腹飲水有益身體。他的回答脫離不了一般人得知的錯誤「邏輯」。清晨是人體排泄功能最強的時間，要喝乾淨的水幫助排泄功能。

我讓朴先生躺在中間，讓許多人摸他的肚子。消瘦的他肚子以肚臍為中心，有著岩石般的硬塊。用力按這個硬塊，朴先生痛苦的呻吟。

「好，各位都摸過了，朴先生的肚子內有堅硬的硬塊。韓醫稱之為硬塊。你們知道產生的原因是什麼嗎？當然有各種原因。然而最大的問題就是空腹時喝冰水的錯誤習慣。各位雖然覺得很訝異，然而喝冰水時，其中的冷氣進入肚子內，累積後就像這位先生的肚子內累積的冷積一樣逐漸擴大。

但是這種冷積就是萬病的根源。阻擋了天的氣韻和自我，讓彼此不順暢，結果就妨礙人體內氣的流動。也阻止了上下的流通。這位罹患的無力氣症，就是因為這個原因。根據剛才說明的原理，造成胃的蠕動作用靜止。那麼解決冷積的方法是什麼呢？」

大家被我突如其來的疑問感到訝異萬分，彼此面面相覷。

「其實很簡單。這是因為喝了太多冷水引起的現象，反過來讓身體變溫暖，就能解決問題了不是嗎？」

此時大家才異口同聲的說「飯水分離法」。實際上讓身體變溫暖的人為方法還有藥草和打針。然而飯水分離法可以補充身體的陽氣，再加上飯水分離，細胞內的各處都會有氧氣供給順暢的流通。氧氣可讓人體體內的火花更旺盛，因此人體攝取的營養就會完全燃燒，也就會有源源不絕的活力。

「各位一起來觀察看看。朴先生肚子裡的冷積什麼時候會消失。」

之後朴先生花了六個月才消除冷積，也治癒了胃無力症，重新回歸日常生活。

療養院也有健康的人來這裡休養。療養院附近的華嚴社的僧侶經常來療養院。有時帶生病的信徒來，會多停留幾天再走，有空時也會來此地休養。

有天某個宗團的長老和華嚴寺的年輕僧侶一同來找我。他正好去華嚴寺辦事，聽到我的故事後隨即親自來訪。

打聽之下才知道這位師父因為腸胃疾病長期受苦。帶領他前來的年輕僧侶稱他為大師父，而且相當有禮貌。在玄關脫掉鞋子時，還幫大師父脫鞋。我看到這個情景說了一句話。

「師父如果沒有那位年輕的僧侶就不會脫鞋了嗎？我知道僧侶們修道的原因是為了得到絕對的自由。但是如果將依靠別人視為理所當然，無論肉體或心靈都無法獲得自由。還有佛教是為了實踐不分貴賤階級的宗教，不是嗎？」

我雖然面帶微笑，但是話中卻帶刺。當然僧侶們也不可能不察覺。因此大師父笑著說：「所以我早說我可以自己來，但是他卻非這樣做不可。」然而我可不是隨便說說而已，繼續諷刺地說。

「腸胃有問題，應該很辛苦吧！可是大師父怎麼會生病呢？這讓我太意外了。年紀輕輕出家，修道到現在，經過了長久的鍛鍊和修煉，胃怎麼會無法戰勝渺小的病毒呢？

自己的靈魂和肉體完整時，才能教化眾生不是嗎？連小事都能做好的人，才能成就一番大事業。我也同意這句話。人們多半都在遠大的事物當中追尋真理，實際上最小最不起眼之處也有真理。

我認為自己的身體才是真理，身體不完整生命的話，就算追求多偉大的理想，也都像沙灘上的城堡一樣隨時都會垮掉。大師父您怎麼想呢……?」

大師父似乎有些難為情,頻頻咳嗽。身邊的年輕僧侶也顯得不知所措。可能從來沒有人膽敢跟大師父說這些話。

大師父回到寺廟後,徹底實踐陰陽飲食法,而治好了腸胃病。這段期間吃了信徒們獻上的良藥和健康食品,病情都沒有好轉,但是實踐了飯水分離法後卻完全根治了。

經營求禮療養院和陰陽社時,這才發現宗教人士當中出乎意料的有許多病人。牧師、和尚和宗教指導人等,都來找我做健康諮詢,他們和一般病人不同,很少提到疾病和健康,反而提到許多和道與真理有關的故事。

我本來以為宗教指導人是帶領大眾靈魂的嚮導。有一次在宗教人士的聚會中發表了以下的談話。

「不管各位信奉什麼宗教,用何種方式相信,這都是你們的自由。但是我認為不同的宗教和神都是相同的存在。只是形態不同罷了,全部都可視為生命之法和真理。這裡提到的生命之法,我稱之為『宇宙的公式』。

我之所以強調生命,是因為我不相信宗教和神會比人類的生命力還要偉大。領悟真理，信奉信仰然而卻得到疾病，真是令人感到羞恥。疾病會帶來死亡，死亡是證明人類不合理的最終形態。

各位認為人類無法克服疾病和死亡嗎？那麼各位說的愛與和平，和永生有什麼關聯呢？這世上沒有比拯救將死之人還要更偉大的大愛了。沒有任何事比治療因疾病所苦的人還要和平。沒有肉體的永生只不過是虛無。因此各位要克服疾病和死亡，才能實現所有宗教的思想和價值。

死亡束縛著人類。死亡使人類經常想到人生的盡頭，人類深切的感受到界限，結果就造成焦急心和慾望。相反的倘若人類是不死之身，可以永遠活下去，那麼造成這個世界墮落的所有要素就會自然而然的消失。」

我結束演講後，有一位和尚開口說道。

「宇宙大自然是生死循環，可是您怎麼會說人類可以獲得肉體的永生呢？真正的永生只有精神才有可能，不是嗎？我從未聽過有不死之人。」

「既然有不死之身，當然就會有不死之身的法則。不是有句話說有得必有失嗎？當然大多數的人知道的『身體』是冷了要穿衣服，肚子餓了要吃東西的純粹身體。這種身體我稱之為生長體質。還有我透過書和演講告訴各位，用這種身體無法獲得永生。

沒錯。生長體質或發育體質無法獲得永生，也無法獲得永遠的自由。只有靈長體質才能享受永生和自由。

各位可能會懷疑普通人是否能夠脫離生長體質成為靈長體質，然而這是不爭的事實。當然靈體並非一朝一日就能達成。

需要根、樹枝和花才能結果，為了達到靈體，一定要經歷形成體質、發育體質、成長體質等各種階段。為了轉換成不會消滅的細胞，成為不死的細胞，則需要修煉。這正是我所說的陰陽飲食法。

人類的細胞重複著死亡和誕生。因此會形成人體這個小宇宙。這就像不計其數的銀河聚集在一起形成宇宙一樣。

然而從一顆星星的立場來看，縱然只是重複消失和誕生的過程，然而從整個宇宙的立場來看，卻沒有任何改變。相同的細胞雖然只是消失又誕生，然而人類卻能永存。

各位，永遠是瞬間的延續，不變則是由變化所組成的矛盾，就是所謂的真理。換句話說永遠則是瞬間，不變則存在變化之中。因此我們在陰陽學當中才會說陰就是陽，陽就是陰。」

我不會隨便說這些話。然而今天不一樣。宗教指導人聚集在此地，我只是想表達我了解的真實。這樣一來就能盡早實現我惦記著所有人類生命的願望。

和宗教指導人見面後，我也曾和冥想修煉的年輕人見面。他們在深山中耕田進行冥想，過著徹底自給自足的生活。看到離群索居在山上過日子的他們，我彷彿看到過去的自己。

當時我為了手抓不到的宇宙的原理，並且為了領悟宇宙的秘密，採取了孤獨極端的修煉法，結果雖然能達到目標，然而肉體卻承受了極大的痛苦。結束這樣的想法後，我對於這些青年究竟想從冥想中獲得什麼感到相當好奇。他們說想要得道。

「道是和人們一起生活才能得到的，不是嗎？社會和國家也是如此。反過來說個人是為了他人而存在。因此我們是為了彼此而存在。

然而各位卻和自己深愛、了解、珍惜的所有人斷絕關係，來到深山之中。當然透過冥想修煉會得到許多神奇的體驗，也能感受到喜悅和滿足。可是這是真正的道嗎？如果這真的是道，那麼獨自領悟，獨自得道，會對這世界有什麼幫助呢？

各位想得道的原因不僅僅是為了讓自己過得更好。自己體會到美好的事物時，可以和許多人分享。如此一來自己心中的真理世界才會變得更深邃。

有時人們會誤以為要擁有許多神奇的能力才算悟道，然而真正悟道的人反而是自己做自己該做的事的人。

舉例來說父母盡父母的本份，子女盡子女的本份，老師盡老師的本份，這就是道的捷徑。就算透過冥想達到道的境界，倘若肉體無法配合改變，那就像在沙子上蓋房子一樣。

有許多人透過丹田呼吸修煉，可以自由自在的運用體內的氣。他們的氣可穿透帶脈，通過任脈和督脈。然而倘若不能產生細胞，運氣也毫無用處。因此要先奠定好肉體的基礎，才能讓靈性成熟。

各位請不要忘記靈性的能力不管到哪裡都是以肉體為基礎。為了發揮偉大的靈性能力，當務之急是要預備可盛裝靈的器皿。器皿沒準備，就算內容物再怎麼厲害，那有什麼用呢？」

我向修煉的人說這些話是因為當時丹田呼吸和氣的修煉相當盛行，部分的人將這些誇大抽象化。

然而我並不是看不起他們的修煉成效。我治療療養院的病人時，每天都讓病人練習一個小時的丹田呼吸。進行丹田呼吸時，元氣凝聚的下丹田會變強，下丹田變強後，精力和生命力也會跟著增強。也就是說人們經常說「源源不絕的力量」、「精力旺盛」等，就是指下丹田增強的狀態。

我讓療養院的病人練習丹田呼吸，也是為了強化他們的丹田，讓氣韻進入體內。

當然我自己也很熱愛丹田呼吸。我為了確認併行陰陽飲食法和丹田呼吸會有什麼反應，自己親身嘗試過。結果發現同時實踐陰陽飲食法和丹田呼吸，比單獨採用丹田呼吸法還更能強化丹田的力量。

有幾次我將飯水混合在一起食用後呼吸，身體變得沉重，也有了飽足感，並且發生無法順利呼吸至丹田的現象。這是因為肚子飽滿的狀態下呼吸不太順暢。然而採用陰陽飲食法後進行丹田呼吸，完全不覺得肚子太撐，呼吸也比較順暢。

我想告訴這些實踐丹田呼吸的人，不管冥想有多深沉，丹田呼吸有多麼深入，然而細胞無法更新，就無法對生命產生決定性的影響。不分時段任意的吃喝，甚至攝取油膩的食物，導致細胞窒息而死，那麼冥想和丹田呼吸也沒有什麼用處。

實踐陰陽飲食法的人，不需要吃藥打針就能恢復健康，是因為身體的細胞得到充分的氧氣，並轉為健康體質。而不是因為深呼吸，或是深入冥想的緣故。

求禮療養院目前因為種種原因關閉了，然而釜山、大邱和首爾都有家族會的聚會，現在也和大家一起分享透過飯水分離陰陽飲食法恢復健康的經驗談。

總有一天這個世界一定會結出豐碩的生命的果實，我懷著等待這天到來的心情撰寫本文。雖然尚未準備就緒，然而我衷心的盼望徘徊在黑暗的死亡關頭的人，能從本文中得到靈感，領悟生命之法，前往光的世界。

# Part 4 運用篇

# 運用飯水分離於各病症與生活中

許多人對於病症無從得知因何而起，更不確定如何改善。飯水分離打破了人類與食物、水的關係，如能依循吃飯與喝水分開的順序與時間，便能徹底掌握健康的生活方式，進而成為自己的醫生，了解自己的健康如何維護及如何對治病症。

## 1 運用在適合我的病症的「飯水分離」——各種疾病的陰陽飲食法的方法和實例

### 高血壓

高血壓被學者們稱為「無形的暗殺者」，由於高血壓患者隨時可能發生危險，所以患者常常處於恐懼中。

引起高血壓的原因很多，包括動脈硬化、腎臟疾病、腎上腺疾病、口服避孕藥、遺傳、肥胖、壓力過大、食鹽攝取太多、吸菸、喝酒等。

從陰陽飲食法的角度來說，上述原因之所以引起高血壓，是因為它們都會導致氣血循環不暢，破壞身體的陰陽平衡。以動脈硬化為例，引起動脈硬化的原因：未完全消化的食物廢物產生有毒氣體，或是供氧不足導致心臟血管細胞無法正常呼吸等。簡而言之，就是不良的飲食習慣導致了細胞壞死。

使用陰陽飲食法可以使細胞恢復生命力，以避免罹患動脈硬化，同時可以治癒已經罹患的高血壓。如果想盡快治療好高血壓，早晚要嚴格按照陰陽飲食法進行飲食，同時在睡前泡腳，並且逐漸減少服藥量。

**泡腳的方法**

先將腳放入盆中，然後緩緩倒入一定量的溫水（依個人承受能力，不覺得燙即可，水位到腳踝），等水變涼後再次加入溫水，反覆進行直到盆中充滿水。泡完腳後用乾毛巾擦乾即可。

## 動脈硬化症

動脈硬化症是指動脈失去彈性變硬的症狀。動脈硬化會導致血液流通通路變窄，血液流通不暢，使細胞得不到充分的營養和氧氣，阻礙氣血運行。細胞受到損害，人體的生命力就會下降。而且如果血管內壁凝聚脂肪塊掉落在血液中隨血液運行會導致血栓。想遠離動脈硬化和血栓的最好辦法就是預防。應該時常檢查頸部、腹部、腿部血管是否變窄。

在日常生活中引起動脈硬化的就是人體的陰陽失調。由於吃飯喝水同時進行，會導致體內的熱氣韻較少冷氣韻凝聚，如果能嚴格按照陰陽飲食法進行飲食就可以有效地預防和治療動脈硬化。有一點需要強調，不要吸菸，吸菸不僅損害自己的健康還會損害他人的健康。

## 各種癌症

韓國人患胃病的機率很高，並不是因為韓國人的胃功能比較弱，而是因為韓國人有吃飯時喝湯的習慣。

胃癌和一切其他癌症的治療方法都一樣。醫院對各種癌症的治療方法都不同，但是在陰陽飲食法中是相同的。癌症患者一定要遵守以下幾點：

**癌症患者絕對不能吃任何油（包括蘇子油、豆油、食用油）。**

我們在洗碗的時候不難發現，盛著炒菜的盤子上沾的油脂用清水洗是不能去除的。道理相同，如果吃了含有油的食物血液就會變得黏稠，血液循環速度就會減慢。

**癌症患者不能吃海鮮食物。**

海鮮食物雖然不含油，但是在消化時會產生有毒物質。癌症患者吃了海鮮類食物會給身體增加很大的負擔。

**癌症患者不能吃蜂蜜、糖等甜的食物。**

身體健康的人在十分疲憊時，睡前喝一杯熱蜂蜜水或糖水，第二天早上會感覺疲勞完全消除，精神煥發。但是如果有炎症、皮膚病、皮膚搔癢等情況喝蜂蜜水或糖水會使症狀加劇。這是因為蜂蜜和糖中的糖分雖然可以促進血液循環快速解除疲勞，但會使血液濃度增加導致水份不足。

## 癌症患者不能注射任何營養劑。

我們體內的細胞晝夜活動不同，白天是陽性體質，晚上是陰性體質。同時當有疾病侵襲我們的身體時，細胞會發揮自我治療能力擊退疾病。

但是如果注射營養劑，體內細胞為了處理營養劑將忽視對病毒的防範。一般進入醫院，醫生就會給患者注射營養劑，但是其實很少有患者是因為營養失調引起疾病。

就算是營養失調引起疾病，其根本原因也是人體的陰陽失調，只有把陰陽調好，病情才會好轉。

癌症患者注射營養劑後會出現消化不良的低燒症狀。與其他癌症患者相比，肝癌患者更容易出現這些症狀。

## (1) 癌症患者禁止注射抗癌藥劑。

患癌症後人體會自我治療，注射抗癌藥劑雖然可以暫時控制癌細胞的擴散，但是也會殺死正常細胞，導致白血球功能變弱，反而幫助了癌細胞的生長。

日本著名的乳腺癌專家近藤誠教授在一九九六年就出版了《不要和癌症抗爭》一書。他在書中指出現代醫學認為癌症的治療方法是早期檢查、手術、注射抗癌藥劑，但是其實這些方法反而會帶給患者傷害。他說雖然早期檢查可以發現癌細胞，但是癌細胞會移轉，而且通過注射抗癌藥劑並不能降低由於癌症引起的死亡率。即使切除有癌細胞的組織也無法完全阻止癌細胞的擴散。在手術後死於癌細胞擴散的人數高達總人數八三％。

## (2) 癌症患者應多喝溫水。

由於體內的熱氣韻和外部突然進去體內的冷氣會發生衝撞，所以對一般的健康人來說喝冷水也沒有好處。在健康法則中有一條是「腹要熱、頭要涼」。可以把腹部比喻成大地，大地要有一定的溫度才能養育地上的生物，所以要保持溫度。反之頭部則比喻成天空，天空只有維持低溫，才能形成雲雨。

如果熱氣和涼氣在體內沖撞就會導致體內氣韻運行失常，引起疾病或使疾病惡化。很多癌症患者病情無法好轉都與喝冷水有關。所以一定要喝溫水。

### (3) 癌症患者盡量不要吃生蔬菜和水果。

對要治療疾病的病人而言，蔬菜比肉類好。但是蔬菜也並非適合任何疾病患者。蔬菜中的陰氣較多，會導致身體變冷。水果也一樣，水果之所以多產在夏天，是因為夏天的陽氣可以中和水果的陰氣。

雖然健康的人多吃蔬菜水果對身體沒有影響，但是癌症患者自身的陰陽循環已經被打破了，應該盡量不吃蔬菜水果。如果吃蔬菜也要盡可能加熱驅除其中的陰氣再食用。水果在吃飯時做為配菜，吃飯後少吃為佳，如果可以，盡量不要吃水果。

## 糖尿病

糖尿病會引發各種併發症，是可怕的疾病。糖尿病是由於胰島素不足引起的疾病。胰島素負責把血液中的葡萄糖輸送給身體各個器官。如果胰島素不足就會導致葡萄糖無法正常輸送，留在血液中隨尿液排出，使細胞嚴重缺乏糖分，身體各器官營養不足。

糖尿病患最典型的症狀是營養不良，疲勞無力。在現在醫學中，通過注射人工胰島素進行治療，這樣更易導致人體自身產生胰島素的能力下降，使患者無法離開胰島素。

陰陽飲食療法主要是恢復胰臟的陰陽平衡，恢復胰臟的自身機能。

糖尿病又稱為「消渴病」，是因為患者會經常口渴想要喝水而得名。但是患者覺得口渴並不是因為身體缺乏水分，而是因為身體自身在恢復不足的陽氣。所以飲水無法解決問題。患者經常飲水會阻止陽氣的恢復，導致病情惡化。所以要嚴格按照陰陽飲食法進行飲食。

## 腰痛

腰痛通常是由於肌肉僵化引起的。如果精神壓力過大，或受到物理撞擊，就可能導致某處肌肉僵化。

現代醫學認為腰痛的主要原因是骨關節炎。平時姿勢不正確，負重過大，或是壓力也會引起頸、肩、頭過度緊張，再者是攝取咖啡因過多導致緊張也都可能引起腰痛。

現在治療腰痛不僅使用物理療法，還使用各種舒緩緊張的療法，如丹田呼吸、冥想等修煉法，但是與這些相比，使用陰陽飲食法更有效。想要恢復僵化的肌肉，最好的辦法是增加陽氣，而陰陽飲食法正好可以增強體內的陽氣。

如果人體有足夠的陽氣就可以一直維持身體的熱度，但是很多人在生長過程中失去了大量的陽氣，導致身體逐漸變涼變硬。

現代醫學認為骨骼炎症是由細菌引起的，而這些細菌則是依靠體內的濕氣產生的。可以通過日光消毒來消滅細菌，而強烈的陽氣比日光更能消滅細菌。所以陰陽飲食法是最有效的治療方法。

## 早上起床時的腰痛

早上起床時如果腰部疼痛等現象很明顯，稍作運動即可緩解。嚴格按照陰陽飲食法進行飲食，如果在吃飯時喝一勺天然食醋效果更好。

## 坐骨神經痛

坐骨神經痛的主要症狀為臀部冰冷、發麻疼痛逐漸向腿部延伸。在使用陰陽飲食法的同時以苦菜做為菜餚，同時購買一斤人參煎藥，在飲水時間服用，每日兩次。

## 腰下部疼痛

腰下部疼痛的同時會伴隨後腦和後頸疼痛。採取陰陽飲食法時，在飲水時間可以飲用一杯放入少許栗子或橡子一起煮的優格。

## 腰兩側疼痛

腰部兩側疼痛要使用以辣食物為主的陰陽飲食法，再配合煎製的濃薑茶，在飲水時間每日飲用一次。

## 腰部中央疼痛

治療腰部中央疼痛，在使用飲陽飲食法的同時，將竹鹽翻炒九次，在飲水時間每日服用兩次，每次一茶匙。如果服用後覺得胸悶悶的，可以減為兩天一次或三天一次。

### 肚臍周圍疼痛

肚臍周圍疼痛要使用以多放醋的食物為主的陰陽飲食法，同時在飲水時間用燒酒杯裝七成滿的天然食醋飲用，在吃飯時多吃土豆。

## 各類肝病和肝癌

肝臟有產生膽汁、解毒、促進血液凝固、產生抗體、儲存血液等功能。如果肝臟遭到損壞，肝臟內的肝醣就無法轉換成醣，這時血糖就會下降。當解毒功能不能正常進行時，體內乙醇和各種有毒物質就會開始堆積，致使脂肪、蛋白質、維生素吸收下降，出現拉肚子等症狀。同時還會有食欲不振、噁心、黃疸（即臉部、眼睛及全身皮膚發黃，尤以目黃為要）、消化不良、乏力等各種不適症狀。

現代醫學還沒有研究出慢性肝炎的治療方法，只是使用食療的同時為患者注射維生素，期待患者可以自行痊癒。對待肝硬化也沒有特別的方法。

即使是患有肝性昏迷（又稱肝性腦病，是嚴重肝病引起的，以代謝雜亂為基礎的中樞神經系統功能失調的綜合症，其主要臨床表現是意識障礙、行為失常和昏迷），醫生也只是要求患者減少攝取蛋白質，如果出現腹水、浮腫等現象，要吃清淡的食物。患有脂肪肝時減少脂肪的攝取，多吃蔬菜，禁酒。

現代醫學之所以沒有研究治療肝病的辦法，就是因為無法準確地掌握原因。關於引發肝病的原因有肝病病毒、過度飲酒、藥物中毒等眾多說法。如果是因為肝病病毒引起，那麼肝病病毒是怎樣的病毒，是怎麼產生的？過度飲酒如何引發肝病？這些問題至今仍然無人能答。

在陰陽飲食法中能清楚知道肝病的引發原因，同樣是由於陰陽失調引起，體內陰氣多陽氣少導致肝病。陰陽失調導致一些非常物質產生，其中就包括肝癌病毒。陰陽飲食法不主張接種肝癌抗體疫苗。因為即使不進行外部注射疫苗，人體自身也可以產生抗體。嚴格實施陰陽飲食法就可以使身體自動產生抗體。

在陰陽飲食法理論中，我認為醫院建議肝病患者吃高蛋白高能量的飲食是錯誤的。即使是健康的人消化脂肪都很困難，更何況是消化吸收存在嚴重問題的肝病患者呢？

在陰陽飲食法理論中，主張無論是肝病或肝癌都應禁止注射各種抗癌藥劑、營養藥劑、精神鎮靜劑、生理鹽水等。如果疼痛難忍可以在飯後的飲水時間服用鎮痛藥。

在陰陽飲食法中治療肝癌最重要的一點是「第一天的飲食」，第一天從早上到晚上五點吃晚飯為止，不能吃任何食物也不能喝水。如果疼痛難忍也不可以服用任何藥物以及注射藥物。從早到晚不吃任何東西，吃晚飯前或晚飯時絕不能喝湯喝粥。如果違反了前面所說的幾點，一天忍受的飢餓就功虧一簣，而且也還會使病情惡化。

**肝癌患者修煉陰陽飲食法時可能出現以下不適症狀：**

1. 修煉初期體重會減少一～五公斤，有的患者可能會減少十一公斤。
2. 手腳冰冷，胸口微熱。
3. 修煉十天左右時會感到極度口渴。
4. 身體有其他疾患的部位會覺得疼痛。
5. 會反覆出現突然被針刺般疼痛，然後又突然消失的症狀，這時不必過於擔心。
6. 尿液顏色深且混濁，還會出現紅色。

7. 二～三天排便一次，開始時排便困難，漸漸就會好轉。有時也會出現一～二周排便一次。
8. 可能出現暈眩貧血的現象。
9. 出現失眠現象。

第一天進行陰陽飲食法要斷食一天，是因為人體從早到傍晚是陽性體質，如果在白天期間吃東西或飲水就會使癌細胞擴散，對以後的修煉造成阻礙。

肝癌患者在修煉陰陽飲食法時會出現很多不適症狀。這些症狀是由於身體正在恢復自然治癒能力所引起的，不必過於擔心。一般通過陰陽飲食法修煉最少要十五天才能改變患者體質。對不適症狀稍做忍耐，三～四天後就會覺得精神煥發，活力充沛，身體輕盈。

## 慢性支氣管炎

慢性支氣管炎是由於支氣管內產生了大量的黏稠分泌物，這些分泌物會引起慢性反覆性咳嗽、咳痰等。慢性支氣管炎會因呼吸器官感染、過敏、吸菸產生的煙霧和灰塵等的刺激而反覆發作。各個年齡層都有可能罹患，但是中老年人罹患機率最高。在使用陰陽飲食法中，患有呼吸系統疾病的人應避免食用蜂蜜、糖等糖分飲料，同時禁止食醋（可以食用酸的泡菜）、油膩的食物及吸菸。呼吸系統疾病的患者和癌症患者均採用相同的方法和要領進行陰陽飲食法。

## 胃部疾病

韓國人最易患胃部疾病，胃癌和肝癌一樣是極容易罹患的疾病。

胃部是消化食物最主要的器官。所謂「消化」就是把吃的食物轉化成能量的過程。能量是從「燃燒」食物得來，要想完全「燃燒」就需要更多的「燃料」（即吃進去的食物）和氧氣。

胃部通過胃酸來消化食物，胃酸有很強的殺菌能力，可以殺死食物中的細菌。但是當胃酸在消化胃中的食物時，如果喝水就會大大減弱胃酸的消化能力。

如果在吃飯時喝水，胃部會出現過飽現象，呼吸也會變弱。當呼吸變弱時，吸入的氧氣就會減少，這時食物就無法完全「燃燒」，而會引起消化不足。這就好比是在濕的柴草上生火，煙氣很大但火苗卻不大。

如果是上腹部消化不良，一般醫院都會建議患者不要做會壓到腹部的運動，不要穿過緊的衣服，腰帶不要繫的過緊，飲食方面採少量多餐，把一日三餐改為四～六餐。

但是即使減少飲食量，如果仍然是吃飯與喝水同時進行，一樣會引起供氧不足。再加上一日吃四～六餐相當於一日三餐中間又吃了其他食物，使得胃部得不到休息。

陰陽飲食法中不主張把三餐分成更多次進行。相反的，如果患者體力太虛弱，反而要增加每次吃的飯量。在使用陰陽飲食法的人群中，一頓飯的量相當於平常人的二～三倍飯量的人數不少。周圍很多人會擔心這樣吃飯會給胃部帶來負擔，但是後來發現他們是杞人憂天。

陰陽飲食法認為有胃疾的人喝粥是很危險的。胃部其實更喜歡硬一些的食物。軟的食物雖然吃的時候很舒服，但胃部功能會隨之變弱。硬的食物在咀嚼過程中還可以鍛鍊腦細胞和牙齒。

## 胃下垂和胃擴張

胃臟因為要存儲很多的食物所以具有很強的伸縮性。如果吃飯和飲水同時進行，就會增加食物的重量，導致胃部負擔過重。

使用飯水分離飲食法可以分散食物的重量，恢復胃部的彈性。

即使是吃飯飲水分開進行，也不可攝取過多水分。水中帶有大量的氧（陰）氣，會導致體內冷氣韻增多，使胃部逐漸變硬失去彈性，由此引起胃下垂和胃擴張。使用飯水分離飲食法避免吃水份過多的菜餚，應該以炒鯷魚、醬肉、醬黃豆、炸的菜等乾的食物為主。與一日三餐相比，一日早晚兩餐效果更佳。禁止吃生冷的蔬菜水果。

## 十二指腸潰瘍和胃潰瘍

十二指腸潰瘍和胃潰瘍通常在服藥後有一些效果，但是過不久又會再次復發。這樣的疾病無法快速治癒，所以要堅持使用飯水分離飲食法。如果症狀嚴重，應該採一日早晚兩餐以乾的食物為主的方式。一個月左右只吃乾飯拌醬油或鹽效果更好。

另外，可用糯米和榆樹皮混和熬水，熬得稠一點食用，一小時後再飲用一杯。吃完晚飯兩小時後稀釋一下當水飲用。幾天後病情會好轉，但是也不可任意飲食。要堅持大約一個月一日兩餐。改為一日三餐後也要遵守飯水分離飲食法的原則。

## 胃痛和胃動力不足

我們時常會遇到這樣的情況：飯後一～二小時胃部劇烈疼痛，喝水或牛奶，或者吃點東西疼痛就會消失。

這一症狀是胃癌的前兆，千萬不可掉以輕心。

胃痛應採用一日兩餐的陰陽飲食法。如果不服藥，用沙參和糯米熬水，在早餐一小時後和吃完晚餐兩小時後喝一杯代替飲水，堅持三個月以上，然後把一日兩餐改為一日三餐，吃完飯兩小時後再飲水。

多數習慣空腹喝冷水的人容易患胃動力不足。治療胃動力不足一日兩餐或一日三餐都可以，但是要嚴格按照飲水時間飲水，並且要吃熱的食物。

如果再配合約十五天時間鍛鍊，每天從早到晚做可以使身體流汗的運動，這樣效果更佳。做運動只能暫時流汗對治療沒有多人效果。如果症狀嚴重可以在吃飯時喝一杯度數比較高的燒酒或洋酒，要注意需加熱後再喝。

## 胃酸過多

使用基本的陰陽飲食法即可，同時把馬鈴薯烤熟做成粉末狀，吃完飯兩小時後服用一匙效果更佳。禁止吃蘋果。

## 便秘

便秘是指排便次數太少，或排便不暢、費力困難、糞便乾結且少。不同的是人的排便次數不同，從一日三次到一週兩次不等。所以判斷是否便秘不是以次數為標準而是以平時的排便習慣為標準。

現代西洋醫學指出，引起便秘的主要原因是不規則的腸運動。只有從胃到腸都正常工作，排便才會正常。

想治療便秘首先要規律飲食，早飯後排便，使用正確的排便姿勢，做適當可以促進腸胃蠕動的運動，多吃含有膳食纖維的食物。陰陽飲食法中把便秘的原因看做是陰陽失調，所以要嚴格按照飯水分離的方法飲食，且不能空腹喝水。

腸運動不規律是由體內熱氣韻不足引起的。根據熱脹冷縮原理，天氣變冷萬物就會萎縮、腸功能雜亂。很多人認為便秘是體內水分不足引起的，實際上是因為水破壞了體內的熱氣韻而引起。

因此便秘時多喝水是錯誤的做法。

雖說便秘是小病，但是它卻可能引發其他疾病。地球上的生物都需要進食、呼吸和排泄。

如果飲食、呼吸、排泄不能正常進行，再多、再好的營養也無法吸收，那麼生命就無法正常維持。通過排便可以排除體內的廢物和毒物，維持身體健康。

**第一階段治療：**

修煉第一天從早上到晚上五點不能吃任何食物，也不能喝水。晚餐只吃乾的食物和菜餚，不能喝湯或喝水。吃完晚飯兩小時後到晚上十點之前可以隨意喝水，但是修煉第一天不得飲水過多。

**第二階段治療：**

從修煉第二天起使用一日早晚兩餐的飯水分離飲食法。最好在吃完早餐兩小時後也不要喝水，只在晚上飲水。如果做不到這點，要在吃完早餐兩小時後再飲水。晚上五點吃晚餐，飲水的時間就是晚上七～十點，飲水的時間比較充裕可以使身心感到舒暢。

最快二～三天、最慢五～六天便秘就會好轉。如果效果不明顯就改為吃完晚飯後一小時後飲水，便秘好轉後重新改為吃完飯兩小時後飲水。

如果無法實施上述兩階段的治療，也可以使用一日三餐飲食法治療，但一定要嚴格遵守喝水時間。

## 腸易激綜合症

腸易激綜合症（IBS）屬於胃腸功能雜亂性疾病，指的是一組包括腹痛、腹脹、排便習慣和大便形狀異常、黏液便，持續存在或間歇發作，而又缺乏形態學和生化異常改變可資解釋的症候群。其特徵是腸道功能的易激（焦慮）性。過去稱為黏液性腸炎、結腸痙攣、結腸過敏、過敏性腸炎、易激腸炎等，由於發病率高，且影響患者的生活品質和工作，故在全世界受到廣泛重視。

一般認為引起腸易激綜合症的主要原因是壓力過大或抑鬱症等。現代醫學則認為是由於大腸腸壁肌肉痙攣引起的，但是引起大腸腸壁肌肉痙攣的原因還沒有找到。陰陽飲食法認為是由於腸中的陰氣過多導致腸過冷，陰陽失調引起了大腸腸壁肌肉痙攣。

引起腸過冷的原因就是無規律無節制地喝水。首先嚴格執行陰陽飲食法是治療的第一步。

腸就如同一個導管，如果水分濕氣過多就會容易滋生細菌。尤其是大量喝冷水會阻礙腸運動，導致拉肚子等。

治療腸易激綜合症要嚴格執行陰陽飲食法，避免吃水果蔬菜。膳食纖維過多的食物會導致腸內產生大量廢氣，所以最好不要食用。吃飯要以乾的食物為主，蔬菜要加熱烹調後食用。禁止吃含脂肪過多的食物、刺激性食物、乳製品，並禁止吸菸、喝酒。

## 痔瘡

其發病原因頗多，久坐、久站、勞累等使人體長時間處於一種固定體位，從而影響血液循環，使盆腔內血流緩慢和腹內臟器充血，引起痔靜脈過度充盈、曲張、隆起、靜脈壁張力下降。若運動不足，腸蠕動減慢，糞便下行遲緩或者習慣性便秘，從而壓迫靜脈，使局部充血和血液回流障礙，引起痔靜脈內壓升高，靜脈壁抵抗力降低，也可導致痔瘡發病率增高。據臨床觀察及統計普查結果分析，不同職業，患病率有著顯著差異，臨床上公務人員幹部、汽車司機、售貨員、教師的患病率明顯較高。

痔瘡位於肛門裡面黏膜的稱為內痔，位於肛門口內側附近的稱為外痔，兩者都有稱混合痔。痔瘡的症狀是患處作痛、便血，嚴重時，痔塊會凸出肛門外（脫垂），排便後才縮回。

陰陽飲食法中認為引起痔瘡的原因同樣是陰陽失調，腸內陽氣不足陰氣過多，腸功能變弱將導致各種細菌滋生。

在使用陰陽飲食法的同時要注意清潔，加強運動也可以治療痔瘡。使用陰陽飲食法可以加強陽內的陽氣驅除陰氣，使陽功能恢復正常。如果患有直陽癌或痔瘡十分嚴重的患者，可以在使用陰陽飲食法的同時用榆樹皮熬水，用熬的水沏上竹鹽早晚灌腸，效果更佳。在痔瘡完全治癒前應堅持灌腸。

坐下，兩腿伸直，兩腳跟互相碰撞，每天做兩千次。這樣從腳跟產生的陽氣通過腿向上傳遞可以幫助治癒痔瘡。

盡量不要進行手術，也不要刻意去服藥物。直腸和肝臟有密切的關係，如果服用過多的藥物會損傷肝臟。

## 拉肚子

有一些人只要一吃東西就得去洗手間排便。有很多患者受病痛折磨十幾年，使用一日三餐的陰陽飲食法可以很快取得效果。

注意不要吃生的蔬菜水果，以乾的飯菜為主進行飲食。如果半個月後沒有好轉跡象，調整為一日中午晚上兩餐，同樣不能吃生的蔬菜水果、冰淇淋等涼的食物，以及脂肪類的食物。

即使腸功能正常，肝臟功能弱或身體內部過涼也會引起拉肚子。肝臟功能弱的人吃油膩食物和肉類就會拉肚子，身體內部過冷的人吃涼的食物或喝酒就會拉肚子。腸功能不好的人吃水果蔬菜也會拉肚子。因此，拉肚子的人應記住自己在吃哪些食物後拉肚子，這樣可以對症下藥。

## 慢性疲勞綜合症

引發疲勞的一般原因為體內堆積的廢物過多。肌肉會存有肝醣以供肌肉收縮使用，肌肉持續運動後肝醣就會減少，並由於新陳代謝的作用出現副作用而產生乳酸和廢物，當乳酸和廢物不斷堆積時會引起疲勞。

神經肌肉疲勞對外部刺激反應就會變慢，如果身體疲勞，肌肉的活動力、心臟的脈搏、呼吸都會變慢。如果疲勞得不到舒緩，身體的抵抗力就會下降。所以持續疲勞會引起感冒、肺結核等傳染性疾病，同時會加重原來罹患的其他疾病。嚴重時會引起焦慮、憂鬱、煩躁及情緒不穩、睡眠中斷、對光及熱敏感、暫時失憶、無法集中注意力、頭痛、痙攣、肌肉與關節痛等。

一般將引起疲勞的原因區分為生物原因和精神社會學原因，但也有的人服用藥物後會感到疲勞。一般貧血、糖尿病、甲狀腺疾病、慢性腎功能衰竭、慢性腎炎、結核、肝炎、高血壓、各種心臟病、惡性腫瘤、風濕病、發燒、營養不良、肥胖等患者易感到疲勞。

引發疲勞的原因不同，症狀也不盡相同。一般人感到疲勞，晚上睡眠後會得到一定的恢復，但是上午活動後下午又會感到疲勞。如果是由於精神社會原因引起的疲勞，如壓力過大、抑鬱等，這種疲勞即使睡眠也無法得到緩解，反而早上起來會感到疲勞加重。

一般慢性疲勞綜合症初期症狀和感冒很相似。如果是平時生活很忙碌的人患上了慢性疲勞綜合症，應該從早上開始躺在床上不要動，讓體內的廢物排出。人們都認為喝水可以排出廢物，其實不然。一般醫院會建議慢性疲勞綜合症患者在睡前喝一些酒，這樣做有可能導致酒精中毒。喝酒雖然可以暫時緩解疲勞但是並不能解決根本問題。陰陽飲食法可以使身體得到充分的氧氣排出體內廢物。體內能量充足身體才會有活力。熱氣韻可以幫助燃燒吃下去的食物，將其轉換成身體需要的能量，阻止體內廢物的形成。

適當運動、修煉冥想法和丹田呼吸法可以緩解疲勞。如果選擇游泳請盡量在晚上進行。運動中和運動後不要喝飲料。運動中口渴是因為身體在進行陰陽自我調節，只要堅持一段時間口渴就會消失。

## 性慾減退

性慾減退的原因很多。各種慢性病、疲勞、壓力、憂鬱以及對伴侶不滿等原因都可以導致性慾減退。此外為了治療身體其他疾病所服用的藥物也可能引起性慾減退。如抗高血壓的藥劑、治療胃潰瘍、胃炎的藥劑、鎮定藥物、酒精等。

由於對伴侶的不滿、厭惡而引起的性慾減退，或其他原因引起的性慾減退通過陰陽飲食法都可以得到治癒。使用陰陽飲食法增加體內的氧氣，促進氣血循環，使身體恢護活力。

與一日三餐相比，一日兩餐更能增加精力。一日早晚兩餐，白天時間多曬太陽吸收太陽的能量，可以使體內的氧氣增加，精力變強。

## 不孕症

先天不孕和卵巢堵塞除外，其他的不孕症均可以通過陰陽飲食法進行治療。如：可以正常懷孕，但懷孕二～三個月會自然流產或由於自然流產導致的不孕，或男女雙方沒有生理問題，但是無法懷孕、生理失調導致的不孕、身體過冷導致的不孕等。以上症狀一般通過一日兩餐飲食法，堅持六個月左右就可以治癒。

成功懷孕後可以恢復平常的飲食，但是一定要在用餐後兩個小時再飲水。如果是自然流產後再次懷孕，懷孕後兩個月堅持使用陰陽飲食法效果更好。

## 皮膚病

醫學有「肺主皮毛」這樣的說法，意思就是皮膚毛髮是由肺主管的。醫學認為肺是空氣的淨化器，如果肺功能減弱，就會導致血液循環不暢。所以醫學治療皮膚毛髮疾病是從肺入手的。

陰陽飲食法是治療皮膚毛髮疾病的好方法。陰陽飲食法可以增加氧氣的供應，促進血液循環，增加肺功能。所以使用陰陽飲食法的人皮膚都很光潤。

如果使用陰陽飲食法皮膚沒有好轉，請確認肝臟是否有疾病。如果檢查出是肝臟有問題，請按照肝癌患者使用的陰陽飲食法進行飲食。需要注意的是女性臉上長斑點等往往是內臟有疾病的徵兆，一定要多注意。

## 頭皮屑

長頭皮屑是因為陰陽失調的關係。如果使用藥物不見好轉，請按下面方法進行自我診斷，選用適合自己的陰陽飲食法。

1. 如果胸口上部熱氣上升，面部發熱，請使用足浴法和松葉療法（松葉療法：收集一些松葉，用其反覆刺頭皮）。
2. 其他情況以及頭腦覺得沉重、臉色蒼白等，請使用熱敷法。即用熱毛巾熱敷。

## 青春痘

青春痘是由於體內的熱氣無法通過毛細孔排出，外部的灰塵與皮膚分泌的油脂相互反應後產生的。肝臟不好也可能引起青春痘，這一點要多留意。

治療青春痘最好的辦法是使用一日兩餐（早餐晚餐或午餐晚餐）陰陽飲食法進行飲食，同時每天晚上泡腳三十分鐘。如果青春痘很嚴重，三天不得喝水，完全斷食後第四天開始正常飲食。一定先吃乾的食物，用餐後兩小時再喝水。如果因為口渴難忍而先吃水份過多的食物或喝湯，之前完全斷食的作用將毀於一旦，而且還會對身體造成傷害。

如果是由於肝臟問題引起的青春痘則要使用跟肝癌患者一樣的陰陽飲食法進行飲食。

## 凍瘡、腳癬

如果凍傷嚴重會導致截肢，所以要注意預防和治療。凍傷嚴重時可以將蒜苗和地膚子放入溫水中浸泡凍傷部位，一～二週就會好轉，如果沒有地膚子可以用整個蒜和蒜苗代替。

腳癬也可以用大蒜來進行治療。將大蒜完全搗碎和上麵粉揉成團，敷在腳癬部位十～二十分鐘後揭下。持續敷四天就可看出成效。應注意的是要在太陽西下之後敷。大蒜接觸皮肉會起水泡，所以敷的時候只敷有腳癬的部位，拿下麵團後不要馬上清洗，次日再清洗。持續敷一週表皮就會脫離，如果出現痛癢，再敷一次麵團，痛癢就會消失。痛癢消失後就可以停止治療了。

## 膽結石和腎結石

如果患了膽結石或腎結石醫生會勸患者多飲水。但是陰陽飲食療法強調要嚴格遵守飯水分離的原則，吃完飯後再飲水。

除了結石塊太大不得不進行手術這種情況外，其他情況都可以通過喝啤酒進行治療。但喝啤酒之前不能喝水。

使用一日兩餐和一日三餐飲食法都可以，但是盡量堅持幾天不飲水直到無法堅持下去。到無法堅持時用啤酒代替水飲用。按照這樣的方法重複兩三次，大部份的結石都可以通過尿液排出。喝啤酒時再配上優美音樂，心情愉快地飲用效果更佳。

## 心臟病

除了先天性心臟病外，普通的心臟病都可以通過陰陽飲食法治癒。但是呼吸困難的重病患者不能隨意使用陰陽飲食法。一般患者可以按下述方法進行陰陽飲食法。

### 心臟病人的陰陽飲食法要領

1. 一日早晚兩餐。
2. 吃飯的量要固定，每次都吃同樣份量。即使想多吃或少吃也要按已經定下的分量進行飲食。
3. 吃乾的食物，細嚼慢嚥，吃飯時不能喝水喝湯。
4. 吃完晚餐兩小時再喝水。

5. 如果需要服藥那就在吃完早餐一小時後、吃完晚餐兩小時後的飲水時間服用。

6. 禁止食用豬肉和其他肉類以及含糖食物。

三個月後換成一日午晚餐。如果換成午晚餐兩餐後夜晚呼吸困難，請只在吃完午餐後兩小時喝水，吃完晚餐後不要喝水。

使用陰陽飲食法，二十天後人體的自然治癒能力就會形成，三個月後心臟功能就可恢復正常。

## 感冒

感冒很多時候是由於過多飲水引起的。如果患了感冒可以回想一下是不是在此前一天或幾天前飲水過多。

飲水過多會破壞體內的陰陽平衡。飲水過多導致冷氣韻過多，熱氣韻不足，體內的各種器官被冷氣侵襲產生病毒。

流行性感冒也是過度飲水引起的。如果飲水適量就不會患感冒。

治療感冒需要使身體變熱出汗，然後根據症狀不同按以下方法治療。

### 感冒／喉嚨腫痛

感冒後喉嚨腫痛，有痰，發燒，這種情況用適量生栗子內皮加食醋熬水飲用，使身體出汗，嚴重的感冒服用三次也可治癒。

如果沒有生栗子內皮，可以買六～七瓶優格加熱飲用。

### 感冒／渾身痠痛

感冒時出現虛汗、渾身酸痛等症狀，女性患者出現膀胱部位酸痛、尿不淨等症狀，可以用六克人參煎水，然後用煎好的水沏鹽水趁熱飲一—三次，使身體出汗。如果沒有人參可以用三茶匙咖啡加一茶匙鹽煎水趁熱飲用，使身體出汗，感冒即可痊癒。

### 感冒／流鼻涕渾身發冷

感冒時出現流鼻涕、打噴嚏、渾身發冷、皮膚疼痛、噁心嘔吐等症狀時，用熱水沖一大匙辣椒粉或一匙生薑茶，裡面加三匙紅糖或蜂蜜服用，渾身出汗，腰背肩胛感覺到發熱，服用一—三次就會好轉。如果沒有好轉就只吃乾的食物，二—三天盡量不飲水。如果仍然沒有好轉請去醫院檢查肝臟是否有問題。

## 黃疸

黃疸是肝臟和膽囊異常產生的症狀。因此要實踐肝癌患者遵守的陰陽飲食法。在這裡煮茵陳蒿四〇克，枸杞二〇克，甘草十五克（一天份量），早晚喝水的時間服用更好。但是吃早晚兩餐時，要在吃完早餐一個小時後服用，一天三餐時，每餐餐後兩小時要持續的服用。然而這個治療法對於肝癌末期的黃疸沒有什麼特別的效果。

## 骨髓炎

骨髓炎就字面上的涵義就是骨頭內發炎的疾病，是一種不管醫學有多麼發達都無法痊癒的症狀。陰陽飲食法比照肝癌患者即可，氣韻不足的話，一日三餐，並且併行下列方法。

## 骨髓炎患者的陰陽飲食法要領

- 吃飯前吃適量的胡桃再吃飯
- 在十全大補湯內加入金銀花二〇克，薏仁二〇克、木瓜八克，牛膝八克，在喝水的時間服用。

這樣做大約十五天至一個月就能看出效果，一次喝一杯，吃早晚兩餐的人，要在吃完早餐一個小時後，晚餐後兩小時服用一杯。

## 阻塞血栓性血管炎

阻塞血栓性血管炎是動脈產生異常，腳趾頭疼痛後逐漸潰爛的疾病。

現代醫學界並沒有適合的治療法，因此醫院當中都會做腳趾切除手術治療。可是做了一兩次手術後，有很多人最後連腿都切除了，而且還會留下阻塞血栓性血管炎特有的疼痛，罹患這種疾病的患者真是苦不堪言。

陰陽飲食療法當中徹底的實踐肝癌患者要遵守的陰陽飲食法，採用熬煮白芍藥三〇克和甘草一〇公克（一天份）後在晚上喝水的時間服用的治療法。這樣喝一個月後，停止服用漢藥，用水代替。五至十五天內就能舒緩疼痛症狀。疼痛舒緩後六個月內還要持續早晚兩餐，過了這段期間後轉換成中午晚上兩餐。

## 關節炎

全身的關節出現炎症稱之為關節炎。根據症狀型態區分為結核性關節炎、退化性關節炎，以及多發性關節炎，近來醫學發達，已經可以治療了，然而卻未獲得預期中的成效。

因此接受關節炎治療的患者，若能併行陰陽飲食法會獲得更好的效果。尤其是體重過重引發的關節炎，完全不吃藥，調整為早晚兩餐就能快速治療疾病。

## 結核性關節炎

結核性關節炎是結核菌滲透至每個關節的病，特徵是非常疼痛。這類的患者吃早晚兩餐，並且要徹底的實踐肝癌患者要遵守的陰陽飲食法守則。可以吃生肉、生魚片，然而油、醋還有放在冰箱儲存的冷食都是毒藥，最好盡量避免。結核藥和漢藥一起服用的話會有更棒的成效。服用熟地黃、白芍藥、川芎、當歸各一〇克，香附子八克，砂仁、木瓜、桑白皮、黃芩、澤瀉、五味子、桔梗、麥門冬、肉桂、乾薑、連翹、牡丹、陳皮、山茱萸、貝母、遠志各四克（一天份），一日三餐時，早餐和晚餐兩小時後分別服用一次，早晚兩餐時，早餐一個小時後，還有晚餐兩小時後服用。吃到痊癒為止。

## 多發性關節炎

多發性關節炎是指從手指、腳指到手臂、腿，全身關節疼痛的症狀。想治療的話就要徹底的遵守肝癌患者要遵守的陰陽飲食法守則。將蜜栗或橡子泡在水中，泡到變色後，在飲水的時間喝一小杯（燒酒杯），長期服用就能看出效果。要持續的治療六個月到一年。

**腳腕關節**

腳腕疼痛、冰冷、浮腫時，將黃豆芽湯或海帶湯煮鹹一點，一日三餐時在午飯後兩小時後，在飲水的時間喝一大碗，早晚兩餐時在晚飯後的飲水時間吃。持續的服用四天，接下來休息兩天，用這樣的方式持續到病痊癒為止。

**膝蓋關節**

膝蓋積水、寒冷引起浮腫，並且伴隨嚴重疼痛時，實踐陰陽飲食法，將所有的菜餚拌黑糖調味，吃甜一點。待病情痊癒後不要吃太甜。本治療法為退化性關節炎專用，已經沒有軟骨的人則無效。

**手腕關節**

手腕關節異常，冰冷或疼痛時可採用陰陽飲食法，將菜餚拌入辣椒粉，吃辣一點，並在飲水的時間喝一杯生薑水。吃太多辣的視力會減退，待病情痊癒後，就不要再吃辛辣食物。

### 肩膀關節和手指關節

肩膀和手指關節疼痛時可採用陰陽飲食法，在飲水的時間喝一小杯用蜜栗或橡子泡過的水，最好能長期服用。

### 手肘關節炎

手肘關節炎最好用苦菜。在飲水時間飲用一小杯用苦參泡的水，就能看出效果。

### 髖關節和腳趾關節

髖關節或腳趾關節疼痛時，可採用陰陽飲食法，用餐時吃一匙天然醋，最好能在飲水時間喝一杯梅子茶。

## 骨骼疏鬆症

這是四十歲的女性經常產生的疾病，用照片拍攝病人的骨頭，會發現骨頭就像放入小蘇打粉的麵包一樣裡面都是空心的。骨骼疏鬆症雖然不是可以輕易治療的疾病，然而採用餐後一至二小時候喝水，減少食量的陰陽飲食法就能康復。一日三餐也很好，然而服用藥物時，只能在飲水的時間服用。早晚一日兩餐時，就不一定要吃藥。尤其是吃兩餐時，絕對不能食用豬肉、蜂蜜、糖、紅豆等食物。然而菜餚內可用少許的蜂蜜和糖提味。用這種方式持續的治療六個月到一年，就能感覺到症狀有好轉。

## 貧血

提到貧血首先會讓人聯想到是因為營養不良產生的疾病，然而和其他疾病一樣，都是因為不當的吃吃喝喝導致所有細胞浮腫，因而產生的現象。就像春天時要將突起的大麥田踩平，只要能夠安撫浮腫的細胞，貧血症狀就會消失。治療貧血和治療骨骼疏鬆症很類似，不管一日三餐或是一日兩餐，都要持續的採用陰陽飲食法。

# 頭痛

頭痛是腦部出現異常時發生，但是五臟六腑陰陽失調的結果也會發生。各種症狀的治療法如下所述。

## 額頭疼痛的頭痛

臉部熱氣上升額頭就會疼痛的人，要採用陰陽飲食法，而且務必要少食。將黑砂糖入菜後，吃甜一點，就會在短時間內看到成效。

## 偏頭痛

偏頭痛時要採用陰陽飲食法，吃飯時吃一匙天然醋，嚴禁食用油膩的食物，以少食為主，就會在短時間見效。

## 太陽穴頭痛

太陽穴疼痛時通常連眉稜骨都會疼痛，此時就算吃藥也沒有太大的幫助，一定要實踐陰陽飲食法。一樣要少食，在飲水的時間喝一小杯用蜜栗或橡子泡過的水，就能在短時間內見效。

## 後頭痛和前頭痛

所謂後頭痛就是後方脖子上有劇烈的疼痛，前頭痛是指頭部中央，也就是百會穴部位疼痛。這些症狀一般都由高血壓引起，就算不是高血壓，吃太鹹的食物也有可能會罹患。想治療的話就要實踐飯水分離法，在飲水的時間喝用三百克的苦參泡的水。

## 頭部寒冷的頭痛

頭部過冷過虛時產生的頭痛，將四〇～六〇克溫熱的糯米糕用紗布包裹起來，一天一次敷在頭上。實踐飯水分離法，決對不要吃從冰箱中取出的水或冰淇淋等冰涼的食物。冷頭痛持續太久會引起腦瘤，在痊癒之前要持續的實踐。

## 低血壓頭痛

因低血壓導致後頸部僵硬的頭痛時，或是暈倒時，用熱毛巾敷在頭上就能立即見效。實踐飯水分離法，最好採一日兩餐陰陽飲食法，三四天喝一次黃豆芽湯或海帶湯，於晚餐後兩小時的飲水時間喝一碗就能治療。

## 高血壓頭痛

因高血壓引起的頭痛，採用每晚用熱水泡腳的足湯法，泡三十分鐘以上，之後在隱白穴放血就能見效。實踐陰陽飲食法，嚴禁油膩的食物，採用早晚兩餐陰陽飲食法，才能做根本的治療。倘若很難調整至早晚兩餐，那麼就改成午晚兩餐，午餐後兩小時後可以盡情的喝水，但是晚餐後就不要喝水。在痊癒之前持續的實踐就能見效。

## 原發性高血壓

原發性高血壓的情況是血壓在二百至三百時都沒有任何異常，就算飲酒吃肉也不會有特別的症狀，一樣可以健康的生活。因此東洋醫學稱之為上天賜的「福」。然而以醫院的血壓計為基準，好像立刻會發生什麼事一樣，讓人感到害怕不已。倘若聽信醫院的話，服用醫院調配的血壓藥，反而會讓生理機能麻痺，甚至造成半身不遂，原發性高血壓請不要服用任何藥物。

## 癲癇

癲癇是幼兒時期受到驚嚇，在成長的過程中五臟六腑的陰陽失衡產生的症狀，根據各臟器的虛實症狀會有些許差異。

### 抽筋後暈厥的癲癇（木、火）

肌肉痙攣後有抽筋或暈厥症狀的癲癇，採用一日三餐陰陽飲食法，用一斤苦參泡過的水混合等量的天然醋，在飲水時間內飲用會有效果。

### 想吐的癲癇（土）

在發作之前反胃有想吐的感覺，發作時會吐泡沫的癲癇，採用早晚兩餐陰陽飲食法，並在菜餚內加入黑砂糖。

用一斤甘草和一斤茵陳蒿，混合成等比例的茶，早餐後一個小時後，晚餐後兩個小時後加入竹鹽喝一杯即可。只要持續服用半年到一年就能見效。決對不要吃從冰箱中取出的水或冰淇淋等冰涼的食物，也盡可能不要吃生水果或生菜。

### 其他癲癇（金、土、三焦）

除了前述說明外，其他症狀的癲癇，基本上採用早晚兩餐陰陽飲食法。用橡子和生薑混合後煮成茶，早餐後一個小時，晚餐後兩個小時後加入一茶匙的竹鹽服用。一樣也忌諱冰涼的食物。

## 肥胖

肥胖大致上可區分為增值型肥胖和肥大型肥胖。

首先增值型肥胖大多發生於二十歲以下，原因是營養攝取過多和運動不足。人體的細胞會隨著年齡慢慢增加後成長。攝取過多營養，並且不做可幫助代謝的運動，結果會導致皮下組織和內臟組織的脂肪堆積，產生細胞急速成長的增值型肥胖。

三十歲之後經常發生的肥大型肥胖發生原因男性和女性各不相同。女性大多是因為妊娠中毒症、腹腔鏡和子宮手術、生產後遺症等產生肥胖，男性主要是因為過飲、過食、壓力和運動不足等造成肥胖。

二十歲以下的增值型肥胖可說是父母的責任，然而三十歲之後的肥大型肥胖則是因為沒有採取全方位的身體管理，應該要對自己負責。

肥胖還有一件要了解的事，就是容易擺脫的肥胖，和不容易擺脫的肥胖。

二十歲以下的增值型肥胖、妊娠中毒症產生的肥胖，還有腹腔鏡手術後遺症產生的肥胖，很不容易消除。

這些肥胖類型是因為皮下組織有許多脂肪堆積，皮膚有彈性，活動時也不會有什麼不便之處，當事人不會感到疲倦。這種情況下用物理方式快速的甩掉肥肉一定會出現後遺症和副作用等症狀，因此要將時間拉長，並搭配飲食療法。初期要調整為不再發胖，之後再減肥就能恢復正常體重過著健康的生活。

相反的肥大型肥胖就比較容易減肥。然而肥大型肥胖不一定是因為吃得太多產生的。根據不同的情況，即使吃的少，甚至光喝水也會變胖。

這種類型的肥胖，皮膚沒有彈性，會快速的感到疲憊和呼吸障礙。肥大型肥胖採用流汗的物理療法或是多花一點心思調整飲食就能立刻瘦下一至二公斤，然而只要太過放心體重又會很快上升，因此最重要的是自我調節和控制。

各種肥胖症的治療法如下所述。

## 十歲以下的肥胖症

十歲以下的兒童如果有肥胖的趨向，應實踐餐後一至二小時飲水的陰陽飲食法。倘若養成這種習慣，就不用擔心肥胖，可以過著健康的生活。考量到當事人是兒童，即使喝牛奶和飲料，也要利用飲水時間喝，這一點父母要特別關心。

父母判斷子女的體質是陰還是陽，倘若判定是陰性體質，那麼在吃玩冷食後一定要吃一些熱食，父母若能多花一點心思，子女就能健健康康的成長。

## 十至二十歲的肥胖症

採用一日三餐陰陽飲食法，水在餐後兩小時後，下一餐兩小時前飲用。飲水的時間可以喝牛奶和飲料。但是最好避免冰冷或是添加太多砂糖的飲料。

用餐後兩小時才開始飲水，若產生便秘症狀時改為餐後一個小時飲水。限制飲水的時間，初期半個月會很辛苦，然而之後就不會想喝水。不想喝水時最好不要喝水。

用這種方式調整後，倘若體重還是不下降，就要調整為午晚兩餐，只能在午餐後兩小時晚餐前兩小時之間喝水，晚餐後不要喝水。倘若書讀到很晚或是工作時也絕對不要吃宵夜。宵夜會妨礙細胞的活動，就像毒藥一樣，請務必銘記在心。

## 二十至三十歲的肥胖症

二十至三十歲之間的肥胖大部份都是二十歲以下的增值型肥胖，原因是營養攝取過多和運動不足。

這種情況採用一日三餐陰陽飲食法，水調整為餐後兩小時後飲用。只要半個月就能減重。倘若想快速見效，可調整為早晚兩餐或午晚兩餐。

## 三十至四十歲的肥胖症

三十至四十歲的肥胖有各種原因。女性大多是妊娠中毒症、腹腔鏡和子宮手術、生產後遺症等原因。當然攝取過多食物，或是習慣將飯泡在湯或水裡吃也會造成肥胖。

錯誤的飲食習慣造成的肥胖症，雖然可以在短期內調整體重，然而產婦以及與系統器官連貫產生的肥胖不僅不容易減肥，用物理方式快速的甩掉肥肉一定會出現副作用，因此要特別留意陰陽飲食法。

男性主要是因為過飲、過食、沒有節制的食慾，吃飯時喝太多水和湯的錯誤的飲食習慣等造成肥胖，這種情況採用一日三餐陰陽飲食法，水調整為餐後兩小時後飲用。只要半個月就能減重。但是不要吃蜂蜜、糖、豬肉、香瓜、西瓜和桃子。調整為早晚兩餐或午晚兩餐會更有效。

## 四十至五十歲的肥胖症

四十至五十歲的男性最容易承受壓力的時期。過飲和過食再加上運動不足，這個時期的男性得到肚子突出的肥胖是理所當然的現象。

相反的女性的情況，四十歲之後家事減少了，朋友的聚會等吃吃喝喝的聚會變多了，很容易過飲過食。還有吃飯時喝太多水和湯的錯誤的飲食習慣和運動不足也是肥胖的原因。這類的肥胖採用一日三餐陰陽飲食法，水調整為餐後兩小時後飲用。只要半個月就能減重。但是不要吃蜂蜜、糖、豬肉、香瓜、西瓜和桃子。若想在短期內見效，只要調整為早晚兩餐或午晚兩餐即可。

## 五十歲以上的肥胖症

五十歲之後的肥胖與其說是過飲和過食，還不如說是吃飯和水類一起食用的錯誤飲食習慣和運動不足所造成。因此若想治療就要將吃飯的時間和飲水的時間區分開來，並且徹底的實踐。只要嚴格執行餐後兩小時後飲水，半個月就能見效。一樣不要吃蜂蜜、糖、豬肉、香瓜、西瓜和桃子。調整為早晚兩餐就能一輩子過著年輕健康的生活。

# 2 生活中的陰陽飲食法

## 要改善的飲食文化

在各種文化當中飲食文化是最基本也最重要的。不管多麼偉大的人，不吃不喝就會對生命造成阻礙，失去性命的話也就沒有什麼價值。就算再美麗的風景，也要吃飽了才美麗，首先要有順利的飲食生活，才有其他的可能。

因此「食」這個漢字有為了讓「人」變「善良（良）」而吃的含意。意思是說可透過「食物」成為道德成熟有人性的人。

「吃的行為」不是純粹為了肉體的健康。食物對於形成人的體質和變化時有著決定性的作用。為了讓腐敗的身體變成不腐敗的身體，就要吃未腐敗的食物。

用木頭蓋房子就會蓋成木屋，用石頭蓋房子就會蓋成石屋，從腐敗的食物中取得能量，就會變成腐敗的身體，從未腐敗的食物取得能量，就會變成不腐敗的身體。

就像剛出生的嬰兒不能吃太硬的食物，如果只吃腐敗的食物，不能立刻換成未腐敗的食物。一定要經歷過準備階段。這類的準備階段的機會正是本書介紹的「飯水分離飲食法：前期修練」。

生命的基本是食物。只要遵守陰陽飲食法，肉體就會變健康，連精神也會變健康。現代人經常罹患的精神疾病實際上也不是和肉體無關。身體不聽話的話，就會感到煩悶，煩悶後會產生熱氣，對於全身的各個器官都會有不好的影響。

就像養小樹苗時要花許多時間和精神照顧，人體也一樣，在兒童時期要用營養和愛心灌溉。然而長成可獨自成長的成木時，倘若像小樹苗時花心思照顧，反而是種毒藥。同樣的人體長大成為成人後，過度攝取營養和水份反而會有害健康。

檢視韓國的傳統和食物，有各種湯和燉菜。並且持續了將水和飯混在一起吃的飲食文化，破壞人體的陰陽和氣血循環，有害健康，而且會成為社會上的大問題。在其中摘要幾個問題如下：

## 第一，有嚴重的環境汙染

實踐飯水分離的飲食習慣後，餐桌上不再出現湯湯水水。請大家思考餐廳裡面吃剩的一碗味噌鍋湯。根據環保團體的報告，為了淨化一碗味噌湯，需要花一噸水。飯水分離飲食法根本不會煮湯，因此也不會因為吃剩的羹湯等造成環境汙染。

## 第二，嚴重的經濟浪費

想煮羹湯類的食物，要放入調味料、蔥蒜等，湯和飯一起吃時，無法吃太多食物，因此很容易就吃飽了，會剩下許多食物。將每個家庭和餐飲店吃剩的剩菜蒐集起來應該是相當驚人的份量。

這些都是很可惜又很不合理的飲食文化。若想解決這些問題，就要盡快改善成為飯水分離的飲食文化。倘若實踐飯水分離飲食法，連一粒米都不會浪費。因為陰陽飲食法步上正軌後，口中自然會分泌許多口水，飯吃起來會比蜜還要甜。就算不搭配許多菜餚，也覺得非常美味，當然不會剩下食物。

## 我的身體是一個國家

如前所述，人的肉體可說是個小宇宙，一個小國家。要有堅強的國力，政治、經濟、社會、文化所有領域都不能累積廢物，對內要維持良好的治安，對外要做好國防。

我們體內有白血球和紅血球。負責國防的軍人是白血球，維持治安的則是紅血球。以這兩種血球為主軸，守護我們的身體這個小國家。維持治安的紅血球將肺部的氧氣傳送至微血管，負責國防的白血球是形狀不一致的變形蟲形態，偶爾會到微血管外抓住有害細菌保衛國家。

一個國家首先要維持內部的治安，國民才能在沒有犯罪的社會當中安心的生活，產業和經濟讓社會變得更富強，對外要有穩固的國防才能抵擋外敵守護國家。由白血球和紅血球守護國家，為了防備不時之需，平時要好好的訓練，因此平時若能進行陰陽飲食修煉，就能維持健康。

若能好好治理國家，沒有貧富差距，大家就能平等的生活，然而政治混亂會導至貧富差距懸殊，造成「貧益貧，富益富」的現象。

我們的身體也一樣。倘若左右國家存亡的是國力，那麼左右我們人體生死的就是自然治癒力。為了讓人體這個國家的國民—細胞充分的盡責，也要遵守吃喝的法則，才不會走向羅馬帝國崩壞的命運之路。遠離味覺的誘惑，才能有健康的國家，也才能造就健康的體質。

## 讓身體變成被動體質的佐餐酒

一般而言老人比起青年或壯年，更喜歡在用餐時來一杯佐餐酒。當然用餐時來一杯佐餐酒可以幫助血液循環，增加食慾還能幫助睡眠。

然而不可讓我們的身體變成仰賴酒的被動體質。最好能多活動我們的身體，增進食慾，造就成身體能自行氣血循環的主動體質。

每次用餐時仰賴佐餐酒這個援兵增加血液循環，幫助消或功能，這樣一來身體的再生能力就會日漸惡化，並且失去力量。對疾病的抵抗力也會變弱，老年期時還會罹患心臟麻痺或高血壓，導致雙手無法活動。

因此不要喝讓身體變成虛弱被動體質的佐餐酒，要用陰陽飲食法造就出強壯健康的主動體質，走向不老長生之路。

對於一百年的天壽甚感惶恐的老人，就算不想不老長生，也不要罹患高血壓、糖尿病、老人癡呆症等老人疾病成為家人和社會的負擔，因此要實踐陰陽飲食法讓自己的體質變成主動體質。連微小的禽獸都懂得將屍體藏在沒有人看得到的地方，身為萬物之靈長的人類又怎麼能在年老後讓家人或鄰居看見自己醜陋的樣子呢？

## 偶爾飲酒是良藥

酒量好的人喜歡暴飲。經常性的暴飲會麻痺肝機能，並且會造成肝無法運作的疾病，有害健康。可是一個月一兩次飲酒，隔天並採用陰陽飲食法建議的解宿醉方法，反而有益健康。

就像A級颱風橫掃地面，將地面整個翻過來，好好的清掃地面，暴飲後酒氣加速血液循環，排除全身累積的毒素和老廢物排出，隨著排泄物排出體外，將體內清潔乾淨。

然而此時從隔天的清晨到下午一點一定要採一致的飲食，而且要忍耐絕對不能喝任何一滴水，這樣才能維持健康也不會產生後遺症。

下列介紹採用陰陽飲食法當中建議的飲酒法喝酒時，要遵守的幾個項目。

- 酒會讓體質的律動變成陰性體質，因此要在晚上六點後喝酒。這個時間是水氣上升的陰性體質的時間，酒和人體的細胞活動有相生作用。
- 既然已經要喝了，最好選酒精純度較高的酒。純度高的酒會喝得比較少，血液循環會更強，可以乾淨的清除體內堆積的廢物。
- 暴飲的隔天，從清晨到下午一點，不管多不舒服都不可以吃東西、藥、水等。午餐也要吃乾的食物，餐後兩小時再喝水。
- 如前所述，從凌晨四點開始，我們人體的細胞活動轉為陽氣，是引起火氣的時間，此時喝水的話會導致陽氣衰退。

我們體內的氣衰退的話，前晚吃喝的食物就會變成老廢物堆積在體內，酒精和體液結合的毒素會對肝或內臟造成影響，最後會染上酒癮。愛喝酒的人或是必須要經常性喝酒的人，根據陰陽飲食法建議的飲酒法喝酒的話，就不會淪為被酒支配的人生，反而可以過著支配酒的人生。我們經常吃的酒食也一樣，太多的話就會變成憂患。不管對身體再好的酒，都不能喝得過量。

## 老人和健康

上了年紀之後大家都想要沒有病痛健康的生活。甚至會渴望「如果可以再年輕一次的話那該有多好」。然而這不是無法實現的願望。為了實現找回年輕的願望，得要完全改善成防止我們的身體和細胞的老化的四次元長生體質。

陰陽飲食法是研究細胞的產生原埋，根據生命之法的飲食法。發現細胞的產生原理後，生命之法就沒有老化現象。根據生命之法，每個人都能輕易吃到秦始皇找到的不老仙丹。

減少水和飲食的攝取，可讓老化的細胞變年輕，轉化為新細胞，且會自行產生不足的能量。或許有一天老化不再是一種自然現象而是一種疾病。

老人若能修煉陰陽飲食法，可用七十至八十年來發展的才能讓這個社會變得更健康。

創造生命的陰陽飲食法，強力推薦老人家徹底實踐早晚兩餐的飲食法。因為這就是不老仙丹。長久以來累積錯誤的飲食習慣，不管吃再營養的食物，上了年紀就會力氣慢慢變弱，體力也會日益衰退，實踐陰陽飲食法時一天吃兩餐，即使是不需要考慮營養的飲食生活，也能改善成為四次元的體質長生不老。

三次元體質的一般成人過了二十歲之後，修煉陰陽飲食法也能改善成為四次元體質，防止老化並改善為長生體質。倘若過了二十四歲之後持續錯誤的飲食習慣，超過五十歲體力就會衰退，並且產生嚴重的老化現象。

老人實踐一日兩餐的早晚兩餐飲食法時，兩個月內少吃後，兩個月補充攝取營養餐，之後三個月少吃後，三個月補充攝取營養餐，用這種方式進行。二十四歲之後不修煉陰陽飲食的人，若能在之後矯正無節制的飲食生活，就能從皮膚上感覺到自己變年輕。

二十四歲前是細胞生長的期間，要均衡的攝取營養才能健康的成長。然而從二十四歲開始透過陰陽飲食可將自己身體的細胞改善成為生產細胞。

無法調整飲食的話，我們人體內的細胞無法得到足夠改善成生產細胞的時間，為了處理持續攝取的多餘飲食，太過疲憊導致老化。

二十四歲之前是將螺絲調鬆的時間，二十四歲之後就要使力鎖緊讓螺絲不要鬆脫。可是一般人的飲食習慣都會從二十四歲持續到五十歲，都只是讓螺絲愈來愈鬆。

汽車的每個零件都鎖上螺絲鎖緊後，就算行駛在非柏油路的馬路上也不會故障順利行駛，然而如果每一處的螺絲呈現鬆脫狀態，就算平坦的路面也無法行駛，而且會立刻故障。

相同的倘若五十歲之後還保持二十四歲之前的飲食習慣，所有的細胞都會浮腫膨脹後變脆弱，老化現象和老年癡呆症就會迅速的找上門來，連輕微的外在衝擊或是細菌，都完全無法發揮免疫力。

春天來臨時要澆水施肥，才能順利茁壯生長，可是倘若到了秋天就不能繼續澆水施肥，從大自然的法則，就能了解這點。

## 身體勞動者和健康

身體勞動者會比坐辦公室的上班族需要攝取更多的食物，肚子要填飽才會有力氣，也才能把工作做好。從事消耗許多體力的身體勞動者，除了一日三餐外還要吃點心和宵夜，一天的用餐次數是五次。

然而陰陽飲食法中，身體勞動者一日除了三餐外不吃點心和宵夜，對健康比較好。一天只吃三餐的話，不僅胃口會變得比較好，消化吸收也不會有問題，不僅不浪費攝取的營養，還能增進氣血循環。

然而點心和宵夜讓腸胃沒有休息的時間，消化器官的生物節律失常，無法徹底的消化吸收攝取的食物，就直接排泄出來。身體勞動者為了保持健康一定要進行一日三餐飲食法，工作休息時間可以用水或小米酒代替飯。

在這個時段喝飲料，就算多麼費力的身體勞動者，也能維持健康，並能具備改善成靈長體質的有利條件。

比較精神勞動者和身體勞動者的各年齡層的體力，二十至三十歲的身體勞動者比精神勞動者的體力好，力氣大，並且更健康，然而進入四十至五十歲時精神勞動者會比身體勞動者看起來更年輕更健康。

原因是身體勞動者長久以來忽視人體的消化和吸收力的限制，過度攝取飲食，虐待消化器官，造成陰陽失調，會提早快速老化的現象。

就算從事多麼費力的身體勞動工作，除了三餐外不要吃點心和宵夜，三餐也要吃乾的食物，用餐中間不要喝湯湯水水的東西。二個小時後喝水或飲料，這樣一來身體勞動反而變成運動，對於維持身體健康有加倍的功效。

然而不需要做勞累工作時的假日，只要吃早晚兩餐，就會變得更健康，也能享受年輕的喜悅並且更為長壽。

## 考生和健康

宇宙萬物都有時期和時間的法則。人錯過時期和時間就會後悔不已，過著辛苦的人生。在讀書時期的學生不曉得認真讀書是理所當然的事。

然而不管怎麼認真讀書都無法提高效率時，首先要將飲食習慣轉換為陰陽飲食法。學生採用陰陽飲食法區分時間吃東西，就不會疲倦，而且還能專注在課業上。學生可實踐的陰陽飲食法如下。

■ 調整為午晚兩餐飲食法，飲水時間可以喝飲料、牛奶等飲品，無論吃什麼點心，都要在用餐時一起吃。

- 書讀到很晚的時候，吃完晚飯後就不要喝水。
- 絕對不要吃宵夜。吃飯會產生飽足感造成專注力變差，反而會有害。肚子餓時將肚子餓當成一種快樂，繼續讀書。
- 儘可能早睡早起。

晚上腦細胞會分裂，不管怎麼讀書都無法全神貫注。早一點睡覺的話，可以安定疲勞的細胞，分裂的腦細胞也能集中。因此在清晨起床的時間認真讀書，會比晚上讀三四個小時的效率來得好。晚上一定要讀書的話，就用熱水泡腳，執行二十至三十分鐘以上的足浴法後再念會更好。（但是低血壓的人嚴禁足浴）

一天吃三餐時，在早上空腹時絕對不能喝水，要等用餐後兩小時才能喝，晚上要讀書時，吃完晚飯後不要喝水。若能遵守上述要領讀書，不僅會變得更健康，還能提升讀書效率。

# 斷食和禁食

一般很容易將斷食和禁食的概念搞混，斷食不僅不能吃食物，連水都不能喝，禁食是可以喝水但不吃東西。

因此某些健康團體認為修煉的斷食以及宗教的祈禱和修煉的斷食和其他的食療法不同，不吃東西挨餓的修煉是挑戰人類意志的克己飲食修煉。

因此斷食和禁食是在短暫的期間內凝聚身體和心靈，將精神力集中在某處，可找回健康的精神力修煉。

這樣的情況下，接受專家指導嚴格的進行斷食和禁食修煉，有益健康。

然而在陰陽飲食法的層面上認為重要的不在於如何進行斷食和禁食修煉，重要的是修煉後如何調整飲食。

詳細說明如下。

## 斷食時

進行不吃食物，不喝一滴水的斷食，胃會是空的。之前的慣例是斷食後為了減少胃的負擔會從粥或果汁等柔軟的食物開始少量進食，再慢慢恢復為一般飲食。然而這種攝取方式反而會對健康造成不好的影響。

因為連一滴水都沒喝，在斷食期間身體就像加熱鍋子一樣變成陽性體質，身體內持續產生火氣，斷食後的狀態下吃粥或各種果汁，體內產生的火氣就會突然因為水而熄滅，產生相剋現象，導致氣被削弱，減弱身體活命。

因此吃濕的食物，吃得愈多精神力就愈衰退，手腳無力，並有營養失調的後遺症，不管吃什麼藥都不會恢復，倘若恢復了也只是暫時恢復而已，等上了年紀後，後遺症就會如影隨形的到來。

為了健康斷食，然而執行錯誤食反而有損健康。

然而在陰陽飲食法當中，即使斷食，斷食後也不會立刻吃濕的食物，一定要吃乾的食物，充分咀嚼後兩個小時後再喝水或果汁。

一般而言會質疑斷食後立刻就吃乾的食物是否會對胃造成負擔，關於這一點請不用擔心。

因為斷食會讓體內產生陽氣的力量，就算吃乾的食物也能發揮強大的消化力立刻消化。這樣一來就能更明顯的感受到體內陰陽平衡的調和。

然而有一件一定要遵守的事項，斷食後在飲食調整的一周內，不要吃蜂蜜、糖等糖分的食物。

## 禁食時

禁食和斷食不同，雖然不吃東西但是喝水，禁食和斷食相反，禁食後絕對不能從乾的食物開始吃。

一般而言禁食後都吃粥或濕的食物，雖然不會有什麼大問題，然而禁食期間喝水不吃食物，導致熱氣熄滅，造成陰陽失調的現象，破壞了人體內部的陰陽平衡，時間過得愈久就愈容易產生後遺症。

因此為了健康的斷食或是信仰方面的禁食，要找具備專業知識的醫生，在正確的指導下實行，不可憑著一般的常識或是片段的知識進行。

經常禁食或是長久以來禁食的人，身體狀況不穩定，手腳出現無力症狀，睡眠品質不佳，甚至還有失眠等後遺症。

## 因禁食和斷食後遺症所苦

禁食後產生的後遺症無法用任何藥物恢復，然而採用陰陽飲食法的一日兩餐食療法，嚴格的執行三個月，持續不斷的實踐，禁食修煉後的所有後遺症就會不藥而癒。不僅如此，還能超越健康層面，引導至長壽的境界。

因此斷食或禁食若能配合陰陽飲食法修煉，就能產生驚人的神秘功效。

### 結束禁食時

幾天禁食後，最後一天二十四小時內水連一滴都不要喝，完全斷食後吃乾的食物，兩小時後再喝水，不需要花心思在食補上就會快速恢復，並能有非常良好的功效。

## 少食的好處

古代流傳下來的養生秘方中有一種「少食」方法。「少食」即只吃到七八分飽。

研究指出，少食可以使白血球增多，免疫力增強。從生命法則的角度來看，少食有以下幾點好處：

(1) 少食可以減輕胃的負擔，促進消化。

(2) 少食可以讓胃有空餘，使呼吸通暢，氣血循環順暢。

(3) 少食雖會造成營養不足，但昰身體會自動產生營養，同時使免疫力增強。

(4) 少食能增強身體的自身疾病治癒能力。

雖然少食有以上好處，但是如果不按照陰陽飲食法進行也很難收到良好效果。尤其是有很多人因為吃的食物減少就增加飲水量，這樣反而會嚴重破壞身體的陰陽平衡。

飯和菜餚屬於陽性，水則屬於陰性。如果吃飯少飲水多，會導致氣血循環不暢，陰陽失調等。

生命的法則是為了使人們能健康生活。根據生命法則，吃飯量多少無關緊要，只要嚴格按照飯水分離飲食法進行飲食即可。

與飯和菜餚相比，水更會增加胃的負擔。食物種類沒有限制，吃自己想吃的食物都可以，但是一定要記住飲水要和吃飯分開進行。

## 刻意飲水會導致疾病

很多人有吃飯前或吃飯後飲水的習慣。而且很多人認為人體七十%都是水分，所以要每天喝二千CC以上的水。

陰陽飲食法強調在飲水時間可以隨意飲水，但是如果沒有飲水的念頭不要強迫自己飲水。

很多人擔心不飲水會血液過稠，患上腎臟或膽結石等，請不必擔心。使用陰陽飲食法最初會很想喝水，焦急等待飲水時間，但過一段時日後飲水量就會逐漸減少。

食物裡含有的水分，洗臉洗澡時通過毛孔進入體內的水分，呼吸時通過空氣進體內的水分等，已經足夠體內需要。同時我們體內也會自我產生水分，所以沒有必要刻意去飲水。

很多疾病都是因為飲水過多引起。水中的氧氣屬於陰性。而空氣中的氧氣屬於陽性。飲水過多導致體內陰性氧氣過多，空氣中的陽性氧氣無處立足。使身體陰陽失調，氣血不暢。我們的身體陰氣韻稍微不足也無大礙，但是如果陽氣韻不足就會引發各種問題。

## 為了生下優秀的孩子

只要是生產前的父母，大家都想生下聰明健康的孩子。父母在生產前忙著給予胎教補充營養都是為了這個理由。當然父母們吃優質的食物、冥想、讀有趣的書，幫孩子創造優質的環境都是非常有價值的努力。然而為了生下聰明健康的孩子，最優先的條件就是氧氣供給。因此想要生下優秀孩子的父母一定要實踐陰陽飲食法。

陰陽飲食法能將充分的氧氣供應至孕婦的丹田。若能實踐陰陽飲食法，生下兒子的可能性非常高。實際上有很多人採用陰陽飲食法生下兒子，詳情請參考前面的內容。

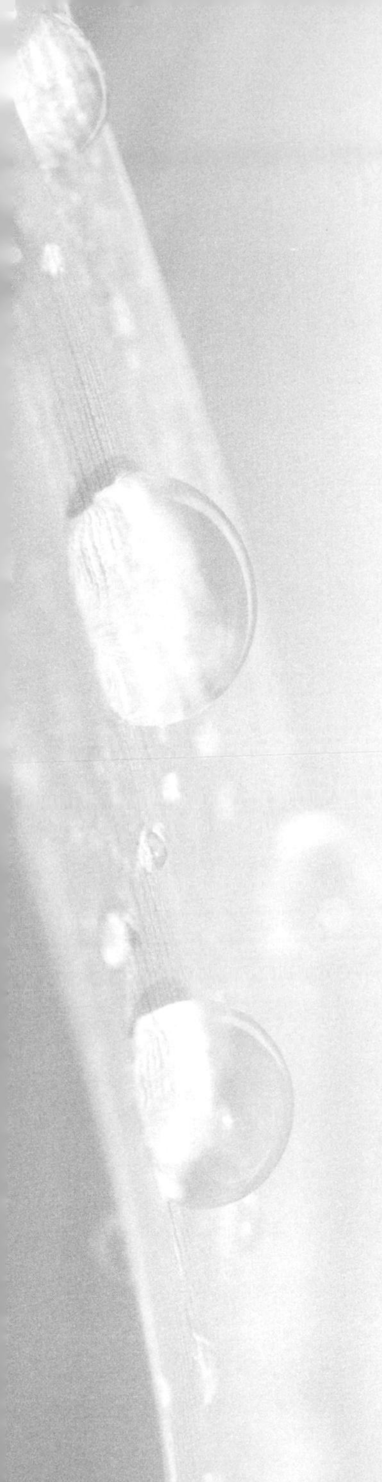

# 3 生活中的陰陽論

## 身體是個小宇宙

人體基本上是由陰和陽所組成。就像宇宙一樣，人體由精神和肉體，心靈和身體，血和肉形成陰陽。陰陽由天地人三才組成，人體也區分為頭（天）、身體（地）、四肢（人），全部都由精氣神和心氣神所掌控。

天空有日月星辰，人體的頭部有眼耳口鼻。大地上有海洋，人的身體有血流，大地上有草木，身體上有毛髮。

生命的法則將宇宙的真理和人的真理視為同一個層次。因此根據春夏秋冬四季的變化，我們的心也會有改變，天地造化形成日氣，我們的肉體也有身體狀況的改變。

近乎神技的造物主的驚人能力，在生命的驚奇下誕生的肉體，是僅次於天地造化的超尖端高感度、高精密度集合迴路的合成體，無法用任何東西模仿。

我們的肉體是神的作品，內在世界無限深邃寬廣高大的邏輯的結晶體，也可說是個小宇宙。原來我們人體本身就設計成可自行克服所有問題的天賦能力。大宇宙地球和小宇宙人類的連貫關係解析如下。

| 大宇宙（地球） | | 小宇宙（人類的肉體） |
|---|---|---|
| 草 | → | 體毛 |
| 地殼 | → | 皮膚 |
| 河川 | → | 血管 |
| 岩層 | → | 骨頭 |
| 熔岩 | → | 骨髓 |
| 一年十二個月 | → | 十二脊椎 |
| 一年二十四節氣 | → | 二十四根肋骨 |
| 五大洋 | → | 五臟 |

六大洲 → 六腑
一年三百六十五天 → 三百六十五個關節

## 水升火降的原理

天空是冷的，大地是熱的，這是自然的原理。人體也相同，頭是涼的，腹部是熱的。河川的水通過蒸發到天空形成雲雨，然後隨雨水回到大地。

如果水無法蒸發就不能形成雲雨。道理相同，從口腔攝入的食物水分到達腹部，如果沒有足夠的熱氣就無法形成水蒸氣上升到頭部。當頭部溫度過高時，就會暈眩甚至導致耳鳴。

水分變成水蒸氣上升到空中形成雲，然後形成雨降落地面，這種現象稱為「對流現象」，也就是水升火降的原理。水升火降是健康的基礎。但是現代人卻常常使用不良的飲食習慣。在吃飯的同時喝湯飲水，攝入的水分嚴重擾亂體內熱氣韻，使頭部過熱，腹部變涼。

根據以上原理，飯水分離飲食法是一種依據自然法則定制的飲食法，是真正的健康飲食法。

## 陰陽原理的運用

中國很早就把陰陽五行理論運用於各個領域。從基本的衣食住行到生辰八字、婚嫁、搬遷都受到陰陽五行理論的影響。在醫學領域陰陽五行理論更被廣泛應用。

但是隨著社會的發展，各種新疾病不斷產生，醫術在很多方面受到了限制，無數生命被無情奪走。生命的法則強調生命的寶貴，所以幫助人們戰勝這些可怕的疾病，生命法則有不可推卸的責任。很多人心存疑念，陰陽理論真的能幫助人們戰勝疾病嗎？

「生病要盡快看醫生」，很多人有這樣的想法，真的是這樣嗎？去醫院接受昂貴的治療，疾病就真的被治癒嗎？由於自己的緣故才患上疾病，有什麼理由依靠醫生和藥物進行治療呢？為什麼有的疾病醫生可以治療，而有的疾病就不能治療呢？

如果能清楚了解陰陽理論，並按照此一理論來執行就不會受到疾病的困擾。換言之，人體就是陰陽的集合體，只要使用陰陽理論調理，身體就不會受到疾病的侵襲。

## 水和火

天地萬物之生死禍福都是由五行相生相剋之順逆變化所支配，而五行是由陰陽二氣所演化出來的。這裡的「陰」是指「黑夜」，也就是五行中的「水」。「陽」是指「白晝」，也就是五行中的「火」。隨著白晝和黑夜的變化，我們體內的細胞受白天陽氣韻支配，夜晚受陰氣韻支配，兩氣韻交替循環，支配我們的身體。

人體的細胞，白天受陽氣韻支配，體內熱氣活動加劇；晚上受陰氣韻支配，產生冷氣，漸漸冷卻體內的熱氣，使身體變得安靜平和。

陽氣韻產生的時間是午夜十二點起到第二天的正午十二點。陰氣韻則是從正午十二點到午夜十二點產生。從正午十二點到午夜十二點這段陰氣韻產生的時段裡，晚上六點吃晚飯，只吃乾的食物，然後吃完飯兩小時後即八點到十點期間可以隨意飲水。

酒最好是在晚上飲用。晚飯時如果飲酒，從當天晚上起到第二天中午不要吃任何食物也不要飲水。正午過後吃午飯時只吃乾的食物，吃完飯兩小時後再飲水，這樣可以避免飲酒帶來的疾病。

如上所述，在陽氣韻產生的時間段不攝取任何水分，體內產生的熱氣就可以將體內的廢物清除乾淨，這時身體會變得輕盈，且精神煥發。

相反，如果在陽氣韻產生的時間段飲水，就會減弱體內產生的熱氣韻，形成水火相剋，引起陰陽失調，人就會覺得渾身乏力，犯睏，體力嚴重下降，易受各種疾病侵襲。所以陰陽飲食法主張白天少喝水和淋浴等，晚上吃完晚飯兩小時再飲水。

液體的「液」字是由三點水（水）和黑夜的「夜」組合而成。即水應該在晚上飲用。因為黑夜和水在陰陽五行中是一致的。

韓國的飲食都是以湯為主，傳統的飲食習慣要一下改掉並不容易，但根據陰陽飲食法，這樣的不良飲食習慣應該要改正。有人會說：「人生苦短，還是盡情享受美食吧！」這樣的藉口容易導致恢復原來的飲食習慣。

在生活中難免有聚會、婚禮等各種社交活動，在活動中人們多半抵擋不了美食的誘惑，然而抗拒美食的誘惑才是開啟健康生活之門的關鍵。

## 飲食時間與空腹時間

陰陽飲食法主張嚴格區分吃飯與飲水時間，最好使用一日只吃午晚飯的兩餐飲食法，並從二十三歲起遵循陰陽學說。嚴格區分吃飯和飲水時間後，不會有飢餓感出現，而且不足的營養將由體內細胞自我生成進行補充。

一般而言，人是從六個月起開始吃離乳食，二十三歲前攝取各種營養食物，但到二十三歲，細胞已經生長完成，所以從這時起應該按照陰陽理論開始區分飲水時間和吃飯時間，及區分飲食時間和飢餓時間。

現代人的飲食生活很不規律。往往因為不能抵抗美食的誘惑，或者因為深信各種營養理論，而不分場合、不分時間隨意飲食，這樣的飲食習慣嚴重破壞了我們體內的細胞活動。

人類由於不良飲食習慣引起氣血循環不順暢，身體各個器官活動不規律，陰陽失調，即使攝取營養豐富的食物也無法阻止老化和穢物堆積，受到各種疾病侵襲而最終死亡。

如果使用陰陽飲食法，從二十四歲起嚴格按照飲食時間規律飲食就可以把身體變成靈長體質，阻止老化。

## 請盡量不要進行開刀手術

現在各種疾病都喜歡用手術的方法治療，癌細胞、膿瘡甚至是小小的痣都使用手術治療。

如果是緊急情況，動手術可能是最快捷的方法，但是多半都不是緊急情況。不久前《東業日報》登載了一篇文章，報導大型綜合醫院越來越受到人們歡迎，而私人診所數量減少。

這是由於大型綜合醫院擁有尖端的醫院設備，而私人診所則由於經費的關係無法擁有各種尖端的醫療設備，所以現在很多人小小的感冒也到大型醫院進行診治，而造成大型醫院常常是人滿為患。

醫院為了得到更多的收益，往往會勸導患者用手術治療，通過手術賺取大量費用以維持醫院開支。

但生命法則認為最好盡量不要進行開刀手術，因為動手術將給組織帶來損傷，同時還要花大量醫藥費。

治癒了胃卻損壞了肝，治癒了肝又損壞了腎，並因此惡性循環。如果切除臟器的一部分，漸漸地將會有其他異物填補去除的部分，而造成血管受阻，血液流通不順暢。

人體有強大的自我治療能力，正如白晝到來黑夜就會消失一樣，只要我們人體的自我治療能力強大，就可以克服各種疾病。

自我治療能力可以治療肺癌、糖尿病等各種疾病。前面也多次提到氣血循環不暢是引起百病的原因。如果體內任何一個部位氣血循環不暢或供氧不足，就會導致廢物堆積，引起疾病。手術治療會破壞氧氣的供給，減弱自我治療的能力。

## 癌症發現得越早可能越易死亡

一般都說癌症發現得越早越易治療，所以現代醫學強調癌症的前期檢查。水準高的醫生都是追究患者病因再對症下藥，但是水準低的醫生卻只看發病表象。身心的變化都是由氣血循環引起的，不明白這個道理只看表象根本算不上有水準的醫生。

現在醫學和科學還沒能全面把握「氣」的運行。他們雖然對分子、原子、原子核、基本粒子有一定的認識，但是卻沒有認識到基本粒子裡蘊含的無限創造能力。這是以物質為基礎的現代科學所不能理解。

我們人體內的各種現象與太陽系的各種現象相比簡直是微乎其微。在這樣微乎其微的人體變化中找到癌細胞形成的時間可以算是一件難事。正如有些星球上的一天相當於地球上的一千年，而地球上的一百年又可能相當於有些星球的一個時辰。也許醫生所謂的早期並不算早期。而且借由早期檢查的名義，讓患者進行各種昂貴的檢查和購買昂貴的藥物，阻止了病人的氣血循環有可能導致更快死亡。

即使癌細胞可以早期發現，動手術治療，但吃各種補品藥物、注射各種藥劑，也會為身體帶來各種副作用。

## 請不要過度在意營養學說

現在大部分的人都相信，營養學說所主張的，吃有營養的食物才能健康成長，所以讓大家不要過度在意營養學說，很多人無法理解。

不要過度在意營養學說是指首先要重視吃的方法，然後再考慮吃的食物。從陰陽飲食法的角度來看，並不需要過度在意營養學說，因為不是吃有營養的食物就會健康，吃沒有營養的食物就不會健康。

大家都聽說過地球是個大宇宙，人體是個小宇宙的比喻。但是很少有人思考這句話的深層含意，通常只是左耳進右耳出。這是因為沒有意識到大宇宙和小宇宙的重要性。地球依據太陽系的法則，晝夜交替循環，如果沒有晝夜交替，大地將是一片漆黑。同樣，人體如果能依據晝夜的運行法則而運行，就可以避免疾病的產生，阻止老化，克服死亡，和大宇宙一樣永遠運行下去。

但是現在大部分人都不依據晝夜運行法則生活。知識越是增加，醫學科學越是發達，人們也就越不依據晝夜運行規則來工作。早上起來應該空腹喝水，每天應該喝多少水，應該攝取多少能量等各種學說層出不窮。

如果我們的人體能依據晝夜運行，不僅能像大宇宙一樣達到永恆，還能做更多意想不到的事。換言之，我們的人體並不是轉瞬即逝的，而是和大宇宙一樣可以永恆存在。我們之所以達不到永恆，完全是我們違反自然法則所造成。

所以如果能夠重新按照自然法則來生活，使氣血運行正常，就可以不用太在意營養學說。簡而言之，我們的身體如果按照晝夜法則運行就可以自動調節營養，阻止各種疾病產生。阻止細胞老化，產生更多新細胞，使身體達到永恆。

依據晝夜運行法則，人們應該使用飯水分離的陰陽飲食法。食物屬陽性，水屬陰性。如果陰陽混合就會兩者同時消亡，晝夜混合就是擾亂自然法則。屬陽性的食物可以比喻成白晝，屬於陰性的水可以比喻成黑夜，吃完飯兩小時後飲水可以使白晝和黑夜，即陰陽運行正常，氣血循環順暢，遠離各種疾病。

現在很多人患上各種疾病，受疾病折磨而死亡，就是因為他們在吃飯的同時喝湯飲水，違反了陰陽運行規律。

所以吃營養的東西反而可能引起各種成人病、不治之症。如果能按照自然法則進行飲食，即使是沒有吃營養的食物也不會導致營養不足。

由於外部營養不足，身體反而會產生新細胞以彌補不足。如果不想違背營養學說，可以按照營養學說吃有營養的東西，但吃東西的方法一定要改正。

## 不要假裝什麼都知道

不管看哪本書的作者簡歷，學歷、經歷、職稱等看起來都很厲害。可是筆者的著作，既沒有學歷也沒有經歷，還曾因為違反醫療法蹲過苦窯。

或許會有人抱持著成見認為這是無知的人寫的著作，根本沒什麼內容可言。可是無論是學習了多少知識，名譽和權威崇高，得到無數博士學位的偉大學者、醫學博士、哲學家、科學家、神學家、牧師、師父、自然食療法大師、斷食療法大師、還是飲食療法大師，都要以知識和科學的眼光守護人體的健康，請不要假裝什麼都知道。

現今的科學發達到足以複製人類，雖然採用自然食療法、生食、斷食等各種方法保持健康，然而這些都建立在營養學的基礎上，因此會犯下根本的錯誤。

雖然科學發達到可以前往月球探險，然而必須要清楚的人體內部，也就是人類自己要遵守的法則，卻沒有人真正知道。

筆者雖然是個無知的人，對於自己遵守的健康法，就算被整個地球村攻擊，也還是有自信用身體戰勝。在這裡舉一個實例。

收容了四十多名精神發育遲緩病患的秀峰療養院的金東極院長，某天一大早打電話給我。院長用焦急的聲音這樣說道。

「老師！昨天我和院生接受招待，晚餐吃了壽司便當，可是不曉得是不是東西不新鮮，我和二十幾位院生整晚發高燒肚子痛，還拉了五次肚子。現在口乾舌燥，肚子也好痛，該怎麼辦才好？」

筆者聽完院長說要讓院生去住院後這樣說道。

「院長，從現在開始一滴水都不要喝，連續三天斷食。」

聽完這句話院長大吃一驚：「我已經年過七十了，拉肚子使身體的水份都消耗完，接近脫水現象，斷食三天真的沒問題嗎？我三十年來曾經五十多次斷食，每次七至十天，出了很多斷食有益健康的書籍，也演講和指導健康相關問題，這似乎和我的理論相反。我能聽老師的話嗎？」

筆者用確信的聲音這樣回答。

「院長，現在請將你的知識和經驗存在銀行裡面，按照我的吩咐去作吧！我想三天後應該可以重新整理七十多年來的知識和經驗。」

那天下午院長打電話來。

「我讓院生們住院了，我沒打點滴，也不吃藥，大家都說年紀大的老人家腹瀉，水份不足會產生脫水現象，怎麼會抗拒治療，總之一定要吃藥，因此給了我一天份的藥讓我帶回來。我該怎麼做呢？」

這次筆者也斬釘截鐵的回答。

「用知識和科學的眼光來看奧妙的人體結構，當然會說這種話。總之不要吃藥，就算口渴難耐也要忍耐三天。」

第三天的下午四點，院長打電話來。

「按照老師的吩咐三天完全斷食，從昨天晚上食物中毒的痛苦就已經完全消失了。現在口好乾，幾乎都說不出話來，然而身體的狀況很好，肚子也很舒服。可是現在該怎麼吃東西呢？」

筆者這樣說道。

「不要吃含有太多水份的食物，要吃乾的食物，一兩碗都沒關係，吃完之後過兩個小時再喝水。」

聽完這句話高院長又吃驚的問道。

「什麼？接近脫水現象，三天完全斷食後所有的內臟都在休息狀態，還吃乾的食物，這不就等於自殺行為嗎？」

「不要假裝什麼都知道，我不是請高院長暫時將自己知識和經驗擺在一旁嗎？請放心並且按照我的指示去做。如果不相信我的話從水份多的東西開始吃，那麼可能會無法消化。請務必要記住。」

掛完電話後過了一個小時，院長又打電話來了。

「老師，一個小時前我吃了三口飯配醬油，已經過了一個小時了，可以喝水了嗎？」

「什麼？我不是叫你放心的吃，為什麼才吃三口？」

這樣一說院長笑著回答。

「我想是因為我很害怕，所以才不敢吃。」

「從現在開始不用擔心，吃一碗飯，等一個小時之後再喝水。」

之後，過了大約兩小時。

「我按照老師吩咐，在一個小時前吃了一碗飯，現在喝了兩杯水，可是還是覺得好渴，喝很多水也沒關係嗎？」

「對！喝多少也沒關係。這次去買一罐小米酒，喝下半瓶吧！」

「什麼？」

高院長的聲音聽起來相當訝異，有種不可置信的感覺。

「以我的知識和理論，斷食後喝酒就等於自殺行為，真的沒關係嗎？」

「喝水之後再喝酒真的沒關係。」

隔天早上一大早，院長又打電話來。

「老師，怎麼會這樣？早上起床，我的身體狀況實在太好了，簡直難以言喻。」

請各位自己在心裡思考。因食物中毒整夜腹瀉，近乎脫水現象，高燒伴隨下腹疼痛，再加上口渴難耐，連話都說不出來痛苦萬分，而且還不是年輕人，而是年過七十的老人家，連一滴水都沒喝的斷食，這是用醫學、營養學或是一般常識都無法想像的事。

然而金東極院長並沒有假裝自己什麼都懂，相信我的理論，果敢的實踐，得到了極佳的成果，了解了新事物，現在重新修正斷食法，相信不久之後就會出現劃時代的事。

金東極院長在斷食和自然飲食法領域有所成就，並且是到海外演講的權威人士，然而他卻不固執自己的理論和方法，金東極院長的柔軟的身段可說是我們的模範。

## 給韓醫學界的建言

在韓醫學界工作的各位，請側耳傾聽筆者的經驗。

探討藥的性質是陰或陽固然重要，然而請記住液體的湯藥是陰，固體是陽，請將吃藥的時間改為飯後一至二小時。這樣的話會有卓越的成效。倘若只依靠藥的處方治療，通常會得到失望的結果。此時採用陰陽飲食法在餐後一至二小時服用藥物，一定會有更好的結果。

許俊先生的東醫寶鑑，雖然經常給予「補」的處方，然而當時和現在不同。當時是經常挨餓的時期，要以「補」為主，現在有很多因吃得太多產生的疾病，倘若以食補為主，反而會出現反效果，這是筆者的經驗談。

必須以「補」為主治療的情況不過只有百分之二。若服用韓藥前後，有吃得太飽的感覺，出現消化問題、經常排氣或各種現象時，要先想一想。在醫院做過精密的檢查，肝臟並沒有異常，然而吃了韓藥之後卻出現各種不舒服的症狀，這應該是解毒的肝功能出問題了。

我相信這些問題在參考筆者的理論後，應該會有很大的幫助。

## 給醫學界的建言

一無是處的人居然敢提建言給醫學界，請不要過份責備。一九九八年十一月七日晚上十一點，電視播放的 MBC 特別記錄片「不要和癌症搏鬥」的節目，或許你們看了之後覺得是太偏頗的內容，然而這是筆者真心為人類著想的經驗，請務必參考。

各位醫學界的朋友們，筆者領悟了陰陽的法則，為了確認真偽而將自己當作實驗工具，累積了無數的經驗。並且以此為基礎，在過去四十多年來以無法治療的病人為對象做臨床實驗。

其中也有輕度的病人，也有一萬多名的癌症病人。結果發現，飲食法可以讓人體的陰陽運行毫無誤差的循環。因此不管誰說什麼我都建議要有自信的實踐陰陽飲食法。

需要打點滴的人，白天要盡量避免，盡量在晚上注射。調查這些反應就會發現很值得參考。採用這種簡單的方式就能讓許多病人脫離痛苦。

## 建議學界的動物實驗

為了成為引導為疾病所苦的人的希望光芒，建議學界可執行下列的實驗。為了得到嚴格檢證，學界、輿論界等的相關人士入會後，也可嚴選病人進行實驗。

筆者不需要任何藥物或注射，只採用根據陰陽原理吃飯的法則，可改善現代醫學中難以治癒的各種癌症、韓森氏病（痲瘋病）、心臟病、愛滋病等病症。

若能得知幾天後，不，幾小時後會有什麼反應，就可治療。因為所有的東西都根據一定的公式進行，根據陰陽的公式，就可了解反應的結果。

也有人對於進行這樣的冒險感到很驚訝，筆者在定立陰陽飲食法前，是經過了許多嘗試才學習到，如果自己個人獨享，實在太可惜了。

我個人認為這是非常有價值的事，為了這些因疾病受苦的人，果敢的公諸於世，希望得到檢證。

看過陰陽飲食法錄影帶的人應該很清楚。只吃幾塊麵糰，八個小時以上沒喝一滴水，就能在鏡頭面前出現，請各位想一想這是從哪裡得來的力量。

這是因為筆者的細胞已經經過調整，頭腦細胞鍛鍊到一定水準，這就是最好的證明。

身處醫學界的人，通往科學家之路的人，身為宗教指導者的人，身為政治領導人的人，指導各種健康修煉的人，還有其他的人，只要用陰陽飲食法調整細胞，就能增加生命力，並能維持清晰的頭腦和健康的身體。各位若能得到靈肉的健康，相信社會也會更加發展，筆者強烈的建議各位實踐陰陽飲食法。

捨棄可以健康生活的道路不走，在疾病的痛苦和不安之下虛度時間浪費精力真的很可惜。因此希望各位可以將以陰陽理論為基礎的飲食法，當作新生的基礎。

為了更明確的證明，首先請先進行動物實驗。將實驗用老鼠，以三隻為一組，用三組作實驗。

實驗1

一日三餐的營養食品的老鼠實驗

（給予三隻老鼠依據現代學說的充分營養食品）

第一隻老鼠：可自由的喝水

第二隻老鼠：用餐後兩小時再喝水

第三隻老鼠：白天不喝水，吃完晚餐後一小時後開始到晚上十點可自由的喝水

實驗：五天後在老鼠身上劃一個傷口，止血後從隔天開始十五天左右一天泡一次溫水

實驗1的結果

第一隻老鼠：傷口有紅腫的現象，傷口有可能會惡化。

第二隻老鼠：可看出傷口已復原良好。

第三隻老鼠：傷口復原。

**實驗2**

**一日兩餐不管營養成分的偏食實驗**

（不管營養價值，只提供一種食品）

第一隻老鼠：可自由的喝水

第二隻老鼠：用餐後兩小時再喝水

第三隻老鼠：白天不喝水，吃完晚餐後二小時後開始到晚上十點可自由的喝水

實驗2的結果如下所述。

**第一隻老鼠**：雖然長出新細胞，但可看出缺乏營養的症狀，耐力差。

**第二隻老鼠**：雖然長出新細胞，但可看出輕微的缺乏營養的症狀，剛開始耐力很強，之後慢慢的變弱。

**第三隻老鼠**：不僅沒有營養不良的症狀，還非常有活力，耐力剛開始雖然比較弱，然而時間愈久，就變得愈強。

# Part 5 案例篇

# 陰陽飲食法的治療實例

陰陽飲食法在韓國已經有數千人體驗，並獲得良好的治癒效果。無論是肝癌、乳腺癌、甲狀腺癌、糖尿病，甚至肥胖、痔瘡等，都有治療實例，而且除了疾病獲得治療外，還能變得更年輕，使人生充滿自信，獲得全新的生命！

# 在我將要放棄生命的希望時得知陰陽飲食法

## 乳腺癌、糖尿病患（江成海：釜山市師河區下段洞 619-1）

本人一九四二年生，現在在釜山經營一家小咖啡廳。

大概是一九九〇年五月，我感到疲憊，從乳房到腋下感到極度疼痛。我到醫院檢查後得知罹患了惡性腫瘤。八月十四日入院再次檢查，結果確診為乳腺癌第三期。主治醫生說如果現在動手術，可以再活二～三年。八月十七日進行手術，手術後接受了二十次的抗癌治療。

接受抗癌治療的痛苦實在無法用言語形容：頭髮全部掉光、指甲和面容發黑、帶狀泡疹、便秘、中耳炎、鼻炎等症狀併發。我覺得受這樣的苦不如死了算了。

但是有一天，準確說是一九九二年十二月二十一日，我偶爾得到了一張傳單，上面記錄了使用陰陽飲食法後肝癌得以治癒的金先生的實錄。不服藥不打針只是吃飯喝水分開進行就可以治癒疾病，我感到很新奇。

我不僅患有乳腺癌，還有糖尿病、失眠、帶狀泡疹等各種疾病纏身。稍微活動就會氣喘不止，自己根本無法出門。再加上子宮出血、便秘，真是苦不堪言。

我抓住一線生機，找到了傳單上寫的地址。在釜山陰陽飲食法支部辦公室，我看了宣傳影像資料，受到了很大的啟發。

我從十二月二十二日開始使用陰陽飲食法。癌症患者要使用一日早晚兩餐飲食法，我嚴格執行。幾天後身體果然有了好轉，感到以前沉重的身體變輕盈了。

大概是使用陰陽飲食法一個月的時候，我可以順利排便了。復部的腹水也漸漸消退，但那時還能摸到肛門內部有兩個硬塊，又過了一個月後硬塊縮小了。

我真是感到十分高興和感謝。不用服藥也不用去醫院就可以獲得這樣的效果，我真是不敢相信。我看到了生命的希望，找到了身體痊癒的信心。我期待肛門的硬塊可以快點消失。

某日，我從早到晚總是感到想上廁所，但是去了又便不出來。從房間到洗手間跑了幾次後，終於在早上八點左右將硬塊排出。

我很好奇這樣神奇的治療法是誰創造的，我一定要謝謝這個救命恩人。經過幾次打聽，在一九九四年二月我撥通了李祥文醫生的電話，然後詳細詢問了陰陽飲食法。

那時我已經使用陰陽飲食法十四個月了，身體已經恢復了基本的健康，只有左臂還有一些疼痛。李祥文醫生聽了我的情況就跟我說繼續修煉六個月可以痊癒。通過電話談話後我受到了很大的鼓舞，決心去首爾接受李醫生的針灸治療。我明明是左手臂疼痛，李醫師卻在我右腿施針，神奇的是施針後左臂的疼痛消失了。我還在李醫生的辦公室見到了奇怪的事。當時正是吃飯時間，辦公室裡的人都使用很大的盤子吃飯，飯量是普通人每頓飯量的幾倍，雖然只有泡菜和醬油做菜餚，但是大家都吃的津津有味。

我問了之後得知他們正在使用二日一餐或兩日一餐。我那時才知道原來我一直以來知道的陰陽飲食法只是一小部分體會而已，還未領悟陰陽飲食的整體性。

一九九四年八月四日，我找到以前乳腺癌的主治醫師做全身檢查，結果顯示一切正常。我感到自己重生了，歡呼雀躍不已。從那時起我下定決心要將餘生獻給為病魔折磨的人們。

現在我十分健康，偶爾還喝點酒吃點肉，已經和正常人無異。希望我的經歷可以給受疾病折磨就要放棄生存希望的人鼓勵，重新找回生命的希望。

# 用飯水分離的簡單原理治療癌症

乳腺癌患者（金善至：光州市光山區月曲 2 洞 512-12）

大概是一九九三年八月，我感到左側乳房疼痛，去醫院檢查，檢查結果說是神經性疼痛，就沒在意。

但是十一月起開始疼痛難忍，十一月十三日被診斷為惡性腫瘤。

十一月十九日接受手術治療，十六天後出院，後來繼續進行抗癌治療。

原本十二次的抗癌治療，到第九次時我已經無法忍受，決定放棄。頭髮掉光，全身無力，這樣活著有什麼意思？

我一天天苦挨日子，後來透過鄰居的介紹而知道了陰陽飲食法。

一日早晚兩餐，開始覺得口渴飢餓難忍，但是這也遠遠好過接受抗癌治療。飯水分離飲食法原理簡單易於實踐。

大概一個月後，我覺得身體開始變得輕盈，疲勞感消除。皮膚變得潤澤，胃口也

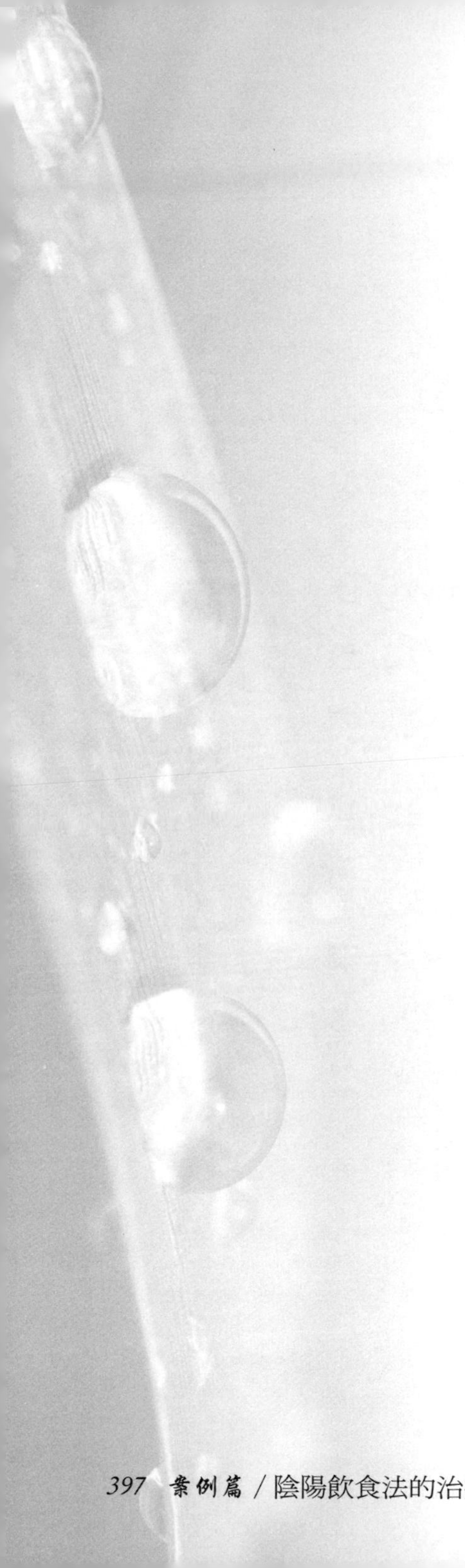

好了很多。

我通過陰陽飲食法治癒了我的疾病，恢復了健康生活。

# 不僅治好了病，還改掉了我急躁的性格

## 甲狀腺癌患者（李多惠：大邱市還署市尚仁洞 1401-7）

我是生活在大邱的平凡主婦。一九八七年我被診斷患有甲狀腺癌，這猶如一個晴天霹靂打破我平靜的生活。

雖然平時我也感到喉嚨不適，但沒有想到會變為甲狀腺癌。我以為接受手術就可以完全治癒癌症。大概是由於我的這種信任，手術後五年一直很健康。我以為癌症已經治癒了。

但是在一九九二年夏天再次發作。像以前一樣開始喉嚨痛，而且比以前更嚴重。無奈之下只有再次接受手術。醫生說癌細胞已經轉移到肺部和淋巴，要做大手術。

手術後，我繼續接受藥物治療。一共兩次，第一次服藥二〇〇克，第二次服藥約一五〇克。雖然其他患者使用藥物後有副作用，但醫生還是給我使用了。我就這樣帶著手術和服藥的後遺症艱難度日，如在地獄一般。

一九九三年十一月，我在電視節目中看到了金玉禮患乳腺癌被治癒的例子。金女士說她是透過施行陰陽飲食法治癒癌症的。我在那一瞬間感到了生命的希望。經過多方聯繫，我在一九九四年一月開始使用陰陽飲食法。

我按照重病患者使用一日兩餐的方式認真實施，不到幾天病情就有了好轉。喉嚨的痛症明顯減輕，身體變得輕盈。但是周圍的人很反對我使用陰陽飲食法。見到因使用陰陽飲食法而日益消瘦的我，都對我說：「癌症患者應該多吃有營養的食物。」並希望我馬上停止使用陰陽飲食法。但是我懷抱著對陰陽飲食法的信心，堅持繼續認真執行。

在與李祥文醫生面談和治療中，我知道自己急躁的性格對治療疾病很不利。我性格急躁，經常發脾氣，每次都因為我這樣的脾氣使原來已經有好轉的身體再次惡化，修煉再次回到原點。

有時身體情況嚴重惡化，我依靠陰陽針灸法才得以渡過危機。

幸運的是現在我已經找回了健康。我原本急躁的性格也變得平和。這些都是托陰陽飲食法創始人李祥文醫生的福。我真心對李醫生表示感謝，也對一直以來照顧我的家人表示感謝。

# 當時嘲笑陰陽飲食法；如今已修煉了十三年

## 肝癌患者（全莖根：首爾永登浦市楊平洞1甲28號）

我今年剛過五十歲，在楊平洞做縫紉。

我小時候離開家鄉來到首爾，一九八八年時感到身體不適，渾身無力，消化不良。

右側肋骨、肩膀、手肘、心口、下疼痛。一直依靠消化藥、鎮痛藥維持。一九八九年實在疼痛難忍，到醫院被診斷為肝癌，說只剩半年的生命。

醫院放棄了對我的治療，我十天後就出院了。看到我太太和孩子時，眼淚就不斷地往下流。病痛不斷加重，夜夜睜眼到天亮，也不能進食。

我在絕望中度日。經友人介紹我見到了李祥文醫生。李醫生讓我使用陰陽飲食法，並說五天就可以見到效果。

事實上我當時的心裡想：「醫生都束手無策，只靠吃飯喝水分開進行就能治病？

簡直是笑話。」但是又想反正都是將死之人了，何妨一試。

沒想到奇蹟出現了！我想都不敢想的事在我的身上發生了：嚴重的口臭消失，胃口變好，身體上的疼痛減輕，可以睡眠。我流下了欣喜的淚水。

不僅如此，灰黃的臉上恢復紅潤，體重也恢復正常了。

就這樣我的病被治癒了，從那時到現在我就一直在使用陰陽飲食法。習慣一日兩餐，現在反而不適應一日三餐了。我感到自己正變得年輕，在別人都覺得累，停下手中的縫紉時，我一點也不覺得疲勞。這大概是因為陰陽飲食法增強了細胞的活力，我重返了青春。

現在我已經使用陰陽飲食法十三年，肝病治癒後沒有再次發作。

我還是會繼續使用陰陽飲食法。世間最寶貴的是健康。我相信陰陽飲食法將給世界帶來根本變化。

# 陰陽飲食法拯救了我即將要截肢的大腿

## 伯格氏病即血栓閉塞脈管炎患者（方永浩：全羅南道求郡風東里 323-5）

我是生活在求禮郡的方永浩。一九九〇年六月二十五日我得了指甲倒插的怪病，不得不去醫院拔出指甲。經過了兩週的治療也沒有治癒。

回家後也使用了很多民間療法，依然不見效。一九九〇年九月五日再次去醫院做腳指手術，手術後接受了五週治療。除了引發炎症沒有任何好轉。

我在無奈之下於一九九〇年十一月五日住進光州醫院接受七天的檢查，被診斷為柏格氏病症。醫院說如果不對大腿進行截肢，腳指將繼續潰爛並且會擴散到其他部位，建議我截肢。要截肢，我無法接受這樣的事實，寧願去死，大腿截肢後該如何生活？

我回家開始尋找民間療法。但是腳指持續潰爛，疼痛難忍，無法睡眠。所以我不得不再次住院。

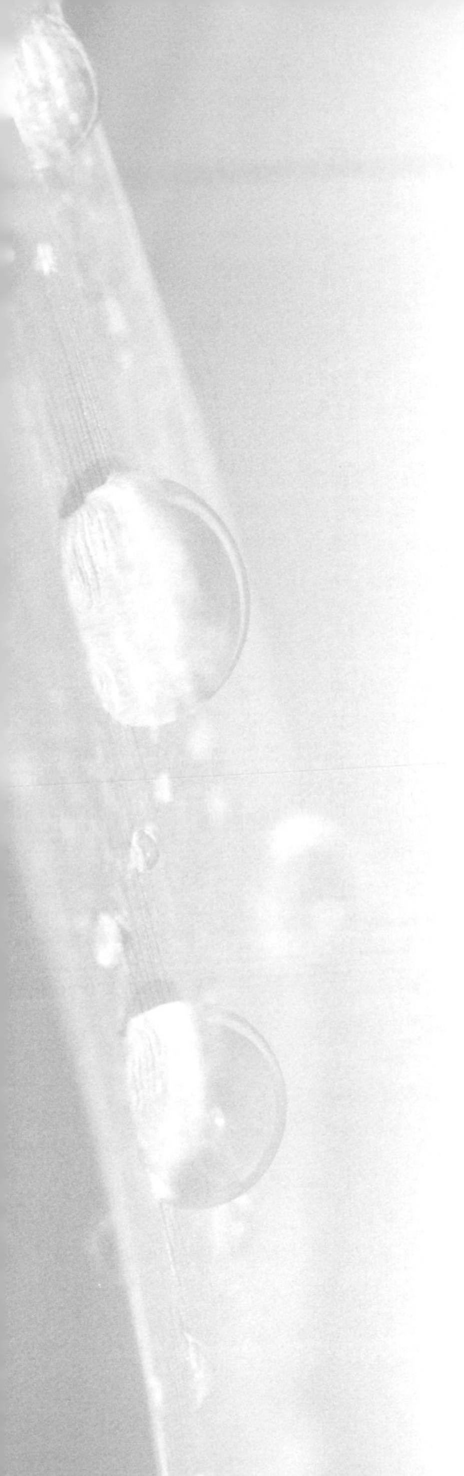

一九九二年四月二十一日，我來到首爾上界洞百醫院準備做手術。四月二十七日住進醫院，五月五日做血管手術，五月十七日出院，但是未見任何好轉。我當時想：「難道真的只有截肢這一條路了嗎？」正在我絕望之時我知道了陰陽飲食法，當時是一九九二年八月二十七日。

我開始使用陰陽飲食法，不久後治癒了伯格氏病。陰陽飲食法拯救了我將要被截肢的大腿，為我找回了健康。他使我脫離了疾病的困擾，找回了活下去的信心。

# 使用陰陽飲食法兩個月減掉十三公斤

## 肥胖、痔瘡患者（林惠淑：釜山市東來區市直 3 洞 155-3）

我今年四十七歲，是職業婦女。

從十七年前起就有肥胖和痔瘡的困擾。為了治病我不知吃了多少藥，都不見效果。一九九三年三月十一日一次偶然的機會，我在報紙上看到了陰陽飲食法的影音資料，立即購買了一份。看後我立即開始使用。

剛開始一個月是使用每天午晚餐飲食法，從四月十一日起進行一日一餐。前後共二個月，我的體重大概減輕了十三公斤。身體變得輕盈，皮膚潤澤。

在使用陰陽飲食法前體重是六十三公斤，使用後兩個月就減到了五十公斤。完全恢復了少女時代的身材。

我現在常常在想以前為了減肥餓肚子的情景不由得自己發笑，那是一件多麼愚蠢的事情呀！通過陰陽飲食法我了解到這一點。陰陽飲食不主張餓肚子，反而主張吃美

食。

但是一定要遵守吃飯喝水分開進行的原則。只要遵守這一條，肥胖的人會自然瘦下來；相反，過於瘦弱的人會增加到正常體重。

我向為了減肥的人推薦陰陽飲食法。使用陰陽飲食法既不用花錢去健身房做大量流汗的運動，也不必吃昂貴的減肥食品。

只要在規定的時間內吃飯飲水分開進行，哪裡有比這更經濟實惠的方法呢？而且陰陽飲食法無任何副作用，減肥的同時還可以使皮膚潤澤。

# 附錄

## 實作法

* 離固食小烤餅實作法
* 蒸飯實作法
* 黑豆水實作法
* 神燒飯實作法

# 離固食小烤餅實作法

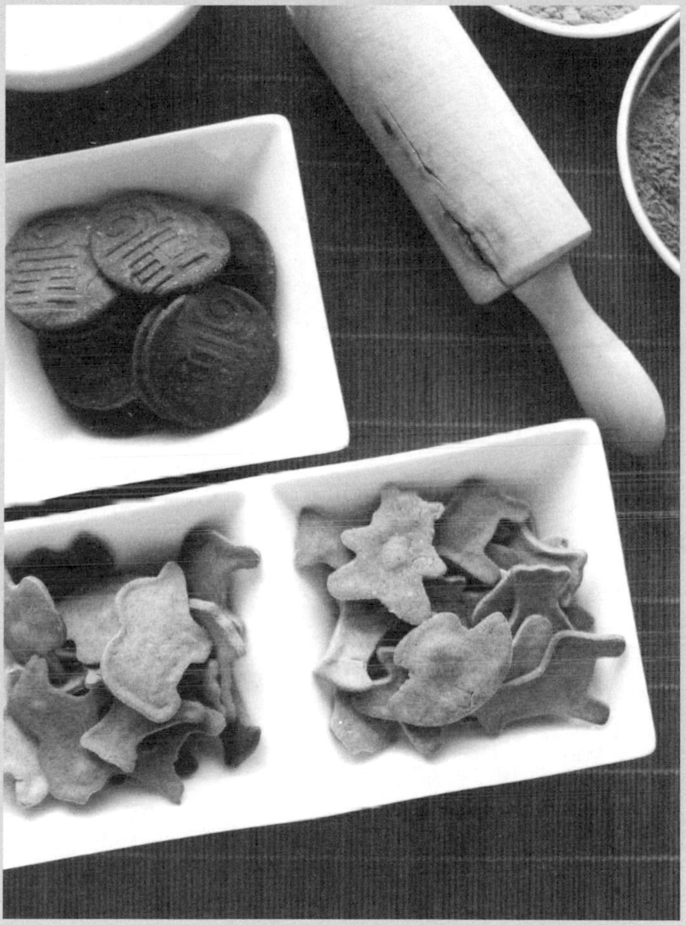

**材料：**

麵粉、大麥粉、黃豆粉、紅豆粉、燕麥粉各一份、水適量

**做法：**

1. 將各種粉類放至工作盆內拌勻後，加入適量的水，至可以揉成麵團為止。

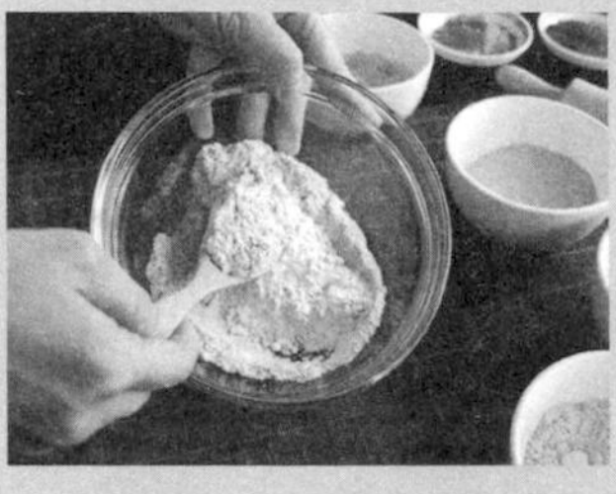

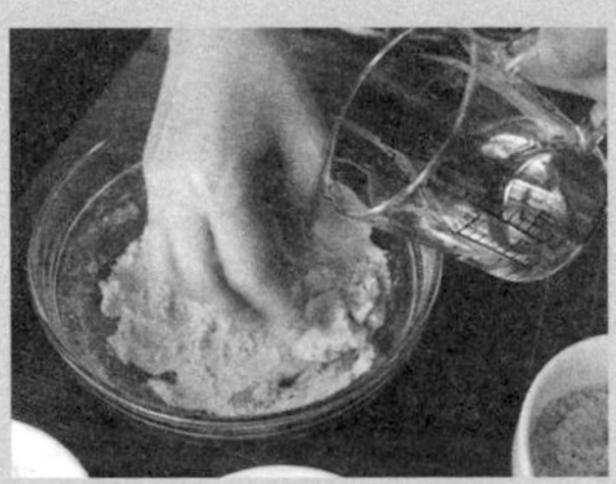

2. 用桿麵棍將麵團均勻桿至水餃皮的厚度。桿麵時可適量撒一些麵粉於麵團上，以防沾黏。

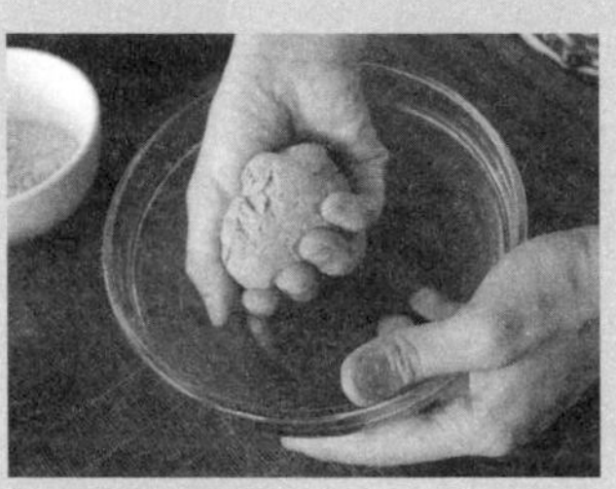

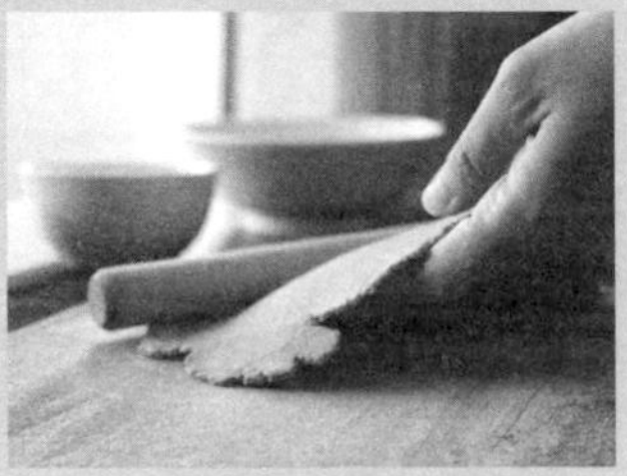

3. 用刀將麵皮切成大小相似的小塊，或以餅乾模壓出喜歡的圖案後，放置於烤盤上。

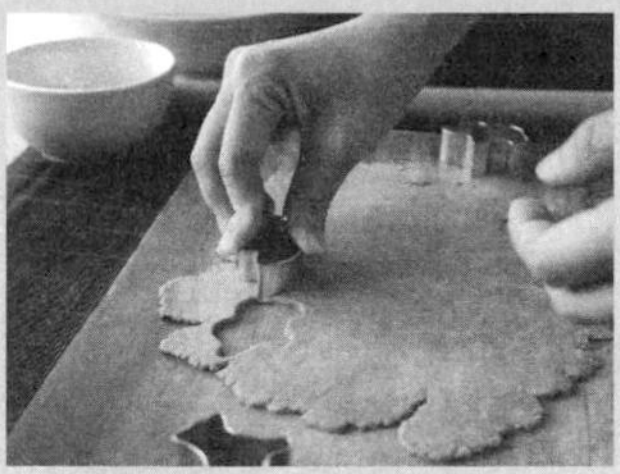
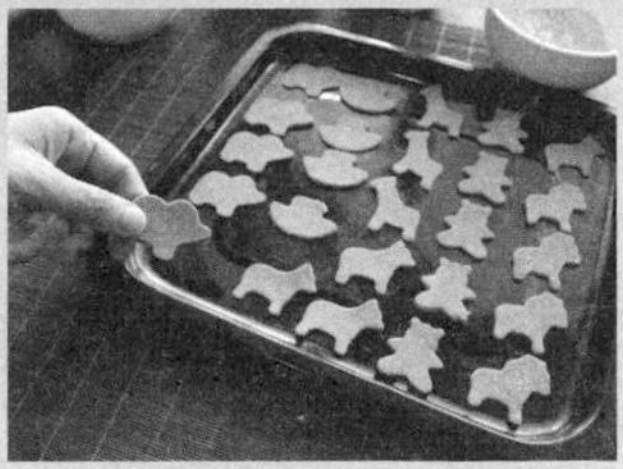

4. 烤箱設定一百七十五度烤二十分左右，烤至硬脆即可。

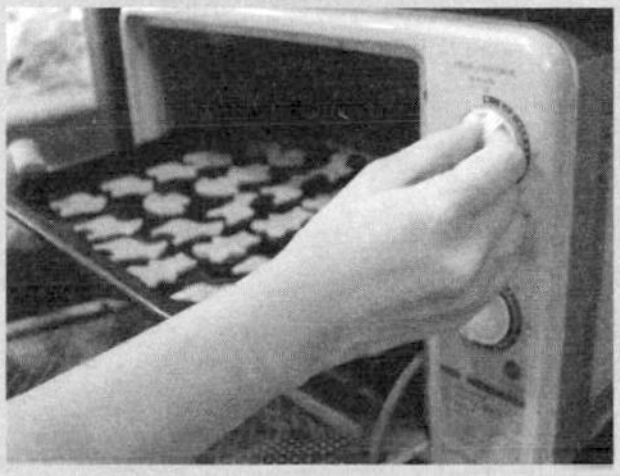

---

**備註：**

- 麵粉各種筋度皆可，亦可用全麥麵粉，只是較難揉合成團。
- 材料如因難以取得（如大麥粉）或無法食用（如麩質過敏），可略去不用，或改以其他材料代替（例如以米粉取代麵粉、黑豆粉取代黃豆粉）。
- 此處提供的烤箱溫度、時間為參考值，每一台烤箱的溫度、時間設定可能會略有不同，請依實際狀況調整。若無烤箱，亦可用平底鍋小火乾煎。
- 待涼後可放置保鮮盒常溫保存，並盡快食用完畢。
- 如欲添加其他營養素、中藥食材或變換口味，可依個人需求適量添加，無需添加過多。

---

# 蒸飯實作法

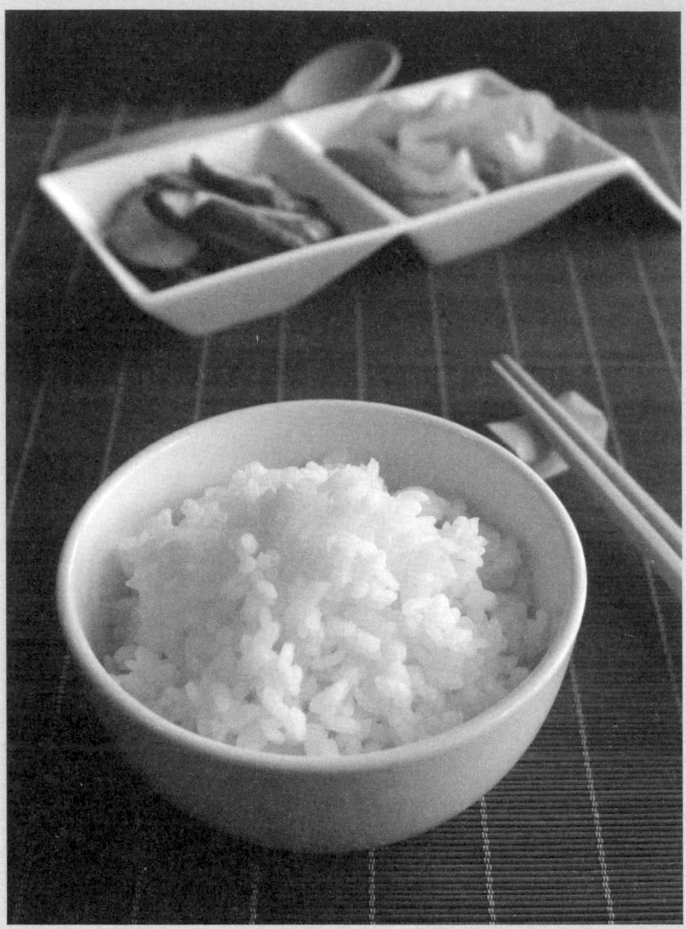

遵循古法「煮、濾、蒸」的順序煮飯；蒸飯為滋養脾胃不可或缺的重要食物。

**材料：**

米二杯、水六杯（煮米用）、水一杯（電鍋外鍋用；電子鍋則免）。

**做法：**

1. 米洗淨後，加入六杯水，放置於瓦斯爐上用中大火煮至水滾後改轉小火，再煮三分鐘。

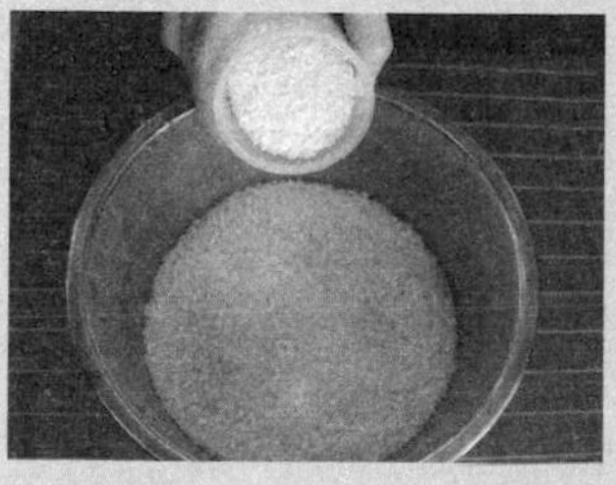

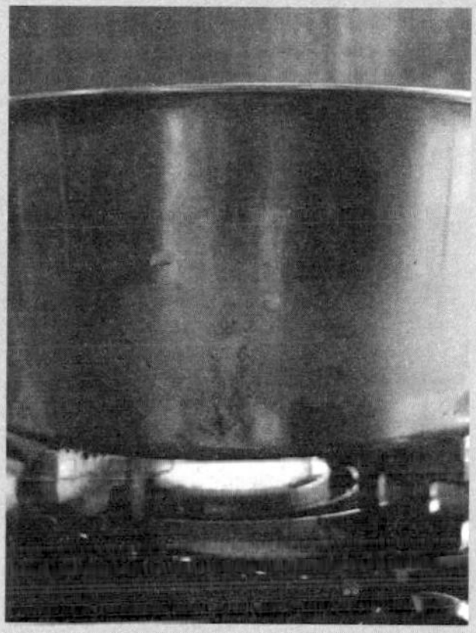

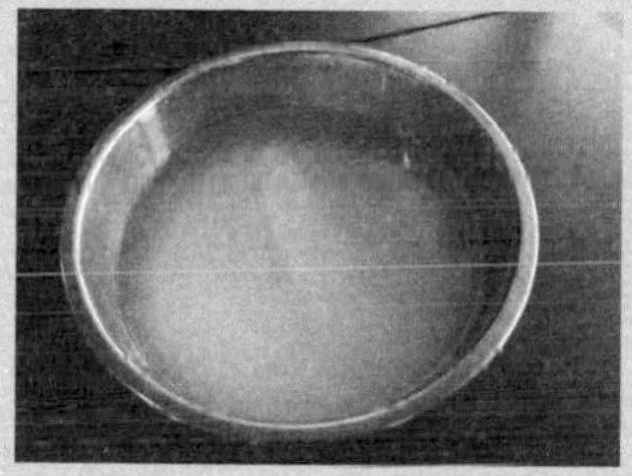

2. 時間到後熄火，將鍋中的水瀝乾。

3. 將瀝乾的米放置於電鍋中，外鍋放一杯水，蒸至跳起即可。若使用電子鍋，則按煮飯鍵，跳至保溫後再燜一會兒即可。

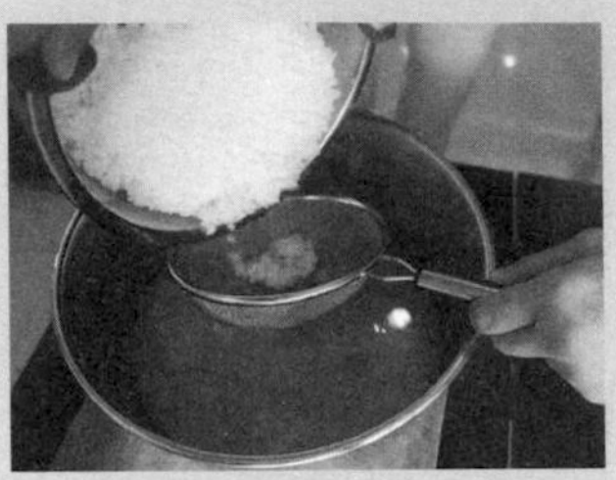

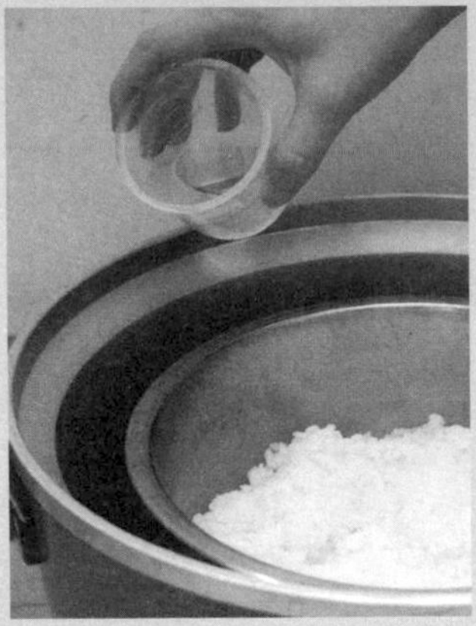

---

**備註：**

- 煮米的水，此處示範為米的三倍，亦可增加至五倍、七倍，成品會更加粒粒分明。
- 各家的米吸水性不同、爐火高度不同，「轉小火後煮三分鐘」為參考值，原則上以米心熟透但米不黏爛、粒粒分明為準。
- 若將白米改為糙米或五穀米，則轉小火後煮的時間要拉長為十五分鐘左右，請自行調整。
- 瀝掉的煮米水，可用於清洗油鍋，或放涼稀釋後用來澆花等，不用擔心浪費。

---

# 黑豆水實作法

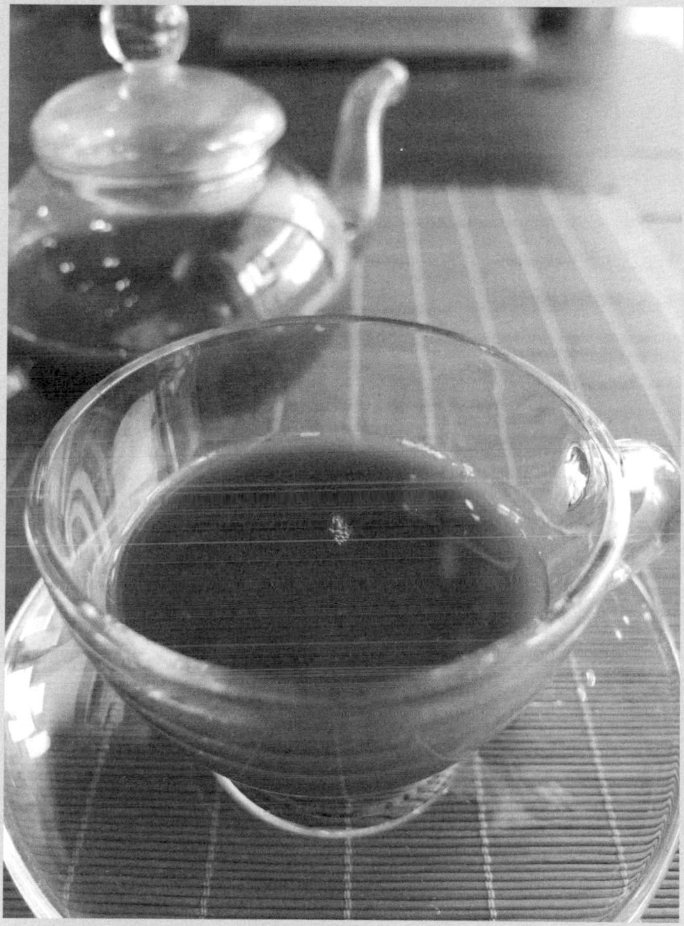

黑豆水是把黑豆外皮那層膠質煮出來，其可排內臟的濕氣、活化腎氣，尤其是腎陽虛的初期都可多喝，身體已經火熱者就可少喝。這與一般的黑豆茶完全不一樣。

**材料：**

黑豆一杯、水三杯（內鍋用）、水二杯（外鍋用）。

**做法：**

1. 黑豆洗淨後，加二至三杯水浸泡至少半小時。
2. 放入電鍋，外鍋放二杯水，煮至跳起即可。

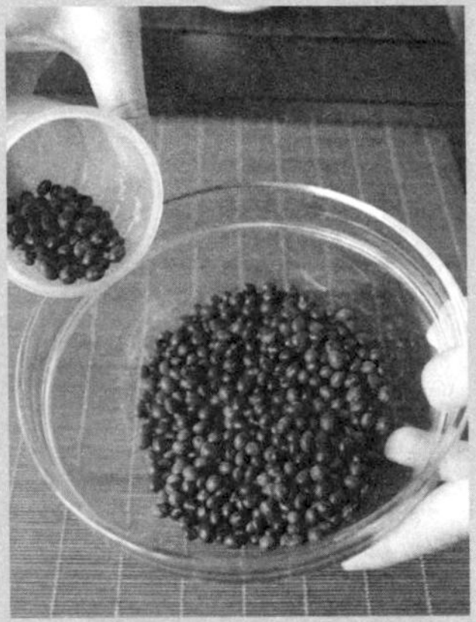

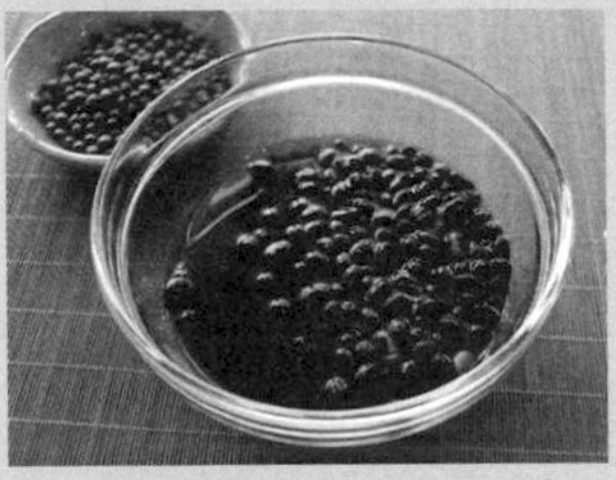

---

**備註：**

- 黑豆泡水後會膨脹，若黑豆膨脹後高度超出水面，可適量再加一些水。
- 若覺得此比例的做法，煮出的黑豆水太濃不好入口，煮時可適量多加一些水。
- 同一批黑豆可煮二次。
- 煮完的黑豆可加入米飯或菜餚中食用，或烤乾製成烤黑豆來吃。

---

# 神燒飯實作法

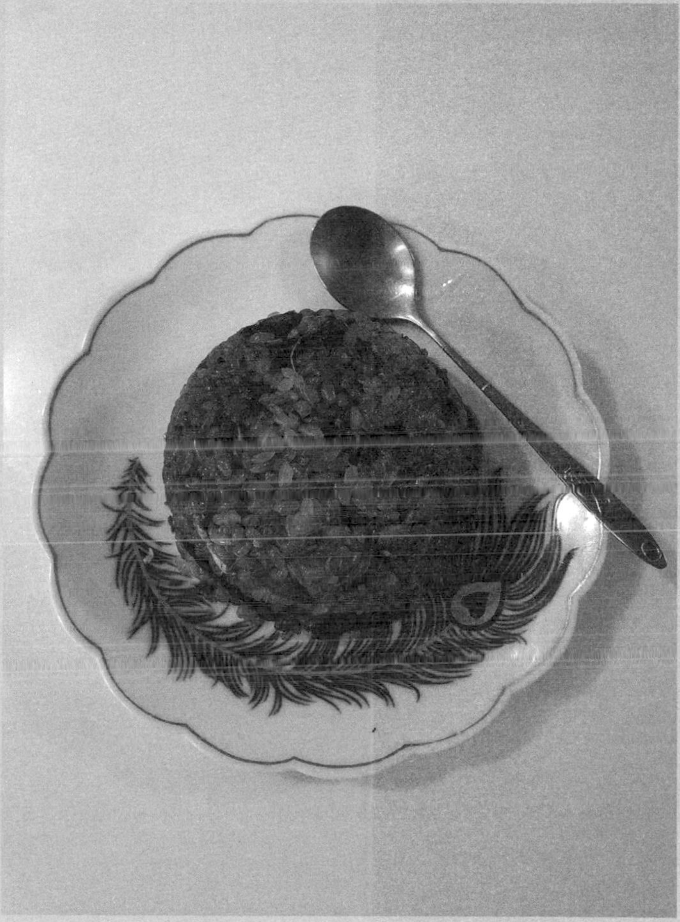

神燒飯適合胃弱腹冷者食用，同時，在血氣轉換與體質轉換時食用，可謂掌握了最佳的轉換時機。換言之，神燒飯是提陽造血的最佳食物。

**材料：**

米飯、老薑、蒜頭、乾香菇、沙拉油、麻油、醬油

**做法：**

1. 先將飯煮好備用，將老薑切碎塊，將蒜頭去皮切碎，將乾香菇以熱水泡軟後切碎。

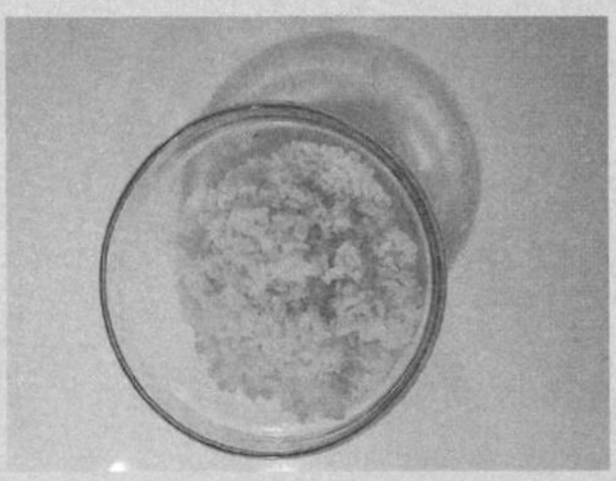

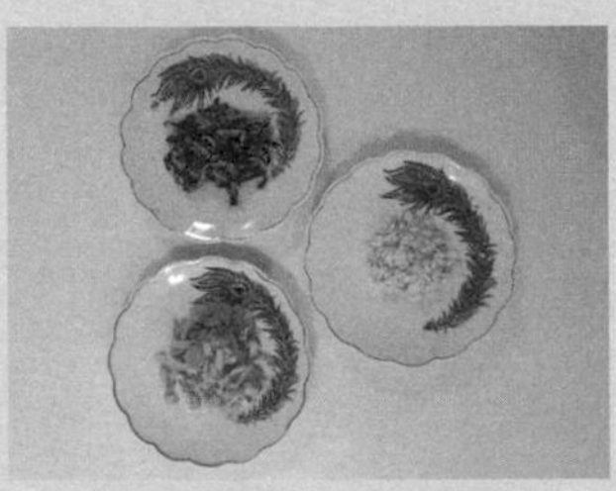

2. 將碎老薑塊、碎蒜頭塊、香菇塊，以麻油拌炒後備用。

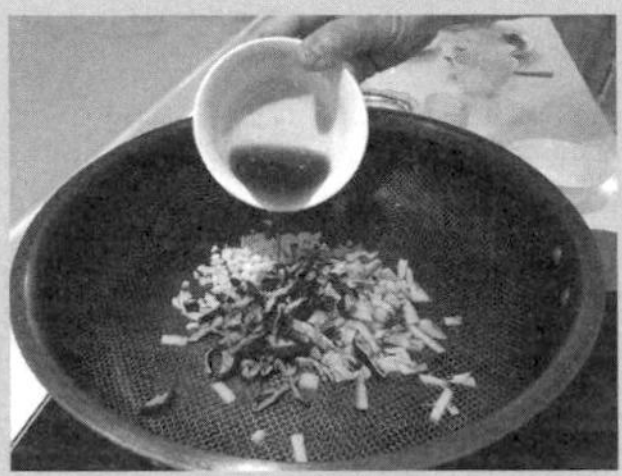

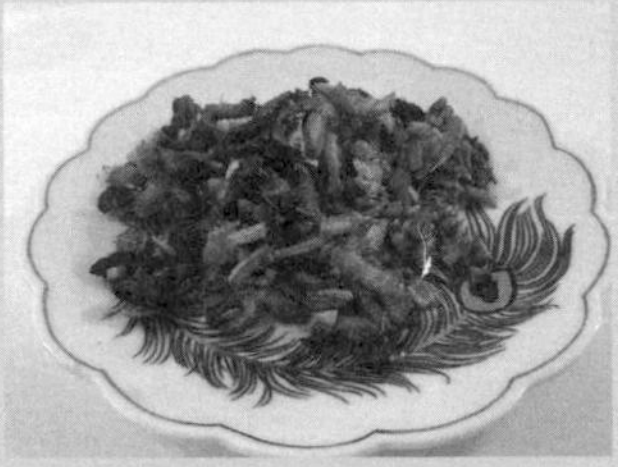

3. 於平底鍋加入少量的沙拉油後，將飯倒入鍋中，然後把米飯鋪平，並以雙鏟慢慢地反覆翻動米飯，並在其間試吃幾次米飯，以確定米飯收乾程度。

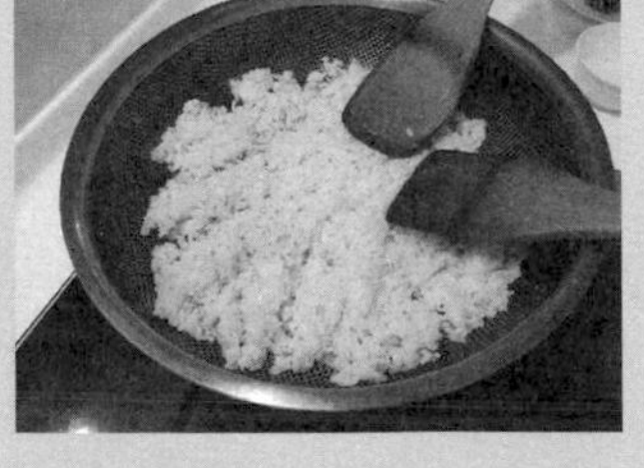

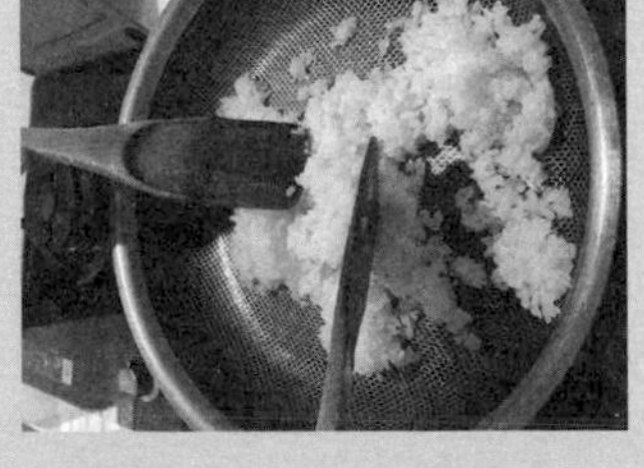

4. 煎炒約 10 分鐘後，米飯變得有嚼勁，就可以將預先備好的麻油老薑、蒜頭、香菇倒入鍋中一起拌抄，拌炒約 3-5 分鐘後再加入醬油。

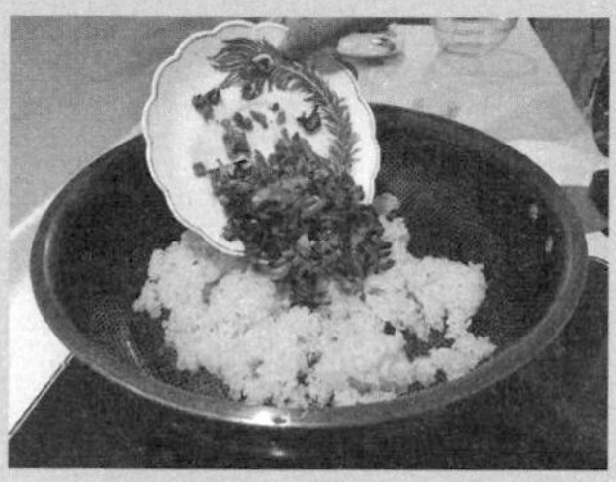
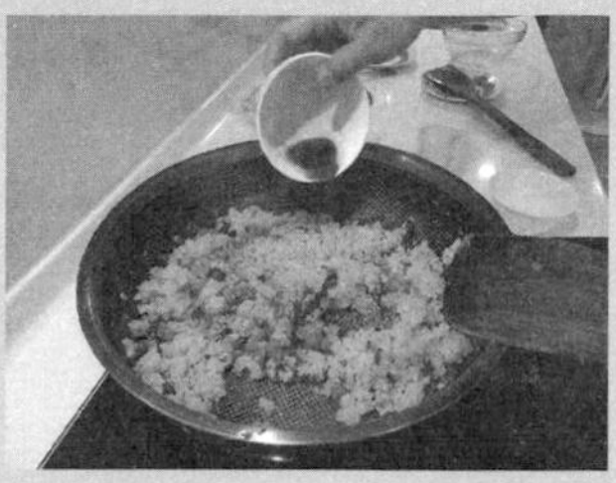

5. 加入醬油後再繼續拌炒約 3 分鐘，神燒飯即完成。

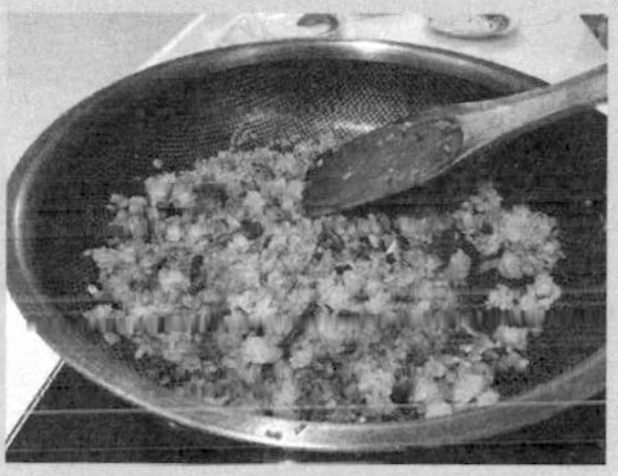
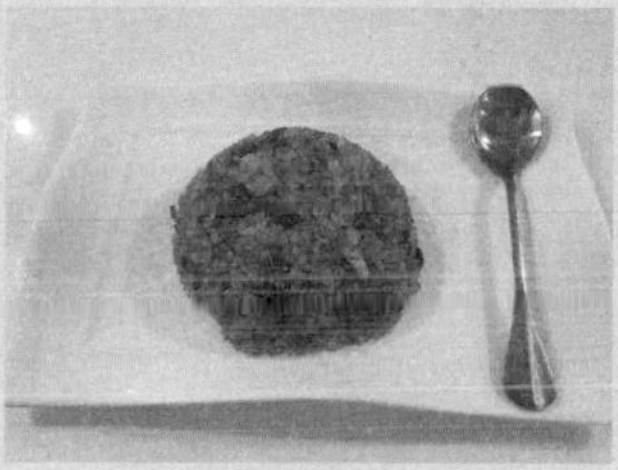

---

**備註：**

- 以上是以蒸飯製作時大致需要的時間。範例中的蒸飯是以 1.5 杯米煮成。如果使用的米飯是蒸飯，在製作神燒飯時煎炒的時間比較快即能完成；如果是以一般的煮飯方式煮出來的米飯，在製作神燒飯時會花較多的時間，主要是後者米粒中所含的水分較多。
- 關於老薑、蒜頭、香菇要放多少量，原則上是依據飯量的多寡，而老薑、蒜頭、香菇三者的比例依重量為 2:1:1。範例是使用 40 克：20 克：20 克。
- 關於麻油的量則以好拌炒老薑、蒜頭、香菇為原則，適量即可。
- 關於醬油的量亦適量即可，如此即能煎炒出色香味俱全的神燒飯。

---

八正文化好書推薦　健康・養生・心靈

## 飯水分離系列

| No. | 書　名 | 定　價 |
|---|---|---|
| 01 | 飯水分離陰陽飲食法【增訂三版】 | 420 |
| 02 | 無上命令：實踐飯水分離陰陽飲食法 | 420 |
| 03 | 飯水分離四季體質養生法 | 350 |
| 04 | 飯水分離健康奇蹟 | 300 |
| 05 | 為你，我願成為燭光 | 300 |

## 經典養生系列

| No. | 書　名 | 定　價 |
|---|---|---|
| 01 | 養生要養腎陽 | 350 |
| 02 | 人體內的太陽 | 320 |
| 03 | 心寬病自去 | 380 |
| 04 | 成語中的養生智慧 | 350 |
| 05 | 中醫師的養生餐桌──三餐食材篇 | 380 |
| 06 | 中醫師的養生餐桌──蔬菜瓜果篇 | 320 |
| 07 | 男人養腎女人養肝 | 380 |
| 08 | 養生一定要養肝 | 380 |
| 09 | 養生！吃對，不上火 | 450 |
| 10 | 糖的恐怖真相 | 380 |
| 11 | 致命的飲料 | 320 |
| 12 | 益生菌是最好的藥 | 250 |
| 13 | 21天超覺斷食 | 350 |

## 心靈・關係系列

| No. | 書　名 | 定　價 |
|---|---|---|
| 01 | 他 即世界 ((古魯大解密 )) | 360 |
| 02 | 安德烈・波伽利──唱出生命的愛 | 350 |

# 澐知道小烤餅

## 細嚼慢嚥澐知道小烤餅，可以增進腸胃消化及吸收力

**無糖，無油，無鹽，無蛋，無奶**

是您低負擔的小點心

可於飯前食用數片，亦可作為代餐

建議食用前後二小時內勿搭配水或飲料

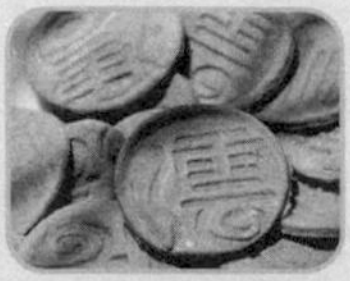

**原味**

成分：麵粉、燕麥粉、黃豆粉、紅豆粉

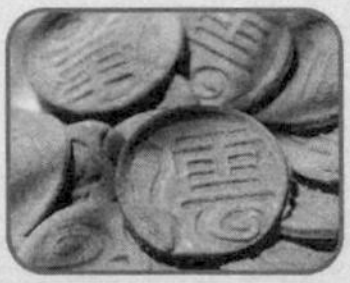

**抹茶**

成分：同「原味」，再加入抹茶粉

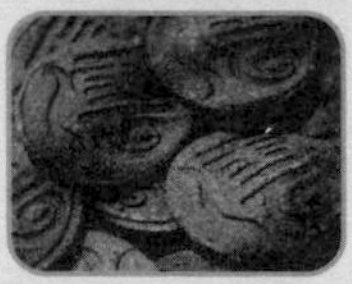

**黑芝麻**

成分：同「原味」，再加入黑芝麻粉

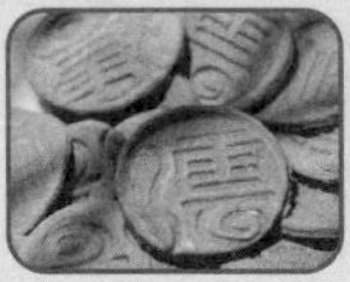

**杏藕**

成分：同「原味」，再加入杏仁粉及蓮藕粉

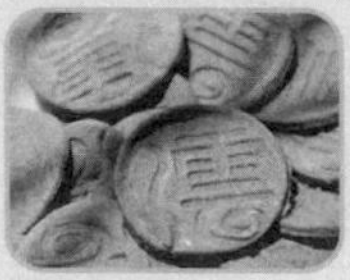

**水點火**

成分：同「原味」，再加入水點火粉

緣自《無上命令：實踐飯水分離陰陽飲食法》的離固食概念

知道智慧莊園有限公司

台北市萬大路27號2樓

電話｜ 02-2336-1496

國家圖書館出版品預行編目資料

飯水分離陰陽飲食法／李祥文著；張琪惠譯 .
-- 增訂三版 . -- 臺北市：八正文化，
2022.03
面；　　公分

ISBN 978-986-99608-3-0（平裝）

1. 健康飲食　　2. 食療

411.3　　111002550

## 【增訂三版】

# 飯水分離陰陽飲食法

定價：420


| | |
|---|---|
| 作　　者 | 李祥文 |
| 譯　　者 | 張琪惠 |
| 封面設計 | 賴麗榕 |
| 印　　刷 | 松霖彩色印刷事業有限公司 |
| 版　　次 | 2022 年 3 月增訂三版一刷 |
| 發 行 人 | 陳昭川 |
| 出 版 社 | 八正文化有限公司<br>108 台北市萬大路 27 號 2 樓<br>TEL/ (02) 2336-1496<br>FAX/ (02) 2336-1493 |
| 登 記 證 | 北市商一字第 09500756 號 |
| 總 經 銷 | 創智文化有限公司<br>23674 新北市土城區忠承路 89 號 6 樓<br>TEL/ (02) 2268-3489<br>FAX/ (02) 2269-6560 |